U0237235

刘绍武 医学文集

三部六病医学

《伤寒论》临床传承与创新研究

主 编

宿明良　苏庆民

副主编

刘东红　刘剑波

编 委（以姓氏笔画为序）

王雅飞　任岩东　刘东红　刘剑波

刘海涛　刘喜娥　刘惠生　苏庆民

杜惠芳　李 伟　李冬根　武德卿

胡安荣　徐黎明　郭维峰　康守义

宿 严　宿明良　臧东来

人民卫生出版社
·北京·

图书在版编目（CIP）数据

刘绍武医学文集 / 宿明良，苏庆民主编. —北京：
人民卫生出版社，2021.9

ISBN 978-7-117-32156-3

Ⅰ. ①刘…　Ⅱ. ①宿…②苏…　Ⅲ. ①中国医药学—
文集　Ⅳ. ①R2-53

中国版本图书馆 CIP 数据核字（2021）第 194481 号

| 人卫智网 | www.ipmph.com | 医学教育、学术、考试、健康，购书智慧智能综合服务平台 |
| 人卫官网 | www.pmph.com | 人卫官方资讯发布平台 |

刘绍武医学文集
Liu Shaowu Yixue Wenji

主　　编：宿明良　苏庆民
出版发行：人民卫生出版社（中继线 010-59780011）
地　　址：北京市朝阳区潘家园南里 19 号
邮　　编：100021
E - mail：pmph @ pmph.com
购书热线：010-59787592　010-59787584　010-65264830
印　　刷：北京盛通印刷股份有限公司
经　　销：新华书店
开　　本：710×1000　1/16　印张：22
字　　数：383 千字
版　　次：2021 年 9 月第 1 版
印　　次：2021 年 10 月第 1 次印刷
标准书号：ISBN 978-7-117-32156-3
定　　价：85.00 元
打击盗版举报电话：010-59787491　E-mail：WQ @ pmph.com
质量问题联系电话：010-59787234　E-mail：zhiliang @ pmph.com

学术是古往今来人类智慧的结晶，无古今、无中外、无尔我，以是者为是、非者为非，永远以先进代替落后。

——刘绍武

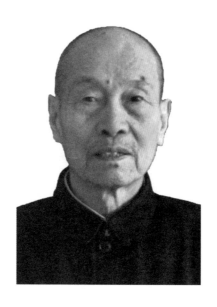

当代著名中医临床专家　三部六病医学创始人

首批全国老中医药专家学术经验继承工作指导老师

刘绍武先生

（1907.4—2004.12）

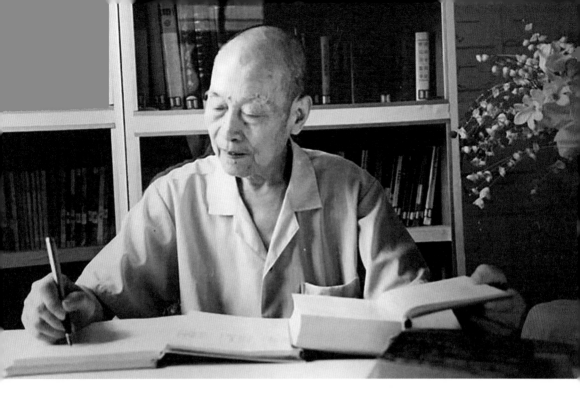

刘绍武生平简介

刘绍武,男,生于 1907 年 4 月 3 日(农历丁未年二月二十一日),于 2004 年 12 月 2 日逝世,享年 98 岁。山西省襄垣县人,祖籍山东诸城,首批全国老中医药专家学术经验继承工作指导老师之一,三部六病医学创始人,山西省太原市中医研究所研究员,主任医师,著名中医临床专家。曾任中华医学会山西分会理事、山西省药品评审委员会委员、太原市中医学术委员会主任委员。

主编简介

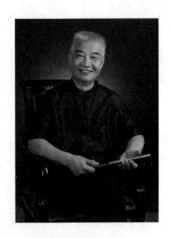

　　宿明良，男，中国人民解放军总医院第七医学中心专家组专家，中医脉诊研究室主任，主任医师。兼任中国科学院微电子研究所客座研究员、中国生物医学工程学会中医药工程分会副主任委员、中国中西医结合学会诊断专业委员会常务委员。

　　师承著名老中医刘绍武先生，掌握"四脉定证"诊断技术与"协调疗法"治疗技能，擅长治疗疑难杂症，在亚健康状态的中医调养、中医预防保健（治未病）方面有独到之处。编写"三部六病医学流派丛书"等多部著作。参与主持研发的"中医三部六病综合诊疗系统"获中国人民解放军科学技术进步奖二等奖；"中医全自动脉象诊疗仪"获中国人民解放军科学技术进步奖三等奖。"中医脉象仪的数字化研究"课题获国家自然科学基金资助，并获国家专利。

主编简介

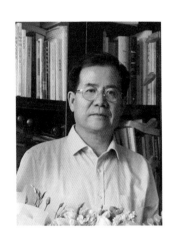

苏庆民，男，中国中医科学院研究员，医学博士，主任医师，现任中国中医科学院中医药发展研究中心主任。从事中医药临床医疗、科研、教学工作近 40 年。先后师承刘绍武先生、王琦先生、翁维良先生、金世元先生、王永炎先生等。曾主持国家自然科学基金项目，以及教育部、中国科学技术协会等研究课题，多项成果先后获教育部和中华中医药学会、中国中医科学院科学技术奖励。参与《中华人民共和国中医药法》、国家中医药管理局《中医药"十四五"发展规划》等多项政策法规和规划的研究及制定，编写《伤寒论阐释》等学术著作多部。兼任中国中医药信息学会经方分会副会长，中国中医药信息学会干支象数分会、三部六病医学分会会长等。临床善用经方，对各科疾病的中医药治疗具有丰富的临床经验。

前　言

　　刘绍武先生，山西省长治市襄垣县人，为首批全国老中医药专家学术经验继承工作指导老师之一，三部六病医学创始人，山西省太原市中医研究所研究员、主任医师、医学理论家、中医临床专家。

　　刘绍武先生业医 80 载，精通文、史、哲、医，深谙东方和西方哲学，旁触历代百家，从业一生精研《伤寒论》，主张对《伤寒论》进行立纲、归类、正误、补缺，创立了三部六病医学诊疗体系。先生一生述而不著，弟子们曾多次提出将其学术体系整理出版，他都婉言谢绝。时今国家倡导传承发展中医药宝库，业界追随学习三部六病医学的弟子越来越多，为了让后学者更好地领略先生的学术思想、理论体系、诊疗方法，受先生生前嘱托的带头人苏庆民教授向先生家人及第一批传承弟子提出整理出版《刘绍武医学文集》的计划，以表达后辈对先生的追思与感激之情，并委托我担任编委会主编。借此机会，现将《刘绍武医学文集》编写整理的主要设想、内容安排及体例说明如下：

　　本书第一篇为先生的生平事迹，主要介绍了先生聪颖、贫穷的少年时期，好学、勤于钻的青年时期，勤于实践、长于思考、历经磨难仍矢志不渝坚持医学探索的中年时期及老当益壮、敢为人先的晚年时期。资料主要来源于刘绍武先生家人及弟子与先生交流时的记录与回忆。

本书第二篇是刘绍武先生的主要学术成就。第一部分主要是我根据先生在 1983 年为山西省中医经典著作学习班讲课时的录音整理而成，期间先生系统地讲授了三部六病医学理论，这也是目前主要传承版本《三部六病》的主要内容。收录此部分内容主要基于两点考虑：第一，我们所说的"1985 年版"《三部六病》之前是内部交流资料，未出版发行，学术界一直未能通过正规的渠道获得此原始资料；第二，这是纯粹的未经修饰的先生早年和中年学术思想的体现，也是三部六病医学体系的主要框架内容。第二部分收录了两篇先生生前的讲稿内容，是根据先生在 1990 年和 1991 年为山西医学院三部六病学社授课时的录音稿整理而成，体现的是先生晚年的学术思想，为使后学者能够领略先生授课时的语言风格，整理时完全保留了先生授课时的口语方言的特点，供后学者学习理解三部六病时参考。

本书第三篇整理了三部六病医学传承发展的过程与现状。其中，第一部分收集整理了先生第一代传承弟子的代表性学术文章和纪念性文章，各位同门师兄弟虽然年事已高，但对先生的感情真挚，犹如当年，文字读来依然感人肺腑；第二部分、第三部分分别介绍了三部六病医学流派发展过程中各时期的科研机构、科研成果、学术团体、社团组织及诊疗中心的建设发展情况。第四部分整理了先生各个时期的传承弟子名录，从人才发展的角度，反映了对三部六病学术传承发展的基本脉络，其中特别增加了第一代传承弟子近几年所收的弟子门徒，以期反映三部六病医学传承发展、人才辈出的现状。

本书第四篇特别整理收载了先生各个时期的部分代表性手稿和代表性讲稿，大部分是首次公开，资料珍贵、丰富，不仅反映了先生对三部六病学术研究的脉络，更让我们充分领略到先生生前的治学精神与先生的文采；同时也收录了部分弟子整理出版的代表性著作，反映了弟子们学习三部六病医学的体会与研究成果。

本书最后一部分附篇是先生的生平写照内容。整理收载了先生部分照片、学术活动掠影，犹如先生回到了我们身边，展示了一代大师的成长历程和学术足迹。这部分还收录了部分弟子与恩师的合影，从这些老照片中，我们可以领略弟子们当年跟随老师学习、诊疗活动时的岁月情怀。此外，本部分也对三部六病医学体系中主要的概念来历及变化做了厘定说明，便于后学者学习和应用。

在苏庆民教授提出编写《刘绍武医学文集》后，我们首先对资料的收集取舍、内容编辑框架、文字图片编排原则等进行了多次讨论，并两次赴太原与刘老次子刘惠生先生、小女刘喜娥女士及刘老第一代弟子郭维峰、胡安荣、李冬根、臧东来、康守义等共同商议，得到了他们的大力支持。之后又反复对文集的整体设计、目录编辑、内容撰写、图片遴选等反复磋商，编委会齐心协力，各尽所能，完成了本书的编写工作，并得到人民卫生出版社大力支持。

当前正值国家大力支持中医药事业发展的大好时期，刘绍武先生的三部六病医学经过半个世纪的传承发展，弟子中良医辈出，造福患者无数，特别是先生创新的协调疗法为中医药探索慢性病的治疗规律开辟了新的道路，既符合国家卫生事业发展的大政方针，也在治疗疾病的同时减轻了国家和个人的经济负担。

最后，我代表本书编委会和刘绍武先生的弟子，对国家中医药管理局、山西省中医药管理局、山西中医药大学、太原市中医医院领导及工作在全国各地的三部六病医学弟子们给予的全力支持和无私帮助表示衷心感谢。希望各位三部六病医学的同仁借此难得的良机，多多沟通、交流，互相学习，团结一致，真正践行先生所倡导的"学术是古往今来人类智慧的结晶，无古今、无中外、无尔我，以是者为是、非者为非，永远以先进代替落后"的创新精神和治学精神，也希望《刘绍武医学文集》的出版为后学者带来更多的帮助，为传承发展中医药事业、为创建我国的新医学提供新思路和新样板。

宿明良

2020 年 11 月

编写说明

对刘绍武先生医学思想的再认识

一、构建新医学的指导思想与理论基础

发展中国的新医学是 1956 年毛泽东对我国医学事业发展提出的一个要求，也是其发展中医药事业的一个重要思想。受时代背景影响，虽然当时这个讲话并没有广泛传播，但其思想随着当时各媒体对中医价值的认识和对卫生工作指示方针政策的宣传，对 20 世纪 60 年代的一大批中医工作者的专业思想还是产生了积极而重要的影响。特别是 1950 年 8 月，第一届全国卫生工作会议召开，毛泽东表达了"面向工农兵""预防为主""团结中西医"为新中国卫生工作的三大方针的初步思想，并且题词："团结新老中西各部分医药卫生工作人员，组成巩固的统一战线，为开展伟大的人民卫生工作而奋斗。"毛泽东提出的"中国医药学是一个伟大的宝库"等发展我国医学事业的科学论断，对整个卫生事业产生了重要影响。1959—1960 年，时值刘老参加筹备太原市中医研究所工作，这一时代背景也对先生学术思想的形成产生了重要影响，刘老对发展新医学的重要思想"学术是古往今来人类智慧的结晶，无古今、无中外、无尔我，以是者为是、非者为非，永远以先进代替落后"就是这一时期形成的，刘老这一思想一直影响着首批传承弟子对三部六病医学体系的学习继承与发展应用，同样，这也是我们认真传承刘老学术思想的重要方面，因为只有传承好先生的治学思想、治学精神，才能传承好先生的学术思想。

传承发展中医学，离不开传承者的思想基础，特别是传承者所具有的哲学

思想与世界观,可以说什么样的思想基础就产生什么样的传承成果。1994 年我第一次拜见刘老,刘老用 40 分钟对我讲述了他对中医学、对人类健康与疾病的认识,特别讲述了他对东、西方哲学思想的认识和对医学未来发展的认识,我深深被刘老的睿智、境界、情怀所感动!

刘老认为,中医学经过两千余年的人体具体实践,其科学性是毋容置疑的。研究中医理论、推动中医学的发展势在必行,必须认真研究中医的整体观,发展中华民族的医术,使中医学为人类的健康做出贡献。

但是中医在学术上还有没过的关,这个关就是现代科学关,刘老认为,学术要经得起实践的检验,理论上符合辩证唯物论,临床上有明确的诊断和确切的疗效,临床运用重复性好。中医学若要在当今的科技时代站稳脚跟,自立于民族之林,为人类造福,必须如此。中医学理论体系至今还不够完备,时代要求我们既要继承古人,又要有所创造;只有有所创新,才能有所前进。医学要为群众服务,就需要和群众有共同的语言。

医学怎样创新?毛泽东曾为医学界提出了一个模式。1956 年,毛泽东接见中西医代表时说:"要以西方的近代科学来研究中国的传统医学的规律,发展中国的新医学。""你们是'西医',但是要中国化,要学到一套以后来研究中国的东西,把学的东西中国化。""应该学习外国的长处,来整理中国的,创造出中国自己的、有独特的民族风格的东西。这样道理才能讲通,也才不会丧失民族信心。"根据毛泽东的精神,刘绍武先生提出:"中西医的问题应当结合,最好的榜样是效法鲁迅,鲁迅的光彩不在于翻译,而在于他的创新,既不同于外国的,也不同于中国古代的,但是中国的。这就是我们开创祖国医学的道路,我们必须向这个方面去努力,不然的话,用原来的理论去解释、解决患者提出的许多新问题,你就会无法应对,甚至束手无策,从而制约自身的发展。"这就要求我们要探讨出一套带有规律性的东西来,以便古为今用,承先启后,推陈出新。

刘老自 1921 年起学习中医药,1925 年始边做工边看病,逐步走上医学之路。中华人民共和国成立后,他的学术研究、理论水平与临床实践能力得到了极大的提高与发展,特别是自 1958 年学习毛泽东谈话精神后,刘老反复思考应该如何发挥中西医之所长,从哲学的角度去研究现代医学,充分发挥中医和西医的优势，创造一个新的具有中华民族特色的理论体系，并将此作为自己后半生的追求与事业目标。

刘老生前多次对弟子讲：我们要学习鲁迅，将中外知识进行融合，创造具有民族形式、民族风格的艺术，这就是我们开创祖国新医学的道路，我们必须朝这个方向去努力。刘老多次在讲课时提到，中医学的理论水平不能停留在原始阶段，既要继承古人，又要有所创造，只有有所创新，才能有所前进。他认为，医学要为群众服务，就需要和群众有共同的语言，患者常常自己说出"高血压""胃溃疡""扁桃体炎""糖尿病"等许多诊断性的病名，诸如此类的病名和诊断结果古书上没有记载，要跟上时代的发展，这就迫使广大中医去学习、去创造，去适应患者及疾病诊疗方式的变化。

面对现实和浩如烟海的古典医籍，刘老认为迫切需要创立一个古今兼备的理论来和现代患者的要求统一起来，建立共同的语言，否则用原来的理论去解释、解决患者提出的许多新问题，就会无法应付，甚至束手无策，从而制约自身的发展。

刘老抓住了中医学的整体观这个学术核心，从对中医药整体概念进行分析，从机体的组织性、层次性、结构的功能性、稳态性、有序性、机械性、能动性、天人合一性八个方面分析了人体的各个要素及相互关系，提出了三部六病的新医学体系，认为整体的范畴就是三部，三部综合为整体，三部是整体的子系统。表部接触大自然的空气，里部接触从自然摄取的饮食，半表半里部接触由饮食和空气所产生的气血。饮食的进出、空气的呼吸、气血的运行，是构成和维护人体生命活动的重要形式和物质基础。人体的整体性表现在气血上，通过气血的循环达到机体的统一。气血在辨证上通过阴阳二性的失调，呈现出寒热虚实来，其表现在脉象上见于寸口，在三部中表现出阴阳不同属性的六组证候群，形成六病，由此，我们把气血阴阳、脉象表现都概括于三部六病之中。

三部六病的划分与阴阳气血在整体上实现了有机的统一，实现了与中医整体观的有机结合。刘老强调，三部六病学说就是从既符合现代医学科学理论，又符合中医学传统的哲学理论的愿望出发，创造具有民族形式和民族风格的医学理论体系。

二、对中医经典的传承发展——以《伤寒论》为基础构建中国新医学

三部六病学说是刘老研习《伤寒论》的学术成就。从 1928 年起，刘老专心研读《伤寒论》，并开始了临床一病一方、合病合方的实践过程，在临证实践中，刘老体会到，如何发挥中西医之所长，将现代医学从哲学的角度去研究，创造一个新的具有中华民族特色的理论体系，是一个值得深思的问题。那么新医学的哲学基础、方法论基础是什么？以什么模式去创新发展，形成中国的新医学？这是刘老一生思考的学术核心。

敢于质疑，是创新的前提。刘老通过对《伤寒论》多年的学习研究认为，首先，《伤寒论》最大的问题在于"纲不系目"，系统整理并纲目相彰成为传承发展《伤寒论》的第一步工作，也是做好传承的重要基础。其次，进一步完善《伤寒论》三阴三阳诊疗体系并使之适应于现代临床应用，是刘老传承发展《伤寒论》的第二步工作。在此基础上，使之进一步成为中西医学兼容的医学框架，是刘老的第三步工作。正如刘老在讲稿中提出的："祖国医学经过两千多年的人体具体实践，其科学性是毋容置疑的。研究中医理论推动祖国医学发展势在必行，必须认真研究祖国医学的整体观，发展中华民族的医术，使祖国医学走在世界各国的前头。"

不保守、敢创新，是刘老创新医学的重要指导思想，也是刘老传承发展中医经典的方法论基础。刘老一生博览群书，博古通今，坚持继承不泥古、创新不离宗，始终以创新祖国新医学为己任，通过传承《伤寒论》的诊疗体系和理论精髓，借鉴现代医学技术的成就，推动中医学的创新发展。一方面，刘老在 20 世纪 80 年代初，就学习引入系统论、信息论、控制论的认识方法与理论成果，全面分析了中医"辨证""证的概念""证的机理"的科学内涵，并对这一中医核心概念结合疾病的一般性规律，从理论方法、临床实践进行了全面分析（见《三部六病》1985 年版）。另一方面，根据现代科技的发展，提出了中医要引入并应用现代技术方法提高对"证"的认识，推动中医临床能力的提高，并认为"中医的理论应当是先进的，辅助的医疗工具也应当是先进的"。中医学要敢于把西医先进的医疗工具用到中医的实践中来，要洋为中用，必须克服保守观念，要吸收各方面的精华，来发展中医学。

另一方面,刘老全面分析了系统论与三部六病的辩证关系,抓住了中医整体观这个学术核心,结合《伤寒论》的具体内容,进一步总结认为《伤寒论》是体现中医整体观的理论价值与临床实践价值的代表。刘老研究《伤寒论》,经过临床生动的直观经验和抽象的思维,悟出三部六病这个富有哲理和系统性的辩证方法,扩大了辨证的视野。在临证具体实践中,三部体现了系统论,六病反映的证候体现了信息论,方剂的治疗体现了控制论的理论思想。三部是组成人体的三大系统,在整个机体上既互相联系,又各自区别。而仲景在长期的临证实践中,证实了这一点,因此在当时已有的经络学说和脏腑学说的基础上,用三部学术观点扩大了辨证范围,并提高了论治效率,树立了理、法、方、药的典范,从而达到了整体系统辨证论治的目的。在当时来说,《伤寒论》是一个创举,因此,刘老认为仲景也当为系统方法论的一个伟大先驱。刘老在此思想的指导下,结合 60 年的临床实践经验,逐步总结提出了三部六病辨证论治体系,为临床掌握并应用《伤寒论》提出了新的临床路径与范式,成为传承发展《伤寒论》的典范,并成为创新祖国新医学的实践范例。

三部六病学说形成于 20 世纪 40 年代初、完善发展于 20 世纪 80 年代末,是刘老在学习、研究《伤寒论》的基础上,不断总结形成的具有中医学方法论内涵的临床诊疗体系。该体系充分把握了中医经典的临床思维特征与东方哲学思想,遵《伤寒论》对病证认识的基本诊疗框架,并融合现代医学病理生理的研究成果,在《伤寒论》三阴三阳诊疗思路的基础上,将人体划分为表、半表半里、里三大部位,根据阴阳不同属性每部分别划分出阳性病及其系列阳性证候群和阴性病及其系列阴性证候群,每部分阴阳,再分表、半表半里、里三部,辨出六病,即三部六病。刘老结合一生临床实践,在《伤寒论》经方的基础上,依据中医学的整体观、系统观,结合医学发展与时代需求,对经方的组方、功效、应用、适应病症进行了大胆的创新性转化,用于指导当代临床实践,并提出了纠偏疗法、协调疗法、复健疗法三大治法及 20 余首处方,形成统括表里内外定位、阴阳寒热定性的协调完整的理论体系与临床诊疗方药体系,体现了刘老对中医经典著作的继承与创新。

在实践上,刘老在每天的门诊中,借鉴现代医学的病理生理对疾病的认识,根据中医的辨证施治,特别是《伤寒论》对疾病的诊疗模式,以三部六病学说立法用药,攻克了许多临床常见病及各类疑难病证。刘老常说:"学术是古往今来人类智慧的结晶,无古今、无中外、无尔我,以是者为是、非者为非,永远以先进代替落后。"正是刘老的这种创新精神和对发展医学事业的追求,成就了他三部六病理论成果和医学高峰。

医学不仅是学识,而且是技术,三部六病学说来源于医疗实践,是学识、技术并茂的学术。三部六病的辨证论治对中医和西医的诊断均适用,从理论到实践都能解决。三部六病在理论上符合辩证法,在临床上有确切的疗效,是一个古今医学、中外医学理论和技术相结合的综合学说。可以说,三部六病学术体系的构建,开启了新医学的伟大实践。正是——百年中医百年情,伟人嘱托记心中。中西相容新医学,三部六病启津梁。

中国中医科学院　苏庆民
2019 年 12 月

目　录

第四章　学术访谈录

第三篇
三部六病医学传承
发展的过程与现状

第一篇

中华中医昆仑——

刘绍武

一、少年多苦，立志从医

刘绍武，1907年4月3日生于山西省襄垣县十字道村。祖籍山东诸城，父辈于光绪十四年（1888年）逃荒入晋，先到洪洞，后落户襄垣。其父不识字，以农为生，先替人看护庄稼，后在粉坊做工，节衣缩食，艰难度日。

先生少年好学，天资聪慧。因家境贫寒，上小学期间也是边旁听、边打短工。先生幼年时体弱多病，一次因疾病险些丧生，他深感俗医之误人，从此立志学医。高小期间，同窗好友阎茂林家传世医，时常借书于他，开始涉猎医学。蒋示吉编著的《医学说约》是他的启蒙读本，他常把学来的知识用于临床，免费登门为人诊病。初看病时，每当开出处方后，次日清晨天未亮，必到病家大门前看一下，是否有白纸贴出（是否吃错药死了人）。幸喜无此事发生。未及3年，医名渐扬，每一次的成功都会使年轻的刘绍武兴奋不已。

1924年，先生虽以优异成绩考取了山西省立第四中学（现长治市第二中学），但由于经济不接，未能继续上学。辍学后回乡务农，夏种菜、冬贩粮，成为家中的主要劳动力。返乡种田以后，也没有间断学习，每当得到一本医书总是爱不释手、如饥似渴。一次他随父亲种谷子，打垅时，只顾看书，墩子全滚在垅背上。又一次碾米，备好牲口、摊下谷子，等他从书梦中醒来之后，谷子已全部碾成了米粉。少年的刘绍武就是这样，在极其艰苦的条件下，从不放过每一空隙，刻苦钻研，短短几年时间里，他读完了《陈修园医书七十种》，了解了中医的经典著作《黄帝内经》《伤寒论》《金匮要略》《神农本草经》等，为他以后的医疗实践打下了坚实的基础。

1925年，先生19岁时到长治县与壶关县交界的经坊村煤矿学习会计。在经坊煤矿，由于周围40里无医生，老百姓看病十分困难，他除了学会计外，实际也成为当地的一名医生。不到3年时间，已名扬乡里。1927年、1930年、1933年每隔3年左右长治一带就发生一次瘟疫流行。他目睹老百姓这一灾难，开始勤求古训，博采众方，昼夜奔波于病家之中，力尽救死扶伤之能事，并从此立下规矩：不收患者一文钱，不吃病家一顿饭，几十年不破一例。悲惨的现实与苦心实践，造就了刘绍武精湛的医技和高尚的医德，他曾经常说："经坊煤矿是他从医的摇篮和学校"。在经坊煤矿期间，看病完全是业余的，起初还得背着煤矿经理去出诊，随着医名的提高，求诊者越来越多，经常遭到经理的斥责，说他不务正业。由于经理的阻拦，他就让患者先找经理求情施治，待经理答应了再开始诊治，这样，看病就从一开始的秘密逐步转向公开，受到了群众的爱戴。

刘绍武先生当时曾收得一位徒弟马云亭，比他还年长6岁，是煤矿上的会计,壶关程村人,两位互为老师。当时壶关县城有一河南辉县的冯老大夫,医术高明,曾为马云亭治疗眼病。他双眼布满灰膜,视物模糊,经冯先生切脉服药后痊愈。马云亭自此开始学医,后来成为长治名医,专攻眼科。冯老先生的医德对刘绍武影响很大,当时县太爷得了病,派差役招冯先生,由于差役态度傲慢,被冯先生冷言拒绝。不得已县太爷亲自拜见,医好了顽疾,传为佳话。一次,徒弟马云亭外出看病,处方当归芦荟丸,回来后他把病情给老师讲述一遍,刘绍武听后急曰:"错了!"迅速陪学生赶往病家,这时病家已正在准备后事,煮好的汤药还未来得及服下,他仔细审察病情,患者虽外表一派炎热之象,而内藏真寒,急嘱学生煮术附汤,患者入汤病转,死而复生。又一次,一患者四肢厥逆,拘急疼痛,汗出淋漓,面色苍白,学生欲处四逆汤,他急止曰:"此真热假寒之象,证属《伤寒论》第29条芍药甘草汤证",果然一剂而愈。

刘绍武先生年轻时还经常下矿井了解情况,久而久之,他对煤矿还有了相当的研究。什么样的地形有煤,有煤的地方地表有什么植物(寨梨花、寨柳、荆条称为煤标),青石山多出香煤,矿石山多产臭煤等,这些知识在当时的农村非常奇缺,就连煤矿上的"老博士"也敬重他三分,一次一个采煤队开山,他阻止说:"此地无煤!""老博士"不以为是,耗时数月,果如其言。问其故,他解释说:"此处为两山相并之地,为地壳变动而成,两边都有,但此处无。"这在当时转为佳话。一次煤窑发水,泉眼如盆底大,水流不止,冲垮了36条防线,矿上慌作一团,认为活老君来了也没办法。他下井看后,吩咐准备7斤棉花,霸王泥(砂灰配红土)和2万块砖。井下四周包抄,筑了2丈长的砖墙,中间空开泉眼,一层比一层小,最后用7斤棉花迅速堵塞泉口,外面再用霸王泥和砖封堵,共用了45车石灰,2万多块砖,才把水堵住,挽救了矿井,从此被矿工们称为"活老君"。还有一次,由于矿井深处通风条件差,井下的灯无法点燃。他让人把废井口全部封死,然后在最深处井口点燃薪柴,空气迅速流通开来。这些道理今天看来很落后,也很简单,然而,在中华人民共和国成立前用旧法开采的小煤矿,却是鲜为人知。通过这些事件,反映出先生早年不为陈规所束,博学多才,天资过人之处。

二、勤于临床实践,长于理论探索

1930年,24岁的刘绍武离开了经坊煤矿,在长治市西街关帝庙创办了山西上党地区第一家私人医院,取名友仁医院。当时共有3名西医、3名中医,同时还创办了"友仁中西医学研究社"(简称"友仁医社"),他被推举为院长兼社长,定期开展学术活动,社会医界人员30余人常来听讲。在后来的地方医师考试中,前12名除一名外,全部都是友仁医社的成员,引起医界轰动,这些人后来都成为当地名医。这时的刘绍武，经过系统的学习和实践，已经成为一名既有理论又有经验的真正意义上的医生。在这期间他阅读了《医学大成》300余册。

1928年，先生从中华书局出版的《皇汉医学》中受到启发，深刻领悟到了《伤寒论》的医学价值，开始了一病一方、合病合方的诊疗模式探索。在猖獗的温疫流行中，先生通过对《温病条辨》和《伤寒论》的反复对照和不断实践，显示出了仲景经方的卓著疗效和辨证优势。从此，先生逐渐放弃了时方，专攻经方，并对他以后的治学产生了深远的影响。这时的先生已开始认识到《伤寒论》存在的问题，他认为，《伤寒论》的根本问题在于纲不系目，如认为桂枝汤并不能治疗太阳病。这一时刻，他在剂型改革上也做了一些尝试，把制好的成方放在药架上当作成药使用，由于条件差，汤剂只能放在地窖中，反映出他原始的定证、定方的思想。

1933年7月，总计开展了140余次学术活动的友仁医社被迫关闭，友仁医院更名为"同仁医院"，赵子华担任院长。同年，他撤股离开了医院又回到了经坊煤矿，并接替了原经理王少鹏，既当经理，又当医生。这期间，刘绍武与路经长治的抗日民族英雄杨靖宇将军有过接触，并帮助过他。这件事虽鲜为人知，他却深藏心中，为了民族的振兴，先生做了自己该做的事情，对这段经历常引以自豪。

1939年，日寇进犯山西，长治沦陷。先生抛家舍业，背井离乡，开始了长达10年的漂泊生活。为了安全，他随难民一路到达西安，身上所带盘缠基本用尽，人地两生，经济无济，3天来只好吃红薯喝白水度日。后来接受了救济，定居下来，行医为生。按照当时国民政府规定，开业行医需取得当地考试院的行医资格证。1940年3月，先生通过了陕西省西安市行医资格考试，在尚仁路（现解放路）公字1号挂牌开业，正式行医。

1942年，先生又参加了中央考试院的中医师资格证书考试，1943年获考试及格证并登报公布，由于时局动荡，直至1946年才拿到中医师资格证书，当时全国中医界通过这项考试的人员屈指可数（40余人），后来这批中医师都成为中医界的泰斗。这期间他对新兴学科，如西方哲学、逻辑学、心理学产生了浓厚的兴趣，并深受中西汇通派的影响，广泛结识医界同仁，与傅仙方（陕西中医学会理事长）、宋紫峰、王新武（著名太极拳师，中华人民共和国成立后在天津中医学院）、史寿之等人创办了《国医周刊》，并担任编辑，连载了他撰写的"心脏病的诊断与治疗"共37期，达9万余字。他在碑林处所作的"心脏病的诊断与治疗"学术讲演，受到全场听众起立鼓掌，从此他在西安医界崭露头角。当时从600余名医师中选拔了60名，刘绍武先生为其中之一，并受邀在西安市中医学会门诊部出诊。

1942 年 8 月，先生起程回家探望。途经宜川、吉县、隰县，在孝义染上伤寒病，遂住在孝义养病。是年腊月，病愈后回家，待到家中伤寒再次复发，病程达八九个月。1943 年秋天，先生从家乡起身，经安徽亳州，河南漯河、洛阳，11 月到达西安，此行达 1 个月之久。1943 年底，因日寇进攻潼关，又辗转到达甘肃天水。他与徒弟徐光棣（后任天水中医院院长）历尽艰辛，创办了"友仁诊所"。当时的天水成为敌后方，山西许多名流云集于此，在各界人士和"力行化工社"的赞助下，恢复了友仁医社，当时陇南日报总编张辅轩（后任山西大学理化系主任）、忻州五中校长郭问芝、友仁中学教务处主任邱玉杰、武乡县县长和克俭、芮城县县长张仁、山西大律师赵壁方等人都参加了友仁医社，开始学习中医，这时，先生的三部六病学说已成雏形。从 1944 年开始每天下午他对《伤寒论》《金匮要略》进行了半年多时间的讲述，张辅轩根据笔记整理出《仲景学术观》《仲景证治观》《仲景药能观》。仲景"三观"后因战事吃紧，陇南日报社被关闭，未能出版。1945 年 8 月日寇投降后，国内战事稍缓，欣喜之际，急于返乡，致使"三观"原稿遗失。

1946 年 6 月，刘绍武先生历时 3 个月辗转回到太原。由于国民党的封锁未能回到襄垣老家，只好在太原红市街宁化府对面的济华药庄坐堂行医。从 1947 年农历二月二十四日开业到当年的农历八月十五，短短半年时间，先生声名大振，仅中秋节一天，患者送来的月饼就有 64 斤，他全部周济给过路的穷人。当时在太原行医的泗亦人、李翰卿二人曾慕名前去拜访，观看被刘绍武称为"讨饭证"的"行医证"和"中医师证"。

1947 年刘绍武先生经银川、兰州，于 1947 年 11 月又一次重返天水，1948 年 6 月移居凉州武威，在同济中药店坐堂 5 个月。1949 年 3 月回到西安旧医址行医，至 1949 年 6 月。先生怀着喜悦的心情轻装徒步，经过两个多月的艰难跋涉，终于回到久别的家乡，结束了长达十年漂泊的从医实践与激荡生活。

三、历经命运坎坷，钻研矢志不渝

中华人民共和国成立后，祖国建设日新月异，各行各业蓬勃发展。先生回到家乡后沐浴春风，在山西长治办起"同仁诊所"。此举被长治卫生局记录在 1949 年长治卫生大事记中。他自创研制的"团鱼丸""小红丸"等药独具特色，疗效显著，大受欢迎，他的医名传遍太行山。

1957 年起，先生在太原大仁堂药店坐堂看病，由于疗效显著，患者甚多，被誉为当时"山西四大名医"之一。

1958 年，刘绍武先生在太原市"坝陵桥保健院"参加工作。1959 年先生参与创办了"太原市中医研究所",任研究员,开始了新的医学生涯。他每日集医疗科研、教学、医疗实践于一身,为创立并完善三部六病学说提供了很好的客观条件。

1962年,太原九中李子魁为其精湛的医术所感动,积极主动帮助刘绍武先生重新整理资料,按照"立纲、归类、正误、补缺"的基本原则,以《伤寒论》的全部条文和方药为依据,将刘绍武先生的回忆、讲述一丝不苟地做了整理和记录,历经2年,一本新的《仲景学术观》重新整理完结。1966年,先生前往北京参加"华北区中医学术经验交流会"7天,会上发表"溃疡病""脉管炎"学术论文,受到好评。

1971年,刘绍武先生在太原市古交区巡回医疗期间,应邀讲授中医,首次明确阐述了三部六病学说的基本框架。他以《伤寒论》原文为基点,系统地讲解了三部的划分和六病的确立。即:凡是与空气所接触的部位划归表部;凡是与饮食所接触的部位划归里部;表里之间,凡是和血液接触的部位,统归半表半里部。按着阴阳对立统一原则,表部阳病为太阳病,阴病为厥阴病;里部阳病为阳明病,阴病为太阴病;半表半里部阳病为少阳病,阴病为少阴病,三部之中划分出这样六类不同的症候集合群,简称为"六病"。

三部六病的诊疗体系,是对《伤寒论》仲景学术思想的高度概括,其全部授课记录由太原市中医研究所的随行工作人员韩基、赵仙梅保存并做了整理,这是留传的三部六病学说的第一部讲课记录稿。

1972年,山西省举办首届西医脱产学习中医班,先生担任讲授《伤寒论》的主课。他第一次用三部六病学说为学员系统地解析《伤寒论》,并分别讲述了太阳病的诊断要点,厥阴病的辨厥真伪,阳明病的痰、水、血、食的泻法治疗,太阴病的阶段性温补,少阳病的清、降、散、滋治则,少阴病的虚衰证治,使六病的诊疗有部可依,有病可循,有方可治,有药可用。先生用了近2年时间将《伤寒论》100余方尽数应用于门诊患者,在7万余例患者的诊治中,确定了各方的证候,进而多证突出主证,主证突出纲领证,纲领证突出核心证,由此,纲举目张,做到了按部定证,据证定性,依性定方,以方定名,逐渐形成其临床证治的诊疗体系。之后,其弟子宿明良医师把这些原始讲稿进行全面整理,并编辑《三部六病》一书,成为之后讲学的重要资料。

1974年,由于身心劳累过度,刘绍武先生因病在家治疗休养,但他对创立、推广三部六病学说矢志不渝。当时,第三期西医脱产学习中医班的解放军学员郭维峰等,耳闻目睹他的医德、医风,极受感动,同闫云科等学员聚集家中,听养病在家的先生讲述三部六病学说,他们边听边记,汇集成文。后经他的大弟子胡连玺增删订补成册,由太原市中医研究所内部刊印,并在当年的山西省中医年会上散发,随即引起中医界的极大关注。

先生创立的三部六病学说，是他长期从事《伤寒论》临床实践和理论研究逐渐总结出的医学结晶，是对创立具有民族形式和民族风格的中医诊疗体系的勇敢探索，其精神是十分难能可贵的。他一生治学严谨，实事求是，尊重客观事实，他常教导弟子们说："学术是古往今来人类智慧的结晶，无古今、无中外、无尔我，以是者为是、非者为非，永远以先进代替落后。"

四、老树开新花，桃李满天下

1979 年，弟子胡连玺撰写的《试论〈伤寒论〉"六经"当为"六病"》一文在《新中医》杂志发表，在中医学术界曾引起极大关注，随即《刘绍武临床经验集》也由胡连玺整理完成，并刊印发行。

1980 年，先生被评为太原市唯一的中医主任医师，作为返聘专家回太原市中医研究所工作，并担任山西省高级和中级职称评审委员会评委会常委，主管中医组和中西医结合组职称评审工作。

1981 年，按照高级知识分子待遇规定，先生分到了 120m² 的住房，乔迁于山西省专为高级知识分子修建的新泽公寓。同年，研究所返聘，先生重返临床工作岗位，每周有 3 个上午出门诊，每次诊疗患者很多，每每延迟至下班后很久。直到 1991 年 11 月移居海南前一日，才停止在太原市中医研究所的门诊工作。

1983 年随着身体逐步康复，78 岁高龄的刘绍武先生重登讲坛，在当年山西省举办中医经典著作学习班时他应邀主讲《伤寒论》。先生精神焕发，系统讲述了三部六病学说，全部讲课内容由先生弟子宿明良进行了系统整理、编辑成册，具有时代性的刘老学术思想再次被整理成《三部六病》一书，受到中医界广泛学习传播。

1985 年，刘绍武先生应邀参加在成都举办的"第二届全国仲景学术研讨会"。大会开幕的当天，他在大会发言中首次系统阐述了自己的三部六病医学思想，并将《三部六病》一书在大会发送，引起参会者的极大关注。中国医科大学、大连医学院、辽宁中医学院等单位的专家、教授，纷纷到先生住地交流学术观点，给予高度评价。时任东北生物医学工程学会秘书长的王宾宗教授会后又亲赴山西，与先生做进一步学术交流。

20 世纪 80 年代后，三部六病学说事业蒸蒸日上，一批批年轻的中医人才脱颖而出。山西中医学院、山西医科大学、首都医科大学先后自发成立了三部六病学社等学术组织，从大学教授到莘莘学子，掀起了研究三部六病学说的热潮。先生经常在家里为年轻的三部六病爱好者讲授三部六病学说的精华"三纲六要"使三部六病医学理论更加丰富和完善。

三纲包括以下内容：

1. 整体的内涵，即整体的八要素。包括气血的统一性、生态的自主性、层次的有序性、结构的功能性、动态的平衡性、形神的一致性、意识的主导性、天人的合一性。

2. 思辨的框架，即三部六病。

3. 理性的规范，又称为四定。包括依部定证、辨证定性、据性定方、依方定名。

六要的内容包括以下六方面：

1. 证的四性　多样性、多义性，复合性、传遍性。

2. 四脉　上鱼际脉、聚关脉、涩脉、长弦脉。

3. 治疗三大疗法　纠偏疗法，协调疗法，复建疗法。

4. 三化　规律化、规范化、规格化。

5. 三定　定证、定方、定疗程。

6. 八字诀　立纲、归类、正误、补缺。

这些三部六病爱好者中很多人坚持从事中医医疗、教学和研究工作，很多佼佼者后来获得硕士、博士学位，并逐步晋升为副教授、教授、副主任医师、主任医师等职称，成为医院、高校、科研单位的骨干。

1988年，为整理、发掘、继承名老中医经验，由山西省科学技术委员会主持，组织山西省第二人民医院、山西省自动化研究所、山西省计划委员会经济信息研究中心等单位联合攻关，由刘惠生主持，胡安荣、宿明良、刘永泰、田庆祥组成研制组，历时2年，"中医刘绍武'三部六病'计算机诊断系统"研制成功，获得山西省计算机应用优秀成果一等奖、山西省科学技术进步奖三等奖，填补了国内中医专家系统的空白，刘绍武三部六病学术思想进一步得到学术界的公认和推广。

1990年刘绍武先生被国家人事部、卫生部和国家中医药管理局评为首批全国老中医药专家学术经验继承工作指导老师。

1991年，已是85岁高龄的先生，毅然远赴海南省海口市，在当地组建海南三部六病中医研究所及中医门诊部，以实际行动响应党和国家的号召。他曾赋诗抒发内心的情怀："一望大海渺无涯，敢驾轻舟探由来，乘风破浪飞也去，方知彼岸有亭台。"

从1991年11月开始，先生在海南行医13年，活人无数，一直工作至2004年11月20日，也就是去世前半个月。2014年12月2日先生与世长辞，走完了他平凡而又传奇的悬壶一生，享年98岁。海南省、海口市党政领导及各界人士和家人弟子，怀着无比悲痛的心情，送走了这位仁爱、智慧、博学、医术精湛、继往开来的医学大师。

第二篇

学术成就——

三部六病医学体系

东汉末年，杰出的医学家张仲景结合自己的临床实践，总结疾病的发生和发展规律，写成了著名的《伤寒杂病论》，确立了辨证施治的原则，奠定了理、法、方、药的理论基础，内涵三部六病体现了四诊八纲的具体内容，为中医学的发展做出了重大贡献。尽管《伤寒杂病论》历经沧桑，几经显晦，数为变易，但依然指导着医疗实践，不愧为中医学的经典著作，是中华民族灿烂文化中的一块瑰宝。

第一节
张仲景著述《伤寒杂病论》的时代背景

《伤寒杂病论》自问世以来，历代医家先后对《伤寒杂病论》加以注疏，这对中医学的发展起到一定的促进作用。古人注疏的准则是"注不破经，疏不破注"。这个原则对不对呢？我认为是对的。就《伤寒杂病论》而言，本书已成为历史文献，从尊重历史的角度看，既不能加，也不能减，随便加减就会失去文献的原貌。历史的东西是客观存在的。其书中正确与谬误、是与非，不能随意更动，改变了原文就等于改变了历史事实，这就是我在谈及仲景及《伤寒杂病论》历史背景之前的态度。

东汉末年，战争频繁，疫疠流行，到处是"白骨露于野，千里无鸡鸣"的惨状，张仲景就生活在这个时代。

一、建安年间的疫情情况

东汉建安年间，疫疠流行猖獗，人民深受其害，历史文献上多处记载了疫疠流行的情况，现摘录于下：

《资治通鉴》中记载赤壁大战时有："时曹军众已有疫疠，初一交战，曹军不利。"说明疫情波及军中。

曹丕《与吴质书》中记载："亲故多离其灾，徐、陈、应、刘一时俱逝……何图数年之间,零落殆尽。言之伤心。"说明当时疫情严重,连官宦贵族亦在所难免。建安七子中徐轩、陈琳、应阳、刘桢先后死去。当时人人自危,许多家庭未能幸免。

《曹集诠评》中曹植曾记载:"建安二十二年,疠气流行,家家有僵尸之痛,室室有号泣之哀,或阖门而殪,或复族而丧。"作者以简练的语言,描绘当时疫病流行,染疫之人大量死亡的惨状。

张仲景在《伤寒杂病论》自序中说:"余宗族素多,向余二百,建安纪年以来,犹未十稔,其死亡者,三分有二,伤寒十居其七。"

综上可以看出,当时疫情十分严重。张仲景面对残酷的现实,"感往昔之沦丧,伤横夭之莫救,乃勤求古训,博采众方"。时代赋予的大量实践资料,使张仲景"撰用《素问》《九卷》《八十一难》《阴阳大论》《胎胪药录》并《平脉辨证》,为《伤寒杂病论》,合十六卷",虽未能尽愈诸病,庶可以见病知源。所以《伤寒杂病论》(《伤寒论》)(《金匮要略》)经久不衰。

二、建安年间的文学背景

三国时期,文学发展到很高的水平,尤以散文见著。"曹氏三杰""建安七子",都是当时著名的文学家,故在历史上有"唐诗""晋字""汉文章"之说。汉朝的文章是散珠文。散珠文的优点是言简意赅,这与当时的历史条件有关,东汉蔡伦虽已发明造纸,但质地粗糙,而且数量亦少,时人多在绸缎上书写或竹简上刻写,费工费料,造价昂贵,这就要求文章必须写得精练。从《伤寒论》的原文可见一斑。如《伤寒论》中第 107 条 "……胸满烦惊",第 135 条 "结胸热实"。第 107 条的胸指病位,满、烦、惊分别代表三个不同的病证,每个字都具有独立的意义,互不重复。第 135 条的结胸指病名,热实指病的性质,概括较广,言简而意深。从文字上看,真可谓一字一珠。

汉代散珠文的另一特点就是伏笔、补笔互用,潜明其义,这在《伤寒论》的原文中屡见不鲜。先看第 63 条 "发汗后,不可更行桂枝汤,汗出而喘,无大热者,可与麻黄杏仁石膏甘草汤",条文开头就述及发汗后,将发汗前证治做了伏笔,用一个"更"字补出发汗前的证治,说出发汗前似桂枝证,用了桂枝汤。实际证治对不对呢?从条文看显然是不对的。但究系何证,又有伏笔,只讲到不可更行桂枝汤。以汗出而喘说明了证治不准确,但出现的证候该怎么办呢?最后用"可与麻黄杏仁石膏甘草汤"一语双关,道出本病,指出开始就是麻杏石甘汤证,现仍用其方,以治其病。通过第 63 条中的 29 字,述出一个病证治疗的全过程。再看《伤寒论》第 23 条 "太阳病,得之八九日,如疟状,发热恶寒,热多寒少，其人不呕，清便欲自可，一日二三度发。脉微缓者，为欲愈也，脉微而恶寒者，此阴阳俱虚，不可更发汗、更下、更吐也……"从条文看，太阳病之八九日是如何度过的呢？未讲，此处脱笔。"如疟状，发热恶寒，热多寒少，其人不呕，清便欲自可，一日二三度发"是指八九日后的变化情况。是如何变化的呢？最后的"不可更发汗、更下、更吐也"述出三"更"是补笔。可见八九日间患的是第38条的大青龙汤证，医者误用汗、吐、下三法而出现如所述的一系列变化。

散珠文善用伏笔、补笔，意深而言简，须仔细推敲，才能解其义。第23条中八九日间的疟状应是大青龙汤证亦是推断而知，"脉浮紧，发热、恶寒、身疼痛，不汗出而烦躁者"，用大青龙汤可挫其危势，下法是解决胃肠下部，吐法是解决上部，只有应用大青龙汤才能解决本条病证。从第23条原文可以看出，八九日略而不写是伏笔，三"更"则是补笔，这是《伤寒杂病论》中互文见义的常用方法。

特定的历史环境，造就了具有时代特色的文学。绸缎书写之贵，竹简刻写之难，使汉代的散文达到高度的精练。《伤寒杂病论》中的条文甚至达到炉火纯青的程度。本书虽然几经显晦，条文中仍保留了汉代文章的特有风格，也是其成为中医不朽名著的重要原因之一，对我们研究汉代文学也是一部不可多得的史料。

三、三国时代的社会特征

东汉末年，诸侯争雄，各霸一方，战争连绵不断。到了三国时代，魏、蜀、吴三国鼎立，统治者各自搜罗人才，使宗法松弛，而出现了许多著名的军事家、文学家，展示出如同列国争雄时期的局面。诸子蜂起，百家争鸣，人才辈出。张仲景文学和医学才能的发挥和发展就在这个时期。

刘表是三国初期的一位大文学家，张仲景当时在刘表处经常和建安七子在一起。晋皇甫谧在《黄帝三部针灸甲乙经》序中谈及张仲景和建安七子中王粲的一段轶事："仲景见侍中王仲宣，时年二十余，谓曰：'君有病，四十当眉落，眉落半年而死，令服五石汤可免。'仲宣嫌其言忤，受汤勿服，居三日见仲宣谓曰：'服汤否？'仲宣曰：'已服。'仲景曰：'色候固非服汤之诊，君何轻命也。'仲宣犹不信，后二十年果眉落，后一百八十七日而死，终如其言。"由此可见仲景的医学造诣之深。由于三国时代的宗法松弛，仲景借用这个特殊的历史环境，综合临床经验，参阅古典医籍，继承古人而不泥于古人，将理论知识和医疗实践结合起来，根据疫病发生和发展情况，从辨证施治到处方用药创立了独立的体系。从这一点看，张仲景的医学和文学的发展与当时宗法松弛有着不可分割的联系。

第二节
张仲景的医药学成就

《伤寒杂病论》是对汉以前医药学的总结。仲景吸取各家之长，融会贯通，著成《伤寒杂病论》一书，其辨证施治法度严谨，规模已具，对后世医学的发展产生了深远的影响。其医学成就表现在以下两个较大的方面：

一、开创系统方剂学

《伤寒论》一书，存药 80 多味，载方 113 首，是中医药文献中最早系统记载方剂的古典医籍。仲景运用这些方对许多疾病分别给予处方医治。当然，实际推测看来，用这些方解决所有疾病是不可能的。但是仲景在临床上得出了一个很好的治病方法，就是组方学。选用 80 多味药物，临证组方，治疗各证，药味的变换和药量的变动决定着每首方剂的疗效和性质，为中医学奠定了方剂学基础。

汉以前有组方学是一个传闻，从现存文献和出土的东汉竹简上看，当时无方剂学的记载。以前虽有残缺不全的方剂，但无创方的系统性。由此看来，张仲景应是创系统方剂的鼻祖。仲景方剂的组成非常严格，以桂枝汤为例，桂枝汤将芍药用量加倍，则成为桂枝加芍药汤，由治表转为治里。因桂枝和芍药互相制约，在桂枝汤中二药配伍，只能在表部起作用，桂枝发散而芍药收敛，如将芍药加倍，则芍药占优势，失去原有的平衡，则转而作用于里部，以治疗腹满时痛。故原文第 279 条："本太阳病，医反下之，因而腹满时痛者，属太阴也，桂枝加芍药汤主之。"桂枝汤三阴皆治，关键在芍药的用量，大量作用于里部，中量作用于中部，小量作用于表部，用量的多少同时又决定着在体内潴留时间的长短。由此可见，仲景为后世医家指出了一条组方的路子。组方不精，疗效则不佳。仲景组方严格，选药精良，当今医者望尘莫及。在《伤寒杂病论》中，不仅药物精选，在药量上亦特别慎重。根据不同病情，处以不同用量，以达到理想的疗效。桂枝麻黄各半汤可引起小发汗，桂枝二麻黄一汤中麻黄仅用麻黄汤中的五分之一量，桂枝二越婢一汤麻黄仅用四分之一量。由此可见，仲景的组方同样有着严格的用量，根据临床具体病情辨证施治，使患者得到准确治疗。

学术是古往今来人类智慧的结晶，无古今、无中外、无尔我，以是者为是、非者为非，永远以先进代替落后。日常生活中，汽车代替牛车、电灯取代油灯，这是一个不以人的意志为转移的客观发展规律。仲景在组方学上是先进的,我们必须继承好,才能谈及发扬。方剂不是随便凑药物,方剂学旨在使数种药物有机地结合起来,发挥一种功能。随便加减药物,在军事学上叫乌合之众,在医药学上叫汇集本草,不会收到良好的效果。科学的发展,开阔了我们的眼界,中药含有许多化学成分,组成方剂会发生难以预料的变化。如同自然界中,碳、氢、氧三种元素化合可产生二亿多种物质一样,另外这其中还有排列顺序和数量的不同,产生的物质性质也不同。如甲醚和乙醇的碳、氢、氧元素的数目相同,排列不同,则产生的物质截然不同;水中有氢、氧两种元素,氢二氧一才能组成水分子,比例改变则不能成为水,这是大家所熟知的。同样,各种药物组成方剂,无不存在着物理结合,化学化合的道理。药物组成方剂,就再不是药物的性质,而出现的是方剂的性质。如同水土相合为泥,泥中有水有土,但泥的性质,既不同于水,也不同于土,这是两种物质的物理变化。方剂不同于药物的另一方面,就是化学变化。如硫黄有小毒,水银有大毒,结合成朱砂毒性减弱,各味药物由分散到组成一个方剂,不单是数量的相加,而且是有机的结合,形成一个有机的整体,不是量变,而是质变。通过互相渗透,互相贯通,出现一种功能,叫系统值,而不是药性。这就如同前面提到的水分子一样,氧能助燃,氢能自燃,结合成水后则能灭火。触类旁通,这就是药物与方剂的根本区别。

一个好的方剂,是经过多少次临床检验,优者继承,劣者淘汰,而最终证实其疗效的。治疗各种病证,须经周密的辨证施治,选用最佳的有效方剂。各个方剂中,药味和药量都具有一个最佳比例,治疗有一个最佳效果。随便更动其中的药味和药量,就会改变方剂的性质和作用,失去原有的平衡,这就是我临床治病一方到底的思想基础之一。

仲景的组方学,具有很强的实践性,这与当时的社会环境有着密切的联系。在汉代,没有专门的药店,医师和徒弟自备药物,到患者家中行医,治好后再走,或住进一个村庄,住一段时间再转移。那时,医药不分家。这样对药物的组方、用量有详细的估计和精选,对用药后的病情转归有全面的观察。所以说,《伤寒杂病论》著述的基础是来自实践,所以说从《伤寒杂病论》始,辨证有法,组药有方,非此方不能治此病,非此病不能用此方。方证结合严格,两相呼应,相得益彰。这是当代医者难以做到的。当今之医,门诊看病,用药效果只凭患者自报,许多情况并非真实,影响着医疗实践中实事求是的探讨。特定的历史环境促进仲景的学术建树,实为我辈先师,应下功夫,沿着这条道路去研究,最后一定会得出方剂学的真谛。

仲景组方用药的原则大致有六类,从中可以得出仲景命名方剂的原则:

一方中突出一味药的主导作用，其他各药起辅助作用，则以其主药命名方剂。如麻黄汤、桂枝汤、葛根汤等。

一方中运用数种药物的联合作用，通过各药的相互作用，达到治病目的，则以各药名称共同命名。如麻黄杏仁石膏甘草汤、麻黄附子细辛汤。

一方中通过几味药的相互作用，达到同一个治疗的作用，则以共同达到的作用命名。如承顺胃气的三承气汤、泻心火的大黄泻心汤。

一方中联合用药以达到治愈某证的目的，则以其所治病证命名，如治疗厥证的四逆汤。

一方中，数种药物结合，组成一种治法，对此治法采用取类比象的方法，给方剂命名。如清泄三阳之热的白虎汤，取其白虎肃杀威慑之意；汗清并举的大青龙汤，取其青龙行云布雨之意。

一方中数药为伍，煎后呈现特殊的色泽，则以汤剂色泽命名。如赤石脂、干姜、粳米三药煎后呈粉红色，艳如桃花，故命名为桃花汤。

方剂的命名原则至今值得我们借鉴。仲景继承古籍，吸取先哲所长，结合亲身体验，组成方剂学，充实了自己的学术思想。总结前人，启发后人，无疑是对中华医学不可磨灭的贡献。

二、肇基辨证论治

东汉末年的疫疠流行，众多的患者被夺去生命。仲景面对现实，发奋读书，凭着自己的实践与天才，通过研读医籍，继承前人经验，吸取精华，结合自己的切身体会，在《伤寒杂病论》中肇基了辨证论治之大法。读过《伤寒杂病论》的人，细细思索觉得《伤寒杂病论》的许多具体内容来自《黄帝内经》，但没有《黄帝内经》的原文，这说明仲景在继承方面很会读书。不注一字，尽得风流；治学严谨，令人崇尚。他精究医籍，细思师传，勤求古训，博采众方，通过大胆设想，溶为一体，创立了辨证施治独特的理论体系。在辨证上留给我们的就是六病辨证。可是，自宋代朱肱起，释为六经辨证，这是千古谬误，后文将会述及。我们所以叫六病辨证，是因为仲景在《伤寒杂病论》中全文称病，将大题小目均叫"病"。我主张采取"孔步我步，孔趋我趋"的态度，并非颂古非今，而是尊重历史事实。

仲景之法，实为千古之法矣，虽愈一千余年，实无一人能过之。因此，其为辨证论治的奠基人也。

15

第三节
《伤寒杂病论》的历史显晦

从《伤寒杂病论》成书问世到今天保存下来的宋本《伤寒论》，经历了一段漫长的历史过程。朝代的更替，战争的纷繁，使《伤寒杂病论》的历史显晦经历了复杂而曲折的变易，由于历史资料的不足，众说纷纭，现略述浅见，以告后者。

一、关于张仲景的著述问题

陈寿撰写《三国志》，为华佗立了传，将仲景脱失。历史记载有三处叙述了仲景《伤寒杂病论》的著述。

仲景在《伤寒论》自序中，自述是建安年间人，面对当时疫疠流行的情况，批评当时的"竞逐荣势，企踵权豪，孜孜汲汲，惟名利是务"的居世之士，斥责了"钦望巫祝"的迷信观点，反对"相对斯须，便处汤药""按寸不及尺，握手不及足"的草率医疗作风，反对"各承家技，始终顺旧"的保守态度，强调了治病要严肃认真，一丝不苟。在这种思想基础上，著成《伤寒杂病论》一十六卷。

西晋皇甫谧撰集《针灸甲乙经》，在序言中记载"近代太医令王叔和撰次仲景遗论甚精，皆可使用"，并说："凡术唯仲景最精"。说明晋代皇甫谧已读过《伤寒杂病论》并受到其学术影响和理论指导，且记述了仲景与王粲在一起的一段看病趣事。由此可见，仲景的《伤寒杂病论》已成书，并对当时的医者形成影响。

范晔是南朝宋代历史学家，写成《后汉书》，写何颙别传时，提到张仲景。那时，仲景尚在少年时代，是"总角谒何颙"，何颙对仲景说："君用思精，韵不高，后必为良医。"何颙是东汉何时代人，生卒年代不详，无以考据。但记载了仲景早年就开始习医。在汉代，扎髻不戴冠谓之总角，戴冠以后，表示到了成年。从"总角谒何颙"看，仲景未成年到何颙，就已开始学医。

从《后汉书》记载仲景"总角谒何颙"到《针灸甲乙经》叙述仲景给王粲看病，再结合《伤寒杂病论》的自序看，仲景本人是一个自少年时代就开始习医，一生研求医术，不入仕途的医学家。《伤寒杂病论》成书当为仲景的晚年，其他论说由于资料不足不能为凭。

二、王叔和与《伤寒杂病论》

仲景遗论，经王叔和收集整理成书，叔和整理《伤寒杂病论》时未加注疏，这其中原委在医界一直存有争议，故应对王叔和系何处人、何时任太医令及和张仲景之间的关系加以考证。

王叔和的籍贯究竟系何处,据历史资料看,和王叔和同时代的卫汛称"高平王熙"。

唐代甘伯宗在《名医传》中说:"叔和,西晋高平人。"

近年,贾以仁在 1981 年第 1 期《中华医史杂志》上载"王叔和籍贯及任太医令考",我同意其观点,现分叙如下:

王叔和籍贯高平。从历史来看,曹魏及西晋并无高平县的设置,今山西省晋城市东北之高平县,当时为泫氏县。在北魏孝庄帝元子攸永安年间(公元 529 年),在长平西北二十里设高平县,同属建州长平郡。在东汉和曹魏时,有高平国,称山阴郡,属兖州管辖,故城在现今山东鲁西南,微山县西北。从历史的角度看,王叔和当为高平国即今山东微山县人。

王叔和任太医令问题,素有争论。晋代皇甫谧在《针灸甲乙经》序中说:"甘露中,吾病风,加苦聋百日,方治要皆浅近,乃撰集三部,使事类相从,删其浮辞,除其重复,论其精要,至为十二。"由此可见,皇甫谧在甘露年间,就以《素问》《针经》《明堂孔穴针灸治要》为基础,结合自己的经验,删繁就要,分类编辑成《针灸甲乙经》。从两晋的历史看,并无甘露年号,与晋武帝司马炎的泰始元年并存的吴国末帝孙皓设年号是甘露,2 年后改为宝鼎元年。皇甫谧是晋人,显然不是吴人,序中所述甘露应是三国时,魏高贵乡公曹髦的年号,那是公元 256 年,为甘露元年。

《针灸甲乙经》序中记载:"近代太医令王叔和撰次仲景遗论甚精,指事绝用。"表明皇甫谧著《针灸甲乙经》时,王叔和已经当了太医令。由此看来,王叔和当为魏太医令,而不是晋太医令。

王叔和张仲景之间的继承关系又是怎样的呢?据张仲景在《伤寒杂病论》自序中载:"建安纪年以来,尚未十稔……为《伤寒杂病论》十六卷。"说明建安十年后,仲景就开始《伤寒杂病论》的著述,至建安二十五年,曹丕称帝,即公元 220 年,再过 36 年就是魏高贵乡公曹髦作皇帝,为甘露元年。从建安十年(公元 205 年)到甘露元年(公元 256 年)历经 50 余年,在甘露年中,王叔和已当了太医令,撰次仲景的遗论。那个时候,皇甫谧 42 岁,可以推算仲景的老年和王叔和的中年是皇甫谧的少年时代。

东汉时期,书籍的整理大部分仍刻到竹简上,王叔和任太医令向我们提示两个方面的问题:一是任太医令后,时间和经济有保障,文字的加工整理有条件,撰集《伤寒杂病论》的理想能得以实现;二是说明任太医令提示医术是高明的。当时的名师有两个,一是华佗,一是张仲景,那时华佗已死,只有张仲景,名师出高徒,王叔和的医术当从师于张仲景。另据皇甫谧在《针灸甲乙经》序中说："近代太医令,撰次仲景遗论甚精"来看,叔和非仲景弟子而不能撰写其遗论,只有关系密切的师徒之间,才能得其真传,而具有高超技术,搜其遗论,而为其师著述。这其中道理推断可知,仲景《伤寒杂病论》的十六卷手稿是由太医令王叔和整理后才成书发行,流传后世。没有王叔和,就没有今天的《伤寒论》。就此而论,王叔和的历史功绩不可磨灭。

三、从汉至宋《伤寒杂病论》版本的流传

《伤寒杂病论》是中医的经典著作,是经方学派的中坚,知道它的历史源流,研究张仲景的学术就很客观,不然就会有"离经叛道"之嫌。

《伤寒杂病论》成书问世,大约在公元250年,即三国魏曹丕称帝以后。张仲景何时逝世,已无以考据。张仲景在建安十年开始发奋研究医学,而后著述《伤寒杂病论》十六卷,先后经历了东汉末年建安年间到三国的时代。从王叔和撰次整理以后,又经两晋,南北朝、隋、唐、五代十国,到宋仁宗时期。由于朝代的更替和战乱的破坏,《伤寒杂病论》几经显晦,根据有关史料记载大致是这样的。

《伤寒杂病论》经王叔和撰次后,到公元316年,匈奴大将刘曜带兵攻入长安,烧杀抢掠,"那时,晋元帝司马睿南迁,文人随往,文献已残缺不全,到南北朝时,《伤寒论》由十六卷散失为十卷。

公元554年,西魏宇文泰使于瑾率兵5万,于555年攻破江陵。梁元帝以为读书万卷,仍不免于亡国,将所聚古书14万卷一起焚毁。当时贵重之书多系皇室贵戚收藏,《伤寒论》是否同时被焚,尚无考据,但在《隋志》记载:"伤寒论十卷亡。"

由隋代至唐代,孙思邈在早年并未见到《伤寒论》,在著《备急千金要方》时,亦未见到《伤寒论》。孙思邈年寿很高,医术卓著,威望很大,魏征则尊其为师,唐太宗几次赐官而不就。在孙思邈晚年访江南时,著《千金翼方》,从江南医生的口授、背诵而得到《伤寒论》的条文和方剂。故有"江南诸师,秘仲景要方不传"之说。事实上,江南诸师对孙思邈还是传诵了仲景之方的,只是由于心记口述,零乱无章,《千金翼方》:"旧法方证,意义幽隐,乃令近智所迷,览之者,造次难悟……今以方证同条,比类相附,须有检讨,仓卒易知,方虽是旧,弘之惟新。"孙思邈对收集到的杂乱无章的条文怎样整理呢,就采取了方证同条,容易检讨的办法,所以采用了桂枝汤第一、麻黄汤第二、葛根汤第三、柴胡汤第四、气汤第五、陷胸汤第六等,根据汤头排列起来。以至后世,徐灵胎按汤头编成十二类,以释《伤寒论》,是秉承孙思邈之法。按汤头排列《伤寒论》者,首推

孙思邈。这种归类记述方法，指导了唐代的医疗实践。孙思邈逝世于公元 682年，在其后的 400 余年间，无《伤寒论》原本出现的记载。

北宋景佑二年（公元 1035 年），宋仁宗下令由儒臣校正医书，当时由高保衡、孙奇、林亿整理历代医籍。将当时流行的版本，广泛收集，校定张仲景《伤寒论》十卷。这就是我们现存最早的宋本《伤寒论》，现在的研究就以此为重点，宋本《伤寒论》有以下几个特点：

（一）实事求是的校正整理态度

从历史的角度看，林亿等人的治学态度是端正的。在《伤寒论》的方剂中，以五苓散为例就可以看出。《伤寒论》第 71 条："捣为散……如法将息"，第 156条"忍之，一日乃愈"，第 386 条"为散，更治之"。同一五苓散，一书中有数种不同记载，说明当时林亿等人整理历史医籍，征集到不同版本，为尊重现实起见，原样录之而不改样。这是实事求是的做法。再如大柴胡汤证，第 103 条"与大柴胡汤，下之则愈"，以此推断应有大黄二两，但原方无大黄，故不加，只在后文注明："一方加大黄二两，若不加，恐不为大柴胡汤。"明显遗漏而不妄加。从五苓散方保留四种版本的原貌，对历史资料不加以更动，可见林亿整理历史资料的态度是严肃的，是尊重历史事实的，值得借鉴。

（二）两种观点与两种文体

由于宋以前数百年间无《伤寒论》原本，许多条文散乱民间，师传口授，掺进了《伤寒论》以外的内容和观点，给研究《伤寒论》者带来了不少困难。在《伤寒论》中有两种学说，两种观点并存的现象，在研究《伤寒论》时，应保留这两种观点和文体，尊重文献的原貌。

这两种观点，一是经络观点，一是辨证观点。原文第 8 条："太阳病，头痛至七日以上自愈者，以行其经尽故也，若欲作再经者，针足阳明，使经不传则愈。"本条是主张经络学说的代表条文，宣传按日传经的观点。原文第 5 条："伤寒二三日，阳明、少阳证不见者，为不传也。"这是辨证观点的代表条文。必须出现阳明少阳证才算传，证不见为不传。研究《伤寒论》的各医家，根据两种学说形成了两个学派，争论不休，相持不下。

两种文体，一是问答体，一是论说体。伤寒论第 179 条："问曰：病有太阳阳明，有正阳阳明，有少阳阳明，何谓也？答曰：太阳阳明者，脾约是也；正阳阳明者，胃家实是也；少阳阳明者，发汗利小便已，胃中燥烦实，大便难是也。"这是问答体的代表条文。我们所见到的《黄帝内经》《难经》等都是问答体的代表著作。《伤寒论》中，问答体仅有 10 条，其他都是论说体，张仲景的文体应是论说体，著书名《伤寒论》，论者，论说也，自然用论说的体裁写出。据此也可以区分《伤寒论》原文的真伪。

语言和文字是反映、表达客观现实，对客观事物的陈述表达，文字是工具。如同过河的桥和船。历史的东西，语言是无法借用的，历史上今天能知道的东西，只能从文字上认识、分析。《伤寒论》一书的不同文体和不同观点，从文字上可以看出它的变易过程。

（三）《伤寒论》的论说精练

《伤寒论》的论说文体和汉代的文章有着密切的联系和影响，我们重点探讨《伤寒论》的"论"，以便从仲景的著述中得到启发。

《文心雕龙》是中国文学史上的一代文宗，千古典范。《文心雕龙·论说》载："论也者，弥论群言，而精研一理者也……原夫论之为体，所以辨证然否。穷于有数，追于无形，钻坚求通，钩深取极，乃百虑之荃蹄，万事之权衡也。故其义贵圆通，辞忌枝碎，必使心与理合，弥缝莫见其隙；辞共心密，敌人不知所乘，斯其要也。"这段论说讲出了"论"的内容和真谛。"弥论"乃联系结合之意，"群言"系各家学说，精研一理，乃通过研究各家学说，去粗取精，去伪存真，形成一个系统。仲景在其《原序》中言其"撰用《素问》《九卷》《八十一难》《阴阳大论》《胎胪药录》并《平脉辨证》"，熟悉各书内容，此谓之弥论群言；取其精华，著成《伤寒论》，则谓精研一理。通过学习，将丰富的感性材料去粗取精，去伪存真，由此及彼，由表及里，反复多次的整理、改造、找出规律，悟透其中的道理，提出自己独特的见解。仲景将这种见解以论说的形式著成书，故名《伤寒论》。

"论"就是要说出一个道理，对每个学术的评论然否，都要经过思维来判断。同空间同时间不能并存二理，哪个对，哪个不对，要有自己的主见才能构成自己的学术思想。蝴蝶采百花而不知其然，兼收并蓄，而无所事事；蜜蜂采百花而吸取其精华，酿成蜜汁。同样采百花，结果则不同。和仲景同一时代的医家，研读医籍，仲景则著成《伤寒论》，倡导六病，而他人则做不到，终生无自己的见解，无益后人。

"原夫论之为体，所以辨证然否"，论是学说的高度抽象，而学说是古往今来人类智慧的积累，学说是随着科学的进步向前发展的，永远以先进代替落后。辨证然否是每个学者应持有的态度。

"穷于有数，究于无形"，数是构成宇宙最小单位和最大复合，是由量变到质变的基础，大无不包，小而不遗。《易经》有参天两地而倚数，人与天地为叁，与地为两，叁两都是复数，加起来是伍，伍的复数是六、七、八、九、十，是河图数，也是洛书数。数是感性数，进一步追究无形之理，便成理性数了，然而从感性数的推衍到理性数的形成，这一过程中，要有一段论理的探求。

"钻坚求通，钩深取极"，由不知到知，由浅到深，要经过一段逐步认识和推理的深化过程。毛泽东说："感觉到了的东西，我们不能立刻理解它，只有理解了的东西，才更深刻地感觉它。感觉只解决现象问题，理论才解决本质问题。"所以任何知识都有一个逐步深化的认识过程，才能由感性认识上升到理性认识。

"百虑之筌蹄，万事之权衡"。《庄子·外物》载："筌者所以在鱼，得鱼而忘筌，蹄者所以在兔，得兔而忘蹄。"筌蹄与权衡，都是达到的目的工具，也就是手段和方法。捕鱼、捉兔和衡物，都是要通过工具，才能获得。同样，在学说上获得一个真理，或是彻底解决一个问题，都需要一种理论作桥梁。

"义贵圆通，辞忌枝碎"。圆通是核心，枝碎是枝叶，义是正文、是主题、是重点，枝碎是正文、主题、重点以外的东西。《矛盾论》中说："任何过程如果有多数矛盾存在的话，其中必有一种是主要的，起着领导的、决定的作用，其他则处于次要和服从的地位……万千的学问家和实行家，不懂得这种方法，结果如坠烟海，找不到中心，也就找不到解决矛盾的方法。"论说要有一个主题，克服不必要的言辞，使整个论说始终贯穿着一条主线。

"必使心与理合，弥缝莫见其隙"，心就是思维，理就是定理，只有思维符合定理，和客观规律相一致，在实践面前就会天衣无缝。列宁曾说："从生动的直观到抽象的思维，并从抽象的思维到实践，这是认识真理，认识客观实在的辨证途径。"

"辞共心密，敌人不知所乘，斯其要也"，文为心声，如果词不达意，这就是文的缺陷。医学同样需要用文辞来表达实践成果。选题要准确，言词要精练，你若将论文说得好，就可以使敌对的论文无隙可乘，立于不败之地。以上所述都是论文的主要方面。现举《伤寒论》原文为例，观其辨证然否。原文第 29 条"伤寒脉浮，自汗出，小便数，心烦，微恶寒，脚挛急，反与桂枝欲攻其表，此误也；得之便厥，咽中干，烦躁，吐逆者，作甘草干姜汤与之，以复其阳，若厥愈足温者，更作芍药甘草汤与之，其脚即伸。若胃气不和，谵语者，少与调胃承气汤；若发汗，复加烧针者，四逆汤主之"。本文首先指出"伤寒，脉浮，自汗出，小便数，心烦，微恶寒，脚挛急"不是桂枝证，如用桂枝汤欲攻其表，则是错误的。究系何证未讲，做了伏笔，接着将误用桂枝汤出现的"得之便厥，咽干，烦躁，吐逆"变证列出，并指明作甘草干姜汤与之以纠正误用桂枝汤引起的变化，达到以复其阳的目的，必须明白应用甘草干姜汤只是纠正了误用桂枝汤的变证，原证呢？仍然存在。是什么证呢？原文接着讲："若厥愈足温者，更作芍药甘草汤与之，其脚即伸"。此处作了前面的补笔，说明原来得的是芍药甘草汤证，上面出现的许多症状是反与桂枝汤，欲攻其表造成，脚挛急根本没有得到治疗。原文接着叙述应用甘草干姜汤使胃阳得以恢复之后,因其汤性热,有伤阴之弊,怎么办呢?"若胃气不和,谵语者,少与调胃承气汤,"以泄热出里,调和胃气,使机体向愈。最后重申:"若重发汗,复加烧针者,四逆汤主之。"指出,如不接受误用桂枝汤的教训,若重发汗,复加烧针,会出现更严重的亡阳变证,必须用四逆汤救治。甘草干姜汤是四逆汤的基础,四逆汤只增加一味附子,以复全身之阳。值得注意的是,此处舍去用重发汗,复加烧针引起的变证。大家知道《伤寒论》以方剂所治主证来命名,四逆汤治四逆是书中唯一用所治之证命名方剂的,所以条文随即补笔。最终以"四逆汤主之"结束,作了证方双全的补笔文。

从《伤寒论》原文中可以看出仲景治学严谨和论说详尽备至,可见其言辞精练,前后衔接,显隐互见,攻补并用,言简而意赅,深入而浅出,辨证清晰,主题分明,使我们看到了中医学遗产的精华。

第四节
《伤寒杂病论》评释简述

中医学有一个核心的著作,这个核心就是《伤寒论》,哪家学说都不能充当核心著作而立于中医之林。历代注释《伤寒论》者达 400 余家之多,是其他古典医籍无与伦比的。林亿等人用 16 年的时间,完成了《伤寒论》的编辑,从五苓散的条文可以推断,当时编辑整理过程中,有四种版本的《伤寒论》,在宋本《伤寒论》完成后,历经 950 余年,由于看法不同,产生了各种不同的评释,显示出对《伤寒论》的重视程度。下面谈一谈对《伤寒论》有代表性的评述及认识,以利于我们对《伤寒论》一书的学习。

一、对张仲景与《伤寒论》的评述

历代医家对《伤寒论》的评释不胜枚举,褒贬之词数多,略列数条以供鉴识:

南宋严器之《注解伤寒论》序"伤寒论十卷,其言精而奥,其法简而详,非寡闻浅见所能赜究。"

元代赵嗣真说:"仲景之书,一字不同,则治法霄壤,读之者不可于片言只字,以求其意欤。"

明代吕复说:"大纲大要,无越乎汗、吐、下、温四法而已,盖一证一药,万选万中,千载之下,若合符节,前修指为群方之祖,信矣。"(《伤寒十释》)

清代吴仪洛说:"仲景书,一语可当千百言,每令人阐发不尽,读者须沉潜反复，必于言外透出神髓，斯为读仲景书耳。"

张璐说："使无叔和之集，则伤寒书同于杂病之不传矣。"

魏荔彤说："叔和《伤寒论》序例，成氏注之，方氏删之，喻氏驳之，程氏嬉笑，且怒骂之，以为僭滥，以为悖谬，余平心静气论之，其意亦唯大舜，特欲推广《伤寒论》于伤寒之外耳。"

徐大椿说："此书乃叔和所搜集，而世人辄加辨驳，以为原本不如此，抑思苟无叔和，安有此书?"

姚际恒说："《伤寒论》，汉张仲景撰，晋王叔和集，此书本为医家经方之祖，然驳杂不伦，往往难辨，读者苦不得其旨要。"

宋代成无己说："仲景《伤寒论》，显于世而不坠于地者，叔和之力也。"

宋代林亿等在宋刻《伤寒论》序中说："所著论，其言精而奥，其法简而详，非浅闻寡见者所能及，自仲景于今八百年，惟王叔和能学之。"

二、对《伤寒论》的注释要略

"横看成岭侧成峰，远近高低各不同"。历代医家对《伤寒论》有着不同的见解，各持己见，众说纷纭。《伤寒论》犹如一所房子，以东、西、南、北四个不同角度看，得到的结果就不同，这是正常的现象。

王叔和撰次仲景术最精。根据有关史料推测，公元 255 年前后张仲景应为老年，王叔和应为中年，皇甫谧应为少年。另据有关资料提示，王熙乃王粲之弟，和仲景同在刘表处，叔和是仲景的弟子。如果不是张仲景的高足弟子，遗稿怎会到叔和之手? 不是仲景弟子，如何在中年具有高超技艺而当上太医令呢? 可见当时仲景、叔和应在一起。只是从王叔和到孙思邈的四百多年间无据可考。孙思邈下江南从口授面传而记述《伤寒论》，有的把师传内容加了进去，传记下来，致使后来《伤寒论》的版本上存在两种学说和两种文体，导致后世医家对王叔和多有非议。实际上无叔和则仲景《伤寒论》不传，叔和的学术思想就是按着仲景辨证论治的精神进行的。他在《伤寒论》中说："今搜集仲景旧论，录其证候、诊脉、声色，对病真方有神验者，拟防也，急也。"

对《伤寒论》的注解，第一家就是成无己。北宋亡后，宋高宗赵构迁都临安，北方沦陷为金，成无己是山东聊城人，故有成无己为金人之说。成无己本着"注不破经"的原则，注解的最为合体。在《伤寒论注十卷》医例列传中说："成无己家世儒医，撰述伤寒，义皆前人未经到者，分形析证，若同而异者明之，似是而非者辨之。"王肯堂在《伤寒准绳》中说："解释仲景书者，惟成无己最为详明，虽随文顺释自相矛盾者时或有之，占白璧微瑕，固无损于连城也。"

南宋各医家,注解《伤寒论》不按文字解,提出自己的看法。朱肱首次用六经注解《伤寒论》,称《伤寒论》六病就是足三阳、三阴六条经络,并说:"治伤寒先须识经络,不识经络如触途冥行,不知邪气之所在,往往病在太阳,反攻少阴,证是厥阴,乃和少阳,寒邪未徐、真气受毙。"自朱肱始,各医家以六经释《伤寒论》蜂起,酿成千年大错。

庞安常以病因释六经,说:"其病本因冬时中寒,随时有变病亡形态耳,故大医通谓之伤寒耳。"

许叔微以八纲论六经,说"伤寒六经者,阴阳、表里、寒热、虚实之代名词也。"

李时珍以脏腑释六经,说:"麻黄汤虽太阳发汗重剂,实为发散肺经火郁之药也;桂枝汤虽太阳解肌轻剂,实为理脾救肺之药也。"

张志聪以气化论六经,说:"学者当于大论中,五运六气求之,伤寒大义思过半矣。"

钱璜以治法论六经,说:"大约六经证治中,无非是法,无一字一句非法也。"

祝味菊以阶段论六经,将六经分为五个阶段来加以论述。

陆渊雷以阶段论六经,把六经的传变分为六个阶段。

柯韵伯以方定证,以证名方,说:"仲景之六经,为百病之法,不专为伤寒一科。"

尤以泾按法类证,以证出方。具体如下:一为正治;二为权变;三为斡旋;四为救逆;五为类证;六为明辨;七为杂治;八为刺法。

陈修园则认为:"是书虽论伤寒,而百病皆在其中,内而脏腑,外而形身,以及气血之生始,经俞之会通,神机之出入,阴阳之变易,六气之循环,五运之生制,上下之交合,水火之相济。寒热虚实,温清补泻,无不悉备,且疾病千端,治法万变,统于六经之中。即吾道一以贯之之义。"清代陈修园是医界伤寒的大实践家,一生多用伤寒方,始做出上述的论述。他在医疗实践中,无论内、外、妇、儿各科疾病都用到伤寒之方。他从16岁始,终生饱读伤寒,以本标中气图解释《伤寒论》,至今被一些医家推崇。《伤寒论》一书可留一生精读,应沉下心,反复探求,言外透精神,是谓读仲景书人。

三、历代医家关于"经"的解释

宋哲宗元佑年间(公元1088年),进士朱肱,首次用六经解《伤寒论》。人体本十二经,朱肱将手之六经删去,留足六经以作注解,引起了对《伤寒论》注释的混乱。对经解说不一,略作举例,以辨真伪。

汪琥在《伤寒论辨证广注》中说:"大抵人在四时之中,六气所伤,则手足十二经皆受病。"

方中行在《伤寒论条辨》中说:"六经之经与经络之经不同,六经者,犹儒家六经之经。犹言部也……若以六经之经断然直作经络之经看,则不尽道,惑误不可胜言,后世谬讹盖由乎此。"

柯琴在《伤寒论翼》中说:"仲景之六经是经界之经,而非经络之经。""夫仲景之六经,是分六区地面,所该者广。"

鹤冲元逸在《医断》中说:"伤寒论六经,非病在六经也,假以为纪也矣,及其施治也,皆从证而不拘焉。"

腾本廉说:"三阴三阳之目,何谓而设焉?凡病有六等之差,而地位脉证不同也。"

恽铁樵在《伤寒论辑义按》中说:"六经者,就人体所著之症状,为之界说者也。"

概观诸说,皆从六经为病之假称,而不取于经络之意。也由此观之,历代医家对经解说已辨析明论,不可以讹传讹,再误后人。

三部六病学说是我数十年来,研习《伤寒论》的学术观点。其内容不受传统文献的束缚,重点是活跃自己的主观能动思维,做到古为今用。三部六病学说的研究是我要走的路。研究一门学术,思想路线正确与否,是研究课题能否成功的关键。本章就三部六病的思路和理论基础分别加以叙述。

第一节
三部六病学说的提出

早年读医书有《陈修园医书七十种》《伤寒论》浅注和张令韶、张隐庵注解的《伤寒论》。当时,他们注解《伤寒论》应用了一个公式,就是本标中气图。我对以本标中气图为工具论说的《伤寒论》用于临床,感到很困难,寒、热、虚、实均可见于太阳病,难以分清各病的性质,这样一直徘徊了十余年。

1928年中华书局翻译出版的《皇汉医学》一书,使我受益匪浅。从中启发最大的是日本用《伤寒论》方药治病,临证有合病用合方。认识到这一点,回头再读《伤寒论》原文,始发现仲景早就应用桂枝麻黄各半汤于医疗实践,解决了临床治杂病难的问题。汤本求真是日本一位研究《伤寒论》的医学家,他对《伤寒论》的研究颇具独到见解,写出了《皇汉医学》这部名著。故近代文学家章太炎说:"仲景若在,则必曰:我道东矣。"

搞医学要学以致用,学习医学不同于搞历史、考古研究。医学应用于实际,要做到两点:一是准确诊断,二是有效治疗。张仲景就是重视诊断、强调治疗的先驱和典范。历代注释家多坐在书房搞注释,许多理论和实际脱离。本人当时虽读过《伤寒论》,但对四物、八珍诸方面的临床取舍,一直踌躇不定。经历了1928—1933年5年的时间,通过对《伤寒论》方剂的不断应用,路子越走越光明,而后下决心将原学方剂一齐抛弃，忍痛割爱，改用《伤寒论》方剂，开始了一病一方、合病合方的实践阶段。

早年事医，住在长治南门外经坊煤矿，周围40里无医生。时值瘟疫流行，求医者络绎不绝。吾登门医治，昼夜不息。加之当地贫苦，伤寒方价廉，这为我学习实践《伤寒论》提供了极好的机会。历经10余年的实践，方剂越用越多，思路越来越广。逐渐对《伤寒论》方剂有了一个全面的了解，随着《伤寒论》方剂应用与理论的研究三部六病的学术思想也在萌发之中。

1939年到西安行医谋生，后转迁到天水。1940年的天水，是当时各方文学界、医学界人士逃难汇集的地方，各界名流集中于此。在此行医期间，恢复了在长治创办的"友仁医社"，首次讲述三部六病学说。由原山西大学理化系主任张辅轩做记录。根据讲稿整理出张仲景的学术观。

在数十年的医疗实践中，三部六病学说经过了一个逐步健全的过程。如少阳病的主方，开始选用栀子豉汤，但解决不了少阳病的胸满，必须加用柴胡，直至后来改用黄芩汤加柴胡才确定了少阳病的主方。还有太阳病的原主方是葛根汤，葛根、麻黄治太阳病无可疑虑，但葛根汤是以桂枝汤为基础的，太阳病是表部实热之证，桂枝阳热，下咽则毙，用桂枝治太阳病效果不理想。1972年将桂枝汤易为麻杏石甘汤作葛根汤的基础，一试成功，疗效大增，创立了太阳病的理想主方。医疗实践给三部六病的主证、主方、主药提供了逐步完善的条件。

中医在学术上还有没过的关，这个关是什么呢？就是现代科学关。学术要经得起实践的检验，理论上符合辩证唯物论，临床上有明确的诊断和确切的疗效，在别人运用重复性好才能说明它的正确性。中医学若要在今日科坛上站稳脚跟，自立于民族之林，为人类造福，必须如此。这是从走过的路上认识到的一个道理。三部六病学说要经过一个长时间的发展完善过程，但已不是大海捞针，并不渺茫，现在我们看到的已是黎明的曙光。

中医学理论体系至今还不够完备。这就要求我们必须刻苦读书，认真实践，经过探讨逐步摸索出一整套带规律性的东西来，以便古为今用，承先启后，推陈出新。三部六病学说是我读《伤寒论》逐渐总结出的一个带规律性的体会。现在还不足以形成体系，但可给后人提供学习的思路。中医学的理论水平不能停留在原始阶段，既要继承古人，又要有所创造。只有有所创新，才能有所前进。医学要为群众服务，就需要和群众有共同的语言。在每天的门诊中，患者常常自己就说出："胃溃疡""扁桃体炎""痢疾"等许多诊断性的病名。陆渊雷曾说："老百姓已经用了现代的病名"。诸如此类的病名和诊断结果，古书上没有记载，这就迫使广大中医去学习、去创造。面对现实和浩如烟海的古典医籍，要求我们创立一个古今兼备的理论,来和现代患者的要求统一起来,建立共同的语言。

医学怎样创新?应将中外知识进行融合,创造具有民族形式、民族风格的艺术,这就是我们开创祖国新医学的道路,我们必须向这个方面去努力。不然的话,用原来的理论去解释、解决患者提出的许多新问题,你就会无法应付,甚至束手无策。

三部六病学说就是从既符合现代医学科学理论,又符合中医学传统的哲学理论的愿望出发,创造具有民族形式和民族风格的理论体系。举一患者为例,帮助理解三部六病学说的路线。患者是一位高中生,自诉腹满,检查肝脾大平脐,数月之内进出省城各大医院,均未做出明确诊断,既不是肝炎、肝硬化,也不是班替综合征,又未患过疟症,诊断不明,治疗无法,身体日趋衰弱,被迫休学。1983年11月登门求医,切脉时则见涩脉,涩脉者,脉象大小不等,快慢不等,有力无力不等也。据此推理判断,涩脉的产生是右心房的窦房结,因中间受交感神经支配,两旁受迷走神经支配,由于自主神经的功能紊乱,影响了交感神经和迷走神经的功能,使窦房结的起搏节律发生改变,导致心脏排血功能的改变,引起血液循环的一系列变化。此种病证摸脉能评出,心电图则测不到。要知道,人体含血5L左右,1分钟在体内循环一周,心脏每天要射出5吨左右的血液。体内血液参加循环的约占70%,有30%的血液不参加循环,贮藏于肝脾之中,故有肝藏血之称。肝藏血、脾统血。在出现涩脉时则提示右心回血不足,血贮于肝、脾二脏,淤血逐步增多,肝脾则逐渐增大,这既是假设性的推理,又是肯定性的诊断。令其服用调心汤120剂,以协调整体,提高心脏功能,进而活血化瘀,疏通脉道,改善循环,服至80剂肝脏恢复正常,脾在左肋下1cm,吃至100剂,加用一料复健散,应期而愈。疗效是检验辨证施治的尺度,在运用现代医学的基础上,根据中医的辨证施治,以此立法用药,就能征服许多疑难病证。如何发挥中西医之所长,将现代医学从哲学的角度去研究,创造一个新的具有中华民族特色的理论体系,是一个值得深思的问题。

第二节
中医学的整体观

中医学发展至今,统一的中医理论体系还未确立。没有正确的理论作指导,实践就带有盲目性。一位中医学者,应当既是实践者,又是理论家,应该具备一整套理论。否则中医的医疗实践就带有一定程度的随意性。中医的辨证核心就是整体观念,整体观是一个抽象的概念名词,其内容是什么应当清楚。

纵观医学,一是哲学医,一是科学医。西医是用科学方法研究而逐步形成,中医是用哲学分析综合推理判断的方法研究人体的。综合分析性越大,科学性就越强。两者是平等的?还是有主次呢?首先要知道,对一个整体要做科学实验,须通过三个阶段:一是把活的物体变成死的,二是把动的变成静的,三是把变化的变成非变化的。从此可想而知,得到的实验结果和运动着的活体相比,就有距离,其中只有70%的正确性。恩格斯在《自然辩证法》中指出:"不管自然科学家采取什么样的态度,他们还得受哲学的支配,问题只在于他们是愿意受某种坏的时髦哲学的支配,还是愿意受一种建立在通晓思维的历史和成就的基础上的理论思维的支配。"所以说,一个活生生的机体不能用微观和实验来最终解决其理论问题。对立统一规律是宇宙间的基本规律,也是一切事物的根本法则。中医理论运用阴阳二性阐述疾病的本质,运用八纲辨证是符合哲学的。它具有数千年的实践,经过动态的观察和综合分析以辨证施治。所以,哲学医和科学医是不平等的,从哲学的角度看,中医学的辨证施治是领先的。

再看现代医学在工具上的弱点。药物是医者用来战胜疾病的武器,亦是临床随手应用的工具。经某年统计,美国淘汰西药350种,我国淘汰127种,剩下的药物就是好的吗?当然不是。如红霉素,在美国经试验,100个应用红霉素的患者中就有52人得黄疸,其中42人为隐性黄疸,可见其对肝脏损害之大。另外,激素有六个方面的缺点:一是压制抗体;二是溶解淋巴细胞;三是抑制纤溶细胞;四是抑制溶菌素;五是抑制干扰素;六是引起菌群失调。诸如青霉素的过敏反应,链霉素对听神经的损害,以及众多药物对肝肾的损害等副作用,真是不胜枚举。"医的眼前疮,剜却心头肉。"随着时代的发展,人类认识的提高,许多药物将陆续淘汰,这是无可否认的事实。无怪乎国外一些医学家预言,今后20年内草药将占统治地位。中药应用的大部分为植物药,每味药中有多种成分,一个方剂由多味药物有机的结合,具有综合治疗的作用。致病原只能对某一种药物产生抗药性,对成分复杂的汤剂则无法产生抗药性,中药的抗药性和耐药性是微乎其微的。并按寒、热、温、凉划分药性,根据整体状况,对证治疗。

现代医学主张搞动物实验,虽然是很科学的,但终不如活着的人体反映更准确切实。如马钱子,人未至中毒量,而狗食之立死,巴豆人食到中毒致死量时,按比例给老鼠食之则肥。人与动物各具有特异性,人的生理功能绝不是动物的生理功能,只能从中得到启示。中医学经过两千余年的人体具体实践,其科学性是毋庸置疑的。研究中医理论推动中医学发展势在必行,必须认真研究中医学的整体观,发展中华民族的医术,使中医学走在世界各国的前头。

一、整体的概念

辩证法认为,机体在自然界中是一个具有无穷无尽联系的结合体,也是一个纵横交错、多层次、有本质和现象、局部与整体、内容与形式等网络式的客体,其中每一部分都与整体密切相关,不能分割。正如黑格尔所说:"割下来的手,就失去了它的独立存在,就不像原来在身体上的那样,它的灵活性、运动形态、颜色都改变,而且它就腐烂起来,它的整体存在,只有作为机体的一部分,手才获得它的地位。"恩格斯在批评形而上学时指出:"无论骨、血、软骨、肌肉、纤维质等等机械的组合或是各种元素的化学组合,都不能造成一个动物。"运用哲学道理来论证问题、辨别是非是有力量的。

列宁说:"身体的各部分,只有在其联系中才是它们本来的那样,脱离了身体的手,只是名誉上的手,机体只有联系在一起,才具有活生生的意义。"整体是由部分构成,但它不是各个部分机械的综合。因为整体是由相互联系着的各个部分按着一定的结构形成的。它一旦形成,就产生了整体的性质。而整体的特性体现了质的飞跃,绝非组成它各个部分的特性的相加,这种性质就是整体性。由于整体性的存在,使机体的一切活动在到高度意识的指挥下,受中枢神经系统支配调节。支配调节受阻,局部就会发生病变,反之,任何局部发生病变同样影响整体的功能。

张颖清在论述《生物全息论》时,经过动植物的实验证实,认为"每个独立的部分都是整体成比例的缩小"。每个局部和整体取得联系,都有整体的性质在其内部存在,但都有其特定的条件。多年的医疗实践也证实了这个道理。即每个局部都服从整体,只有整体的协调,才有局部的改善。以此为依据,我在临床上创立的许多方剂,均系协调方。都是以小柴胡汤作调整整体的基础,在此基础上突出局部治疗,构成许多有良好疗效的方剂。

在整体与局部的关系中,局部固然不能脱离整体而独立存在,而整体的特性绝不是各个部分性质的简单相加,人体的整体性联络各个局部,使机体得到有机的联系和统一。局部是整体的依托,整体的概念必须包括局部。但是,如果按整体概念包括部分来理解整体,整体就会解离。黑格尔说:"全体的概念必定包含部分,但如果按照全体的概念所包含的部分来理解全体,将全体分裂为许多部分,则全体就会停止其为全体。"(《小逻辑》)。局部贯穿着整体性,构成整体性的所属当然,整体与局部的区分也是相对的,在一定的条件下可以互相影响。整体中每一部分的变化都可引起由量到质的变化。如破伤风、毒蛇咬伤都是由局部到整体的变化,从流感的周身不适、高热,到关节酸痛,是由整体到局部的变化。恩格斯就曾指出:"关于自然界所有过程都处于一个系统联系中,推动科学从个别部分和整体上到处去证明这种系统的联系。"在中医学的辨证施治过程中,根据从局部到整体的有机联系,给予处方用药,这就是我们的整体观念。

二、构成机体的各要素及其相互关系

人体之所以能够生存、生长、繁殖,是因为有维持整体生活的内部各因素的密切联系,这些重要因素之间相互制约、相互依存,共同维持机体新陈代谢和动态平衡。其表现形式有以下八个方面:

1. 机体的组织性 由于机体内部受到各种理化因素和酶的影响,在体内进行着复杂的分解和化合的变化。由复杂的有机化合物分解为较简单的物质被人体利用,并放出能量,这个过程称异化过程。由简单的分子形成复杂的化合物,这个过程称同化过程。同化和异化维持着人体的生理活动,这些都是通过机体的组织性实现的。生命只有在同化作用和异化作用两种过程经常不断地、相互联系的情况下,才能得以生存,这种组织性一旦打破,机体就会死亡。

2. 机体的层次性 机体的层次有系统、器官、组织、细胞、分子、原子、量子。在机体内不同形态的细胞,构成不同的组织,不同的组织形成不同功能的器官,几个形状不同的器官组成一个系统,数种系统综合起来才是一个完整的机体。这些层次结构中间都有它们的规律性和法则性,每个层次之间都在互相区别、互相联系中存在。

3. 机体的结构的功能性 对机体结构的功能性过去一直存在着模糊认识。美国普里戈金通过研究给结构的功能性下了定义,即"耗散结构",得出"负熵正常的,正熵是异常的"结论。熵是一个科学名词,是物质系统状态量度出现的程度。物质的系统都出现一个量度,如大小、硬度、结合形式等,都是物质的量度。机体的结构必须耗散,消耗能量是正常的,如不消耗能量就会出现正熵,表示异常。对于人体来讲,就会出现病变。能量的正常消耗形成负熵,出现功能作用,这就是通过科学实验得出的结论。

4. 机体的稳态性 即平衡性。法国医学家伯尔纳说:"所有生命机制尽管多种多样,但是只有一个目的,就是保持内环境的稳定。"恩格斯亦说:"在活的机体中我们看到一切最小的部分和较大的器官的继续不断的运动,这种运动在正常生活时期是以整个机体的持续平衡为其结果。"平衡论就是稳定性,机体必须保持动态的平衡,才能维持正常的生存。否则就会出现病变,一切治疗的目的实际上都在于维持机体的平衡。

5. **机体的有序性** 机体的组织功能是在相互制约、相互促进的基础上井然有序地向前发展。这是机体的一个特性。虽然组成机体组织的细胞分子不同，但都是有次序的运动。在功能上，心脏的收缩与舒张、肺脏的呼吸、胃肠的蠕动，都是有节律地进行。

6. **机体的机械性** 机体的骨骼、肌肉、血管、神经和内脏组织器官都有其固定的位置和特有的性质、功能和构造，不可更动和改变。这给于临床上根据证候出现的部位，表现的形式而诊断疾病带来了有利的条件，并为现代医学的外科手术提供了重要条件。如无机械的固定存在，外科手术就无所实施。

7. **机体的能动性** 毛泽东说："我们承认总的历史发展中是物质的东西决定着精神的东西，是社会的存在决定社会的意识；但是同时又承认精神的东西的反作用。"这个反作用就是主观能动性，许多疾病的发展预后和人的主观能动性密切相关，许多患癌症、心脏病、肺空洞的患者，根据医学断定为"不治之症"，由于患者发挥主观能动性，配合正确治疗，最后终于战胜病魔，恢复健康。巴甫洛夫就曾做过这方面的探讨。一次一位自认是"癌症"的患者请巴甫洛夫医治，手术探查根本无癌肿，就用一块狗肉充癌肿，告其癌肿切除，患者疑证全消，安然无恙。时隔6年之后，该患者又请巴甫洛夫治感冒，一位护士私下窃语说："这就是6年前的假癌证患者……"被患者听到后记在心中，疑虑不解，40天竟死去。后来，巴甫洛夫把医务人员不许向患者私报病情做为一条院规固定下来。由此可见，主观因素致病的严重性。主观能动性和病情的转化机制值得研究。

8. **机体的天人合一性** 人不是一个独立存在体，而和自然界有着密切联系的整体，《素问·气交变大论》说"善言天者，必应于人"，《伤寒论》亦有"日晡所发潮热"的记载。下午的申酉二时，叫"日晡"。传染病流行，多在下午发烧，此种情况，过去更是多见。根据天文学家的测定证实，申酉二时时，太阳释放的电能明显增高，这亦可谓天人相应。再如，风湿性关节炎天气变化时疼痛加重，病危患者朝轻暮重的现象，都与自然界的变化有联系。《伤寒论》第61条就记述了阴寒证在气候影响下的变化。阴寒证患者大都晚上加重，不安静，不得眠，多于夜间死。在白天有日光照射，增添阳气，故轻。自然界为一大天地，人为一小天地，有病之身在风雨阴晴、昼夜、四季均有感应，故而人与天地参，称为三才。

构成机体的重要因素，互相关联，互相渗透，互相依赖，组成一个有机的整体。那么整体观与气血及三部的整体性又是怎样的一种关系呢？辩证法认为：自然界是由无穷无尽的相互联系和制约的整体及过程组成的结合体，在主体面前处在一个纵横交错的具有多层次结构的主体网络系统之中的客体。

列宁说："人的思想由现象到本质，由所谓初级的本质到二级的本质，这样不断地加深下去，以至无穷"。认识事物及过程应运用不同质的概念和范畴。例如构成人的躯体，露于外部的有眼、耳、鼻、舌、身等，藏于体内的有心、肝、脾、肺、肾等脏器，这些实际都是表达概念的。通过思维，可以抽象出身体各部分，再将其有机地结合起来，抽象为整体，整体与局部在相互连接上反映有以下六个方面：本质与现象反映着客观事物（疾病）和过程的内部联系与外部表现的相互关系；整体与部分反映着事物（疾病）和过程的包含与组合的相互关系；内容与形式反映着事物（疾病）内在要素和外部结构方式的相互关系；原因与结果反映着事物（疾病机体）和过程先后相继互相制约着的普遍联系；必然性和偶然性揭示事物发展过程中的稳定和偏离的趋向；可能性与现实性揭示事物（疾病）在发展过程中实现转化的根据、条件及其结合关系。这些反映都是客观机体最一般的本质，最普遍的矛盾关系的概括和反映及共同特点。

列宁曾拿河流与水滴的关系打比喻，说明整体与局部的概念，他说："概念是运动的各个方面、各个水滴、各个细流等等的总计。"又说："任何比较都不会十全十美。"要科学确定整体与局部在辩证法成对范畴体系中的地位，要在差别中求同一，从繁复中求同类。在我们了解到机体各重要因素及其机体相互之间的关系后，就可以了解到人体的正常生理活动和异常的病理变化，掌握局部，纵观整体，对整体观就有了全面的认识，我们就有了辨证的基础。

三、整体的范畴和统一性

整体的范畴就是三部。三部综合为整体，三部是整体的子系统。表部接触大自然的空气，里部接触从自然界摄取的饮食，半表半里部接触由饮食和空气所产生的气血。饮食的进出、空气的呼吸、气血的运行是构成人体生命的重要环节。人类的生、老、病、死无不与此息息相关，这在后文将详细论述。

我们认为，人体的整体性表现在气血上，通过气血的循行达成机体的统一。气血在辨证上通过阴阳二性的失调，呈现出寒热虚实来。其表现在脉象上见于寸口，在三部中形成六病。我们把气血阴阳、脉象表现都概括于三部六病之中。

我们知道，皮肤、神经、肌肉、骨骼和各组织脏器都有各自固定的位置，有其机械性，是一个有机的支架。气血在体内周而复始的循环，不足一分钟在体内就可循环一周。在机体中，谁也不能给气血划界限。时而在此，时而在彼，此刻是体表之血，彼刻就是胃肠之血。气血运行的部位不同，所表现出的功能则不同。脑得血则思，目得血能视，手得血能握，足得血能行，这就是整体的统一性。机体各部分都是通过气血联系为一个整体的。如果大脑缺血，则可以使人昏厥，三分钟后可以致死。将大脑离体，心脏供血正常则能活七天。故古人曰"心者，君主之官，神明出焉"。所以，我们认为，在人体中，心脏第一而不是大脑第一，因心脏是整体生存的物质基础，思维是气血在大脑反映出的一种功能，故有"神明出焉"。

在日常生活中，空气和饮食是维持人体生命的基本条件。细菌和病毒等可通过空气进入人体，引起疾病，原虫、虫卵和肠道细菌可通过饮食进入人体，引起疾病。表里二部的各种变化通过气血反映出寒、热、虚、实不同的病理变化，在三部中表现出阴阳不同属性的六组证候群，称之"六病"。由于"六病"的发展转化和临床的辨证施治顺逆，人体皆可由此而生，由此而死。

第三节
中医辨证的探讨

辨证论治在中医学领域中占有重要的地位。疾病的脉证纷繁，只有熟练地掌握辨证法则，才能准确地判断疾病的本质，从而采取针锋相对的治疗。辨证论治是历代医家尽毕生精力研究的课题，也是我们今天继承的重要内容，在本章节中就辨证的问题，做一粗浅探讨，以求推动中医学的发展。

一、关于"证"的概念

在讨论"证"的概念之前，首先商讨一下八纲辨证。八纲是指导辨证的核心，八纲辨证是中医辨证的高度概括，因是高度概括，故在唯物辩证法中是合理合法的。八纲辨证运用了一分为二的辨证方法，这是唯物辩证法的核心。商讨的目的就是看八纲辨证在医疗实践中如何应用，在具体应用上有无困难，困难在什么地方，这是需要弄明白的问题。要学以致用，否则就会落空。

在八纲辨证中先谈阴阳。什么叫阴？什么叫阳？在八纲辨证的具体介绍中，不但阴阳没有下定义，在阴阳之间的分界也不清楚。既然叫八纲，就是独立的八个纲目，八个系统方面，它们之间理应平列。张景岳认为，八纲不是平行的，应以阴阳为纲，表里寒热虚实为目。对于八纲之间的关系不能模糊，我们同意张景岳的看法。阳盛则热，阴盛则寒，寒热由阴阳生，故不能平行对待。阴阳如母，寒热如子，划分平行则不妥，如不平行就不能同为其纲。

八纲中的表里，表为阳，是阳的派生，里为阴，是阴的派生，那么表部有无阴证、里部有无阳证呢？表里是指不同的部位，在每一部位上同样是孤阴不生，独阳不长。显然，表里二部都具有阴阳二证，所以说阴阳同样不能概括表里二部。

八纲中的虚实。实为阳，虚为阴，亦讲不通。虚中有虚热、虚寒之分，实中有寒实、实热之别，不能以虚实论阴阳。八纲辨证是中医说理的工具，所以要有清楚的认识。我提出这样的论点和同道商讨，八纲辨证是中医的高度概括，三部六病辨证是中医辨证的具体实践。必须看到，《黄帝内经》的阴阳是广义的阴阳，是哲学的阴阳，《伤寒论》的阴阳是狭义的阴阳，是医学的阴阳。《黄帝内经》《易经》之阴阳，和欧洲一分为二的哲学思想相呼应。自然界中无处不存在阴阳，无处不存在对立统一。《黄帝内经》的阴阳是研究宇宙观的，一阴一阳之谓道，要把《黄帝内经》的阴阳用到医学上，具体来说就有一定的困难。张仲景学习《黄帝内经》，是把《黄帝内经》的阴阳抽出应用于临床，变成《伤寒论》的阴阳。"病有发热恶寒者，发于阳也，无热恶寒者，发于阴也"，指出有热为阳证，无热为阴证，这是阴阳在医学上的高度概括，符合临床的辨证实践。由此而论，张仲景可谓辨证施治的始祖。在哲学上概念越抽象，概括性就越强，在医学上概念越具体，施治的效果就越好。

寒热。张仲景从阴阳中衍生出寒热。在具体辨证上，寒证有三，热证有三，表部一个热，里部一个热，半表半里部一个热。每部的热均与本部实证相合，都有自己的表现形式和具体辨证，通过三部热实的不同特点解决了辨证的问题。在施治中，表热用汗法，里热用下法，半表半里之热则用清法。根据实热部位的不同，采取三种不同的治疗方式，这就是具体辨证、具体治疗的例证。在寒证中，表部、里部、半表半里部各有寒证与本部虚证结合，表现形式亦不同。在施治中，表寒温通血脉，里寒温胃健脾，半表半里之寒则用强心壮阳。通过三部六病的划分，张仲景具体解决了临床阴阳、表里、寒热、虚实的辨证问题。

另外，八纲辨证与三部六病辨证之间，有两个问题需要说明。一是表里两部的问题，恩格斯说："一切差异都在中间阶段融合，一切对立都经过中间环节而互相过渡，辩证法不知道什么是绝对分明和固定不变的界限。"事物的差异在中间融合，其对立在中间过渡，故毛泽东用"斗争性""同一性"做了说明，这就是对立统一规律。一切事物如果单纯只讲对立，不讲统一，就不会存在。脉象上的关部就是寸、尺二部的中间过渡，关部是寸尺部的同一部。没有同一性就没有事物，事物通过互相对立、互相斗争、互相渗透，达到生存的目的。仲景在临床辨证中应用了半表半里部。半表半里部是表里二部的中间过渡，表里二部在半表半里部融合。没有半表半里部，表里二部就不存在。任何独立的事物不通过中间环节，就不成其为对立。通过三部的论说，从哲学的角度解决了医学上的困难，值得深思。二是虚实问题，中医学传统的说法，令人费解，"邪之所凑，其气必虚"，"邪气盛则实，精气夺则虚"。我总觉得这几句话难懂，尤其是在临床难以兑现。"邪之所凑，其气必虚"，虚则补之，难道无实证？凡人得病，抵抗力都下降，这是普遍现象和规律。但是，在医学上讲虚实，是把所出现症状分为虚实，而非一律以虚证论之。"邪气盛则实，精气夺则虚"，这是一个整体的两个方面。邪气盛指病邪，正气夺指机体，邪气盛才能使精气夺，不夺正气则显不出邪气盛。这是论说正气与邪气的关系，而不是邪气盛必然见实证，正气虚必然见虚证。任何邪气进入人体，出现两种反应：一是正气被邪气折服，一是正气与邪气斗争。证的产生，一种是防御功能上的缺陷，使患者致死，一种是机体迫使病邪经过正邪分争后定位。这两种反应，阳性反应叫三阳病，以实热为其表现；阴性反应叫三阴病，以虚寒为其表现。所以说，虚实的病情是正邪相争的变化，而不是邪正开始斗争阶段的形式。"三阳皆实，三阴皆虚"，既分三部，每部各有虚实，而成为六病。从三部六病中找虚实，分毫不差，而且是具体的虚实。所以说三部六病是八纲辨证论治的具体体现，要把八纲辨证应用到医疗实践，必须从三部六病着手。

《黄帝内经》最显著的著述是针灸疗法，它运用十二条经络将全身俞穴做了归纳，每条经络各有寒、热、虚、实之证。以经论治，什么经出现什么证，就取何穴、用何法。经经学说具体地解决了针灸的临床应用问题，但是用汤方则无从着手。经络学说是针灸必须依据的准则，通过数百穴位的感传现象，勾划出十二条经线，把它们联系起来形成完整的针灸理论体系。而仲景通过勤求古训著述了《伤寒杂病论》，在他写的全文中，很难看出以经络学说为基础的线索来。他以"辨证论治"为主，通过药物的吸收和扩散作用，创立了三部六病整体阴阳学说，把汤方的运用全部概括起来，形成一个用汤方辨证论治的理论体系。从以上的两个系统来看，一个是用针灸为治病的手段，一个是用方剂为治疗手段；从辨证的部位来说，一个是以线为主，一个是以面为主，这是截然不同的理论体系，不应混淆。所以"证"是疾病在人体的反映，每个证都有具体的病位、病势、病性，都有它应有的归属。只有这样，我们在衡量各家辨证方法时才有一个准确的尺度。

学说要百家争鸣，只求一个"实"字，它是公诸世界，议论是非的科学问题。研究学问，要去掉形而上学，不要学空洞理论，要有实践价值。学说就是将实践的感性认识上升为理论，这就需要有一定的理论水平和技术水平。真正技术的得来,都要经过艰苦的实践、思索、考察、总结,技术的取得不是短时间的,其路径必须是经过传授和实践而后心领神会。一个医生熟读外科全书,不一定就能登台做手术。所以说,医学不仅是学识,而且是技术。三部六病学说来源于医疗实践,是学识、技术并茂的学术。三部六病的辨证论治对中西医的诊断均无难处,从理论到实践都能解决。在理论上符合辩证法,在临床有确切的疗效,是一个古今医学、中外医学理论和技术相结合的综合学说。

二、关于"证"的机理

"证"是中医论治的依据,究竟什么是证?证有什么特征?其发生机理是什么?应该有一个明确的概念。

疾病是人类在自然界中伴随着宇宙间一切过程发生的。也就是说,证是疾病存在的方式和运动发展的状态,以及这种方式或状态的直接间接的表达,同时也是机体具有实质性改变或功能失调的表现,因而"证"就是疾病本质的反应。但它不是疾病本身,而是表征疾病,并由它所包含的内容为疾病发出的信息通过它的真实记载和描述,人们可以作为当时及后来的借鉴。

"证"的描述作为借鉴,首先应该知道,"证"是疾病物质和能量形态的表象,"证"通过物质能量的表象而存在,不是空洞无物的。例如:寒与热,寒证发冷,热证发烧,都有一个物质基础在起作用。机体的致热物质使血管扩张,功能兴奋,体温升高而出现热的表象。同理寒则使血管收缩,功能抑制,体温下降而表现寒证,也是由致寒物质作基础。根据其表现,在治疗上就采取"寒则热之,热则寒之"的原则。明白这个道理,临床组方用药时,就可以把药物归类。无论哪种热药都具有扩张血管、兴奋功能、升高体温的作用;反之,任何一种寒凉药都具有程度不同的收缩血管、抑制功能、降低体温的作用,这是药理上的共性。不同性质的药物能解决不同质的疾病。所以临床不要为配方缺药而犯愁,临床选药,效价虽有不同,但具有其本质,总能达到一个目的,解决一个共性问题。切记:临证施治是用方而不是用药。在临床处方用药时,同一药证,我们用麻黄,并不反对他人用荆芥、防风,只要药性相类,不求药名一致。但是治疗原则不能变,汗法不可用清法之药,下法不可用汗法之品,否则就会差之毫厘,谬之千里。

结构和功能是一致的。有其结构必有其功能,只是在功能的强弱程度上有区别。眼无自身结构则不能视,耳无自身结构则不能听。同理,方剂都是由多种药物组成的有机结构,无结构则无功能,两者是伴随的。如小柴胡汤的作用不在于 7 味药,而在于它有了特有的结构,才能达到"上焦得通,津液得下,胃气因和,身濈然汗出而解"的疗效。我在医疗实践中体会到,小柴胡汤是协调整体中最好的方剂,以小柴胡汤为基础的方剂具有双向调节的作用。调心汤在临床经过协调整体和对心血管系统的重点治疗,可使高血压下降,低血压上升。证实协调疗法的双向调控作用,这一作用也是祖国医药学的一个特征。现代医学所使用的药物则无此作用。双向调控的重要性就在结构,绝不是凑几味药就是方剂。日本研究柴胡,柴胡含柴胡酮,去滓再煎则其疗效增高。这就进一步说明了处方的调配和煎服法的严格性。

疾病在体内发生急剧变化的证候,称"急变证",太阳病、阳明病等属此类。积于体内多年的慢性病变,时好时坏,多年少变,称"顽固证",慢性气管炎、胆囊炎就属此类。对急变证须及时辨证施治,审时度势,随证用药,2~3剂则愈。对顽固证则须打持久战,临床不变方是针对顽固证而言。顽证不愈,方不可更。如大同市一位患胆石症的患者,初来就诊,定疗程120剂,本人服至80剂时,症状全消,胆囊造影,结石仍原封未动,令其坚持用药120剂,再造影,结石全无。这样的病例在临床屡见不鲜,使我们逐渐认识到,任何一种病变,都有其致病的本质因素决定着疗程的始终,非到该证本质的消除之日,疾病是不会根本治愈的。如同走路,全程10里,走9里也不能到达目的地,甚至差一步也不算到达。治疗疾病疗程与路程同样含有这样的哲理,不过疗程是大致的估计,不够准确,但能指出一般规律性的时间作预定期,使患者建立起治愈疾病的信心,治病有望,以便发挥其主观能动性。三部六病的基础是实践,实践的路子是三定,即定证、定方、定疗程。临床诊断首先定证,然后据证定方,再根据病情定疗程。定疗程是根据多年的经验而预计,虽不确切,但具有参考价值,80%的病例在预计范围。一切事物都有一般性,特殊性,有必然性,偶然性,故疗程的估计是相对而言,其估计不准的原因有二:一是对顽固性疾病的程度测定不准,属水平问题;二是外来干扰,情绪刺激,不遵守禁忌,工作劳累,间断用药等,都可影响到对疗程的估计。所以在定疗程时要考虑到患者的各个方面,定下切合实际的疗程,以减轻患者的重重忧虑,防止四处求医,八方奔波,胸中无数,治无头绪,进而丧失治病信心。

"证"与疾病物质和能量的关系。"证"源于疾病的物质和能量。但不是物质能量本身,往往"证"的获得需要介体,如同过河需要桥,桥就是两岸之间的介体。通过介体才能得出整体之证。《伤寒论》第209条"阳明病、潮热,大便微硬者,可与大承气汤;不硬者,不可与之。若不大便六七日,恐有燥屎,欲知之法,少与小承气汤,汤入腹中,转矢气者,此有燥屎也,乃可攻之;若不转矢气者,此但初头硬,后必溏,不可攻之,攻之必腹满不能食也……"由此,燥屎证的发现是通过介体小承气汤,这种正确"证"的获得过程,就是以"证"测"证"的过程。起初不大便六七日,是"证"的感性认识阶段,通过服小承气汤这个介体,而出现转矢气,确知腹中有燥屎,或初硬后溏,以是否转矢气来决定大承气汤的用否,通过小承气汤的介体就对大承气汤的"证"由感性认识上升到理性认识,才算完成了"证"的认识过程。

"证"的获得是通过感觉器官。但是由于人类感觉器官观察的范围有限,所以单凭直觉获得的"证"也有限。西方医学工业革命后扩大了辨证能力,为辨证创造了条件。如听诊器、体温计、血压计、显微镜、X线机、心电图机等。这些无疑比人类的视觉辨证范围要扩大的多。中医学要采用先进的辅助诊断工具,扩大辨证论治的视野。列宁曾说,通过直接观察、通过思维和实践是认识真理和认识世界的途径。中医的理论应当是先进的,辅助的医疗工具也应当是先进的。中国能够把火车、飞机、轮船引进,为什么中医学就不能把西医的先进医疗工具用到中医的实践中来呢?要洋为中用,必须克服保守观念,要吸收各方面的精华,来发展中医学。例如"溃疡病"这个病名在中医书上找不到,对溃疡病的诊断开始用胃肠造影拍片,目前用内窥镜检查,由间接发展至直接观察,从检查的角度看是先进的,对"证"的认识是确切的,中医应该吸取。如果对"证"的获得不能扩大,就会对某些疾病的认识不足,治疗就不会全面。

三、关于具体辨证

临床治疗疾病,首先对病邪要进行细致的分析,机体受到哪些致病因素的干扰,出现哪些相应的病理变化,采取何种治法,这就是中医辨证论治的基本内容。在运用《黄帝内经》作为理论基础指导治病的时代,主要的治疗措施是针灸。《灵枢》重点论述了经络学说,以适应针灸在临床的辨证论治。运用汤方进行辨证施治,始于仲景。在此之前,在古籍中虽有汤方的出现,但叙述不详。张仲景在《伤寒论》中奠定了运用汤方辨证施治的基础,形成了理、法、方、药俱全的一整套医疗体系。

《伤寒论》第16条载"观其脉证,知犯何逆,随证治之",概述了仲景辨证施治内容。其言词虽然简短,但在临床却要经过一个复杂思维的过程,通过抽象的思维,从证候想到理论,从理论考虑到实践,需要反复多次的验证才能完成。不仅要观察一种脉证,还要观察多种脉证,从各种不同的病证中找出它们的个性和本质。这是一个综合分析的辨证过程。

根据《伤寒论》的观点,在辨证上首先注意观察表证、里证、半表半里证。认识三个部位上的证候,这是辨证施治的第一步。部证不是独立的证候群,在每一部上都具有阴阳二性的反应,表现阳性反应的为三阳证,表现阴性反应的叫三阴证。这样根据不同证候的表现形式,在三个不同的部位上,依据截然不同的两种病性,划分出六种证候群,这就是六病的"病证"。在病证中,联想到一个大的证候群中有不同的反应,找出其个性,这就是"汤证",隶属在每个病证之下。这样,在辨证时,从整体分出部证,由部证划出病证,由病证列出汤证,构成了一个完整的辨证论治系统。对临证各式各样的证候根据不同属性划分出部证、病证、汤证,使临证所用方剂各归其类,这样一来,病位分明,病性明确,施治有方,具体疾病,具体治疗,有条不紊,纲举目张,这是思维所必需的过程。不同病位的部证、不同性质的病证、不同个性的汤证,三者明确,辨证施治才能准确无误,否则就会贻误病情。

在辨证时观其脉证,要知道证有阴极似阳,阳极似阴,脉有常脉、奇脉。必须认真观察,方能断其真伪。40年前,吾在经坊煤矿遇到一少年患者,表现头项强痛,发热恶寒,一派太阳病证,似觉辨证容易。遂用辛凉解表药,3剂后,热象增重而体温不减,这引起我的思索。观其证是太阳病,为何用治太阳病的方剂无效呢?再详细观察时,始见患者两眼瞳孔扩大至角膜边缘,这是真阳外现的假太阳病。随即用四逆汤加山萸肉2两,1剂而脉静身凉,后服3剂而愈。此病例提示我们,三阳皆热、三阴皆寒是一般规律,但亦有三阴致热的特殊现象,必须认真分辨。三阳皆热是邪热,三阴证之热是真阳外越的现象。《伤寒论》第12条"……啬啬恶寒,淅淅恶风,翕翕发热,鼻鸣干呕者,桂枝汤主之",此翕翕发热系厥阴病发热。第82条"太阳病发汗,汗出不解,其人仍发热,心下悸,头眩,身𥆧动,振振欲擗地者,真武汤主之",此条发热是真武汤证的少阴病发热。第225条"脉浮而迟,表热里寒,下利清谷者,四逆汤主之",此表热里寒的发热是太阴病的发热。三阴的发热临床医者并不易遇到,遇到也不易辨识,必须经过临床长期观察体会才能明白。此类患者有三个危险证候——脑死、心死、肺绝,均不容忽视。瞳孔散大是脑死先兆,脉微欲绝是心死之象,呼吸短促是肺绝之候,这都关乎患者的生死存亡,必须认真诊治,否则祸不旋踵。

1984年3月,山西省洪洞县一女性青年患者来太原市就诊。表现为惊疑不定,哭笑无常,头痛如裂,胡言乱语,周身无力,彻夜难眠,时有恶心呕吐。在本地多方求医无效,病情日趋加重,春节后始来太原。接诊时精神倦怠,表情淡漠。评脉时,脉现"动脉",关前关后呈游走性的跳动。动脉提示了诊断依据,以脉定证。经询问诉说前情,曾于1983年3月在本村行至树下,忽然一条蛇从树上落至肩头,大吃一惊,继之于同年11月外出逢狼,复受惊,嗣后病致此状。

诊后，处以调心汤，服药 6 剂，症状明显好转。嗜睡，每日睡 10 余小时，连续 3 日不欲醒，醒后自觉精神爽快。后又服 12 剂而愈，脉搏恢复如常。脉搏在寸口出现动脉，患者大多有受大的惊吓的病史。受惊吓者，长时间带有此脉。这是由于惊吓之后，刺激了大脑皮质，直接影响了心，由心在脑留下深刻的印象，一直出现条件反射，因心脏窦房结处有四个神经结，直接接收大脑皮质产生的冲动，引起心血管系统产生一系列的动态变化。目前现代医学的诊断工具固然高级，但仍无法代替中医的脉诊，这就体现出中医学中脉学的独到之处。通过此例证，也提示我们在辨证时要注意脉学的一般现象和奇特表现，以利舍证从脉而做出正确的诊治。

知其脉证，不一定知犯何逆，而不知犯何逆，就无法随证治之。临床掌握部证、病证、汤证的辨证施治，是由学说向实际操作转化的重要过程。学说、理论可以通过读书得到，但技术不是凭读书就能学到的，许多技术性的东西，不能传之于书，亦不能喻之于口，只有目不舍色，耳不失声，手不释脉，才能心领神会而得。要让现代医学承认中医学的伟大，必须把技术学好，才有说服力，"善战者，征心为上"。

（一）辨部证

谈到辨部证，先看《伤寒论》第 61 条："下之后，复发汗，昼日烦躁不得眠，夜而安静，不呕，不渴，无表证，脉沉微，身无大热者，干姜附子汤主之。"本条可帮助我们学会辨部证。部是大方向，顺次逐查，以利辨证，抓住重点，带动全面。"择其疑处方成悟"，那么本条的干姜附子汤证究属何部，根据是什么呢？不能看出问题则不能疑，无释疑则不能悟，无认识则不能进步。我说本条干姜附子汤应属半表半里部，其根据有三：一是不呕，是无太阴病，里部有二证，虚寒太阴，实热阳明；二是不渴，是无阳明病，口渴是阳明里热的典型症状，三是无表证，是指无太阳病和厥阴病。这样本条的干姜附子汤证在排除表部、里部证之外，剩下就是半表半里部证了。由此就可决定病位、辨出部证。

半表半里部证有阴阳二性，少阳病与少阴病。在条文中，有脉沉微一证，则可诊为少阴病。微脉是少阴病最危险的证候。诊微脉，首先评出细脉，然后再评出涩脉，微脉是细与涩的复合脉。实际有三方面，一是沉，关乎表里；二是细，指示宽窄；三是涩，说明节律。这就又进一步肯定是少阴病而不是少阳病。另外无大热，说明有小热，少阴本无热，为何有小热。前已述及，三阴发热是真阳外脱，叫阳浮，需用热药回阳。在治疗上选用干姜附子大热剂，以回阳救逆。通过《伤寒论》第 61 条告诉我们，可以沿着辨病位（部位）、病性（阴阳）和治疗这条线索一直推演，得出辨部证的具体方法。

机体具有自动调控的特殊功能,迫使进入体内的病邪,根据不同的来源和形式到一定的位置。病邪侵及人体,并非随意定位,也非尽是"邪之所凑,其气必虚",正邪是要进行一番斗争的。对立统一是自然界一切事物发展的规律,也是正邪相争的必然趋势。

定位有两个条件,一是部位的亲和力,二是病邪的选择性。机体各部对病邪具有不同程度的亲和力,而病邪对各部有不同的选择性。美国一位学者在有关方面的研究中发现"质粒"和"转位子"。他说:质粒具有帮助病邪损害自体的作用,病邪侵入机体后,在"质粒"的帮助下,在局部扩大影响,使病邪的致病力比原来高出十几倍;"转位子"起一种载体作用,帮助病邪在体内转移,两者的作用相结合,一是扩大病邪,一是转移病邪。这样就把来自六淫、饮食、血液不同类型的病邪转化移动到不同的位置。《伤寒论》第124条"太阳病六七日,表证仍在,脉微而沉,反不结胸,其人发狂者,以热在下焦,少腹当硬满,小便自利者,下血乃愈,所以然者,以太阳随经,瘀热在里故也,抵当汤主之",本条文就是一个病邪转位的例证,仅从传经就可找出这种线索。转位子是随着一定的路线转移,这就是径路,中医叫"传"。定位后,质粒帮助病邪扩大势力,必然对机体产生作用而出现不同性质的症状。根据这些症状的不同病位,不同病性来辨别病证,划分六病。

(二)辨病证

病邪定位后出现不同的症状,所表现的性质只有两类,阴性病、阳性病各有其特征,证候的表现完全不一样,根据在各部的证候不同以辨别病证。在《伤寒论》一书中,许多条文的记载说明,在某些部位必须暴露其证候才能定其病证,不应以日推演而人为划分,要根据客观实际辨别。如《伤寒论》第5条"伤寒二三日,阳明、少阳证不见者,为不传也",可见张仲景否定了《黄帝内经》所谓的一日太阳,二日阳明,三日少阳的传变,认为传与不传,应该以证为凭,哪个证候不出现就不能定哪个证。阳明、少阳证不见者,说明还没有出现阳明病,少阳病的证候,仍为原来的太阳病。《伤寒论》第46条接着说"太阳病脉浮紧,无汗,发热,身疼痛,八九日不解,表证仍在,此当发其汗……"此条仲景告诉我们以辨证为主,无论病多少天,只要太阳病证还在,仍要发汗,要以证辨病,不以八九日的天数来辨病。阴阳之为首,"孤阴不生,独阳不长"。没有矛盾就没有宇宙,病只有阴阳二性。每部只存在两种病性,不论多少天,甚至若干年,只要证在,治法就不改变。如有一吴姓患者,太阳病后,头项强痛,9年不愈,据证用方,处以葛根汤,9剂而愈。说明证的本质不变,治法亦不能变。另有一患者,左手诊脉时,近1分钟无脉,时而复至,一直持续7年,询问病史,含羞而言,梦与鬼交。处以调心汤,服用 120 剂而症状消失。3 年后复发,病之本质仍在,复处以调心汤而治愈。这种脉弱而停,时而复至,过去叫"鬼脉",是一种幻想刺激大脑,而波及心脏的反应。

综上可见,根据病位出现的不同性质的证候群而划分出三阳病、三阴病,合为六病,这就是病证。质不变,证亦不变,针对其本质而治,而不以时间的推移进行辨证,这就是辨病证的法则。

（三）辨汤证

病证有阴阳二性,病证是指一个部位上阴性或阳性的证候群,是一类病症的共性、代表性;汤证则是一个病证中的个性、特殊性,共性由无数个性组成,无个性就无共性。一个病证中包含着许多汤证。汤证的分类固然很多,但本质只有一个,那就是汤性。汤证的性质,或阴或阳,或阴阳相合,构成每个汤证的特性。不了解汤证就不能全面了解六病的具体治疗。麻黄汤、桂枝汤、柴胡汤、大承气汤证等都属汤证的范围。《伤寒论》中 113 方,除被六病用作主方的方剂外,都可以看作是汤方。现以小柴胡汤为例,叙说汤证的辨证方法。《伤寒论》第 149 条"伤寒五六日,呕而发热者,柴胡汤证具,而以他药下之,柴胡证仍在者,复与柴胡汤",第 101 条"伤寒中风,有柴胡证,但见一证便是,不必悉具,凡柴胡汤证而下之,若柴胡证不罢者,复与柴胡汤",从两条原文可以看出,证不变,方亦不变,证变则方变。不仅柴胡汤证如此,凡《伤寒论》诸方,均系证不变、方不变。在具体临证时,都是一证一方,针锋相对收效甚速,切不可中途变方。我们平素的舍证从脉和一方到底就贯穿着这个道理。只有这样才有说服力,才能打消对中医学不明者的非议。在汤证的具体运用上除汤证不变,方剂不变之外,一个汤证有时包括若干个症,在这种情况下,但见一证便是,不必悉具。小柴胡汤的呕而发热,胸胁苦满,往来寒热,咽干口苦等,治疗时见一证就可用此方,这就是医学上的概括性。

"观其脉证,知犯何逆,随证治之"是指导我们辨证施治的总纲,对于病犯何逆,知道后应做总结、归类。类的概念是自然界的本质和规律,把证候各按其类便于抓住重点,带动全面,随证治之。证是最后归类的证候,经过反复观察分析得出,具有施治分明、纲举目张的特点。

"证"的得出,是将众多的证候先按部位划分出表部、里部、半表半里部三部系统的部证,再按每个部证区分出阴阳二性,分别出六种病证。再根据每个病证中的个性,找出和其针锋相对的汤证,构成一个辨证的体系,将所有证候概括进去。部证、病证、汤证一顺而下,据其证,定其方,然后按"三定"的指导原则给予施治,便可一目了然。

四、《伤寒论》书中的辨证方法

在我 60 年的医学生涯中,《伤寒论》指引着我前进的道路。《伤寒论》的辨证方法扎实、灵活、攻关过硬,深入浅出,简要易懂。根据我的体会,仲景采取的有以下几种辨证方法:

(一)推理定证

对于证候纷繁的病症,如何判断其属性,本质属何病症,须根据表现证候,逐层推理判断分析综合而得出结论。《伤寒论》第 148 条的论述就是例证,"伤寒五六日,头汗出,微恶寒,手足冷,心下满,口不欲食,大便硬,脉细者,此为阳微结,必有表,复有里也。脉沉,亦在里也,汗出为阳微,假令纯阴结,不得复有外证,悉入在里,此为半在里半在外也,脉虽沉紧(细),不得为少阴病,所以然者,阴不得有汗,今头汗出,故知非少阴也,可与小柴胡汤"。从条文证候看,根据脉细,医者多认为病属少阴,究系何病?仲景对其做了推理,首先依微恶寒证属太阳,手足冷证属厥阴,心下满,口不欲食证属太阴,大便硬证属阳明作根据,而确定必有表,复有里也,那么在半表半里部有少阴与少阳病,对于脉沉,亦在里也,是指半表半里之纯里,脉细者证属少阴,汗出为阳微是讲少阳病有其证现,而不明显,故称阳微,从而说明半表半里不是纯少阴病,所以接着推断说:"假令纯阴结,不得复有外证,为半在里半在外也。脉虽沉紧,不得为少阴病,所以然者,阴不得有汗,今头汗出,故知非少阴也。"由此而知,半表半里少阴与少阳同时存在,以证推理,本文六病证候俱在,而又各不显著,依一定的条件处于统一体中,呈现整体病的统一性,欲治之法,须和调阴阳,仲景最后以"与小柴胡汤"而确定了推理辨证的结果与治疗。

(二)以治求证

《伤寒论》第 100 条"伤寒,阳脉涩,阴脉弦,法当腹中急痛,先与小建中汤,不差者,小柴胡汤主之",第 214 条"阳明病谵语,发潮热,脉滑而疾者,小承气汤主之,因与承气汤一升,腹中转气者,更服一升,若不转矢气者,勿更与之,明日又不大便,脉反微涩者,里虚也,为难治,不可更与承气汤也"。上述两条,通过对证治疗,一个是无效,一个是由脉滑疾变为微涩,这种都是经过对证治疗后才能显现出本质病证。现通过剖析第 100 条原文,来看在遇到疑难病时是如何以治求证的。"阳脉涩,阴脉弦,法当腹中急痛",即寸脉涩,尺脉弦,症状见腹中急痛,这种情况在临床经常遇到;寸脉大小不等、快慢不等、有力无力不等,谓之阳脉涩;尺脉弦就是尺脉脉管变硬,一般弦而细者多见,弦脉长者,提示升结肠内有黏液;触之压痛,是十二指肠有炎性反应的指征,属溃疡的前期,多数情况是由肠炎、痢疾继发形成，少数由其他原因所致。弦脉在此处，是小建中汤证？还是小柴胡汤证？处治时，先治以小建中汤，无效则用小柴胡汤治之。从推理论证看，小建中汤治胃肠虚寒证，胃肠虚寒引起平滑肌痉挛而产生腹中急痛。小建中汤就是桂枝汤倍芍药加饴糖而组成，使桂枝汤作用入里，用芍药甘草以平痉挛，则腹中急痛可治。另一种不是因虚寒，而是因自主神经功能紊乱，迷走神经功能偏亢，胃肠平滑肌收缩而引起的腹中急痛，心脏、胃肠道均受自主神经支配，故用小柴胡汤可奏效。脉证相同，治有先后，先以小建中汤以探测，得出本质证，然后用方以治，是探测的原则，但这必须在不影响身体健康、病情恶化和不影响后来处方的疗效的前提下，方可进行，这种探索性治疗，在辨证上叫作以治求证。

（三）以证求证

《伤寒论》第 237 条："阳明证，其人喜忘者，必有蓄血，所以然者，本有久瘀血，故令喜忘，屎虽硬，大便反易，其色必黑者，宜抵当汤下之。"第 277 条："自利不渴者，属太阴，以其脏有寒故也，当温之，宜服四逆辈。"第 126 条："伤寒有热，少腹满，应小便不利，今反利者，为有血也，当下之，不可余药，宜抵当丸。"从上述三条原文中可以看到，以喜忘求蓄血，以自利不渴求脏寒，以少腹满，小便利求瘀血，这些都是以证求证的例证。

第 237 条蓄血证，临床多无明显症状，不易诊断，在胃肠道也不易暴露症状，所表现的就是喜忘，以喜忘证求出蓄血证，这就是仲景在临床运用的以证求证方法。关于喜忘与蓄血的关系，实际是胃肠道与大脑皮质的关系。中医在临床治疗神经错乱时，就首先抓胃肠道的治疗，多年来用瓜蒂散、大承气汤、大陷胸丸，治疗癫狂证就是一个例证。我在 46 年前曾遇一妇人，身受精神刺激后，登高而歌，狂奔而走，毁物谩骂，就诊时处以大陷胸丸，泻下大便如棋子，似石硬，2 剂而愈。说明大脑皮质虽在上，却与胃肠道有直接关系。胃肠道瘀热在里，热灼津液，津枯血涸，而产生胃肠道刺激因子，刺激大脑皮质，故使喜忘，而蓄血证成。阳化则癫狂，阴化则抑郁。蓄血证非用下法不可，运用下法把胃肠道刺激因子祛除，消灭致病原因，蓄血证自愈。

（四）以日推证

《伤寒论》第 301 条"少阴病，始得之，反发热，脉沉者，麻黄细辛附子汤主之"，第 302 条"少阴病，得之二三日，麻黄附子甘草汤微发汗，以二三日无证，故微发汗也"，上述两条原文，从始得之到得之二三日是一个病证，都是发热、脉沉、从证上看很简单。在始得之时用麻黄附子细辛汤，得之二三日后，则用麻黄附子甘草汤，用以微发其汗。两证不是症状上存在差距，而是时间上有差距。用辨证的观点看，宇宙间一切都在发展，永不停滞。在上述条文中，从始得之到二三日后，发生了量变，热化开始时升高，二三日的热不同于初得时的热的程度。如果站在始得之的角度治疗热证就不行了。从应用温阳散热到温补心阳以微发汗，可见虽二三日，症状未变，但仍要按症状发展的程度去辨证。历代医家少有按时间辨证者，仲景按日辨证，可谓法度精严，体现出对辨证论治认识的深度。

（五）以脉测证

《伤寒论》第 23 条"脉微而恶寒者，此阴阳俱虚"，第 49 条："尺中脉微，此里虚"，第 50 条："假令尺中迟者，不可发汗，何以知然，以荣气不足，血少故也"，第 60 条："下之后，复发汗，必振寒，脉微细，所以然者，以内外俱虚故也"，第 122 条："病人脉数，数为热，当消谷引食，而反吐者，此以发汗，令阳气微，膈气虚，脉乃数也，数为客热，不能消谷，以胃中虚冷，故吐也"，从上述五条节录的原文中可以看到，从脉微而恶寒测出阴阳俱虚来；从尺中脉微测出里虚；从尺中迟测出荣气不足、血少；从必振寒、脉微细测出内外俱虚；从脉数而吐测出胃中虚冷。由此可见，仲景对脉证关系，认识确切，观其脉则可测其证。现在我们重读《伤寒论》第 214 条，看仲景运用以治求证和以脉测证的具体辨证方法。其原文："阳明病，谵语，发潮热，脉滑而疾者，小承气汤主之，因与承气汤一升，腹中转矢气者，更服一升，若不转矢气者，勿更与之，明日又不大便，脉反微涩者，里虚也，为难治，不可更与承气汤也。"本条通过脉滑而疾用小承气以治测证，又以脉微涩而测知里虚，不可更与承气汤，仲景为何采取这样的辨证方法呢？

脉滑而疾在评脉时，一息六至为数脉，一息八至为疾脉，相当每分钟心率 140 次左右。在处治危证时，关键性的脉证易出现错误，易被假象所迷惑。如滑脉标志内有实热，评滑脉时先评出脉的柔软度，即《伤寒论》第 113 条"其脉不弦紧而弱"，柔软之脉实为弱脉，评脉之虚实，就是感触血管内血浆的充盈度。血浆越多，充盈度越大，热则膨胀，寒则收缩，故热甚脉扩张而变柔弱是其中常理。所以滑脉是一种复合脉，是柔软和充盈两种质感的综合，是实热证的重要表现，有时亦可见于体质素盛者。

本条，从证上看属阳明病。出现疾脉则提示病邪炽盛，出现危候，故须用小承气汤试探。小承气汤是阳明病到太阴病的中间方剂，故以治测证，转矢气者证属阳明，不转矢气证属太阴。这慎重的测试就是因出现疾脉的缘故。大家知道，支配胃肠道的是自主神经，消化道中迷走神经占优势，有利于胃肠道的分泌，故脾胃之脉出现缓脉为佳。长期患有胃肠病证，后期一旦出现疾脉必死。疾脉的出现说明迷走神经功能低下，胃肠功能衰竭。所以见疾脉必须小心对待。本条以汤测证的结果是脉反微涩，证属里虚，病的真象暴露。如用峻药则会适得其反，危及生命，造成虚虚之误。从条文的辨析我们可以领悟到仲景以脉测证的用心之妙和辨证的真谛。

仲景的辨证方法开拓了我们的辨证施治的思路，使我们能够在众证纷繁的病证面前明辨真伪，灵活测证，以求得出病的本质，做到有效的治疗。正如徐灵胎所说："知病必先知证，凡一病必有数证，有病同证异者，有证同病异者，有证病相因者，有证病不相因者，盖合之则曰病，分之则曰证，又有同此一证，因不同，用药亦异，变化无穷，当每证究其缘由，评其情况，辨其异同，审其真伪，然后求其治法，辄应手而愈，不知者以为神奇，其实皆有成法也。"用简练的语言为中医学的辨证施治做了扼要的总结，令人深思而后明。

第四节
系统论与三部六病辨证的关系

系统论即系统方法论，是 20 世纪 30 年代的产物，是一种新型的科学方法论，因发展迅速，引起了现代科学家的普遍重视。中医理论的现代化也要借助这种方法论。下面就系统论的观点和中医辨证的联系方面，做一些探索性的阐述，与同道商榷。

系统论认为，系统是由相互联系、相互作用的若干要素所组成的，它具有一定的整体综合功能和属性。系统方法就是从组成系统的整体和各要素的相互联系和相互作用中，揭示被研究对象的本质及其规律性。系统方法论起源于20 世纪 30 年代奥地利生物学家贝塔朗菲的"有机论"，其中所论述的本来是一门生命科学的系统方法论，按其性质来说，应当被医学界所重视，只因近代西方医学重视微观分析，而忽视整体联系，因此，对系统方法论不予重视，以致系统论与医学颇为绝缘。

事实上，系统方法论是医学和哲学的"中介环节"，类似中医辨证的观点。贝塔朗菲在《有机论》中说："生物体不是一个部件杂乱无章的堆积物，而是一个有机的统一体，这种有机体具有一种新质，即系统质。"如三部的自动组合，不同于各部分质的相加，而是系统各要素集成化的产物，它在结构上可以没有具体的物质形态，可能只作为系统状态的一般特征而存在，因此，往往不能直接被观察到，只有借助系统分析，才能揭示它。如表部肺与皮毛的自动组合，以适应外界的空气；里部食管、胃肠等的自动组合，以适应饮食；半表半里部，心胸、静脉、动脉、淋巴管的自动组合，以适应血液循环。三部从系统论的观点来看，它是整体中的子系统，因此，不能将其从整体中孤立开来研究。

三部在机体中遵循着一定的顺序性和动态平衡性向前发展，保持各部特有的功能。三部不是哪一部占优势，而是全面、协调、均衡地保持各自的生理规律。表部肺的节律性呼吸、皮毛的机动性舒缩，里部的顺序性消化吸收和扩散，半表半里部规律性的周而复始循环，凡此种种，都可表明三部的系统顺序性和平衡性。德国理论物理学家哈肯在他写的《协同论》中称此为"目的点"或"目的环"，认为大系统功能结构特征是各系统功能结构协同作用的结果，系统只有在"目的点"或"目的环"上才能显示它的稳定性。在表部肺与皮毛的功能是适应空气，它们的一切生理活动都是为了达到正常适应和利用空气，否则就会呈现病态，这就是表部的目的点。有节律的呼吸，呼出二氧化碳，吸进氧气，皮肤以热开泄，冷闭缩，以调节体温、共同司理表部新陈代谢为其目的环。在里部，食管、胃、小肠、大肠的功能是适应饮食，一切生理功能都为适应饮食而存在，否则会出现吐、泻，这是里部的目的点。胃肠有节律地蠕动，以吸收水谷精微，排出糟粕，保证里部的正常新陈代谢是其目的环。在半表半里部，心脏、血管的一切功能是适应血液循环，它们的动态活动都是以达到血液正常循环为目的点。心血管的功能是通过血液向各组织器官输送营养，运走组织代谢产物，以保证半表半里部的新陈代谢为目的环。机体中只有目的点的正常适应、目的环的正常运行，才能体现出整体的稳定性。

法国生理学家伯尔纳说："所有的生命机制尽管多种多样，只有一个目标，就是保持内环境中生活条件的稳定。"在伯尔纳发表其观点的4年前，恩格斯就提出：在活的机体中，我们看到一切最小的部分和较大器官的连续不断运动，这种运动在正常的生活时期，是以整个机体的持续平衡为其结果的。我们中医学倡导的"阴平阳秘，精神乃治"，正是机体平衡稳定学说的高度概括。

医圣张仲景通过他临证的生动直观和抽象思维，在"勤求古训"的基础上悟出了三部辨证。三部是组成人体的三大系统，在整个机体上既互相联系，又各自区别。而仲景在他的长期临证实践中，证实了这一点。因此在当时已有经络学说和藏象学说的基础上，用三部学说观点扩大了辨证范围，并提高了论治效率，树立了理、法、方、药的典范，从而达到了整体系统辨证论治的目的，在当时来说，《伤寒论》是一个创举，仲景也当为系统方法论的一个伟大先驱。

《伤寒论》辨证方法的出现如同种地时将人力或畜力耕种改为了机械耕种。用人力或畜力耕种，所耕种的面积是较小的，收获的果实是较少的；而用机械耕种，所耕种的面积是较大的，收获的果实是较多的。以此为喻，中医经络学说的理论体系是一个独立的系统，针灸治病是循经取穴、脏腑定位，所治的面积较窄，而治愈的范围也较小。仲景通过深思熟虑，认清了这种情况，创出了系统性大面积的汤方治疗，通过汤液的吸收和扩散，可使药力由上及下、由里达表，使药效沟通上下、网络全身，达到整体治疗的目的，从而提高治愈率。由此而见，经络学说和《伤寒论》显然是两种不同的学说，其概念和辨证方法有着质的区别。

机体划分三部，六病是在三部上表现出的不同质的证候群。以里部而论，里部是由平滑肌组成的一个系统，是由多种脏器组成的一个部，是人体不可分割、不可缺少的一个部。病邪侵入时，同一部会出现两种不同性质的反应，虚则太阴，实则阳明。阳明病是里部表现热力增高、吸收功能亢进、大便秘结的阳性反应，反之，热力降低、吸收减退、大便溏泻的阴性反应则叫太阴病，这种不同质的病理变化是客观存在的，所以说，阳明病、太阴病是里部的两种不同质的病理表现名称，代表着不同质的两组证候群，而不是经，更不是经络。如果病邪在表，则为太阳病、厥阴病，而与太阳经、厥阴经就毫无关系。讲系统论，三部就是三个系统，不是单纯几个脏器的简单相加，也不是几个脏器的自身功能，而是通过互相连接，互相渗透，互相贯通，互相促进，互相制约，互相依存，构成统一的机体，不可分割，这就叫作系统性。系统新质和系统性就是把许多功能构成一个整体功能，没有这个系统新质和系统性，在里部就不可能出现太阴病和阳明病，只有连成系统，才会出现实则阳明，虚则太阴。里部这个系统，是一条线连起来的整体，《伤寒论》讲"胃家"是讲"家"而不是讲个，消化系统的活动是相关联、相一致的，是系统的功能，而不是单一消化器官的单独功能。三部在体内组成三个系统，表部太阳病、厥阴病，里部阳明病、太阴病，半表半里部少阳病、少阴病，分别代表每个系统病性的寒、热、虚、实。六病不是经络，不是六经，它们之间有着根本不同，不能指鹿为马。自宋以后，朱肱首先以六经解释《伤寒论》，一直沿续至今，仲景本无此义，后人却别出心裁，另立新说，实不知其理由何在。《伤寒论》全书371处言病，而不言经，可明其义。不言六病，而言六经，实为千年之错，误人不浅。

仲景经过临床生动的直观和抽象的思维，而悟出了三部六病这个富有哲理和系统性的辨证方法，扩大了辨证的视野。在临证具体实践中，三部体现了系统论，六病反映的证候体现了信息论，方剂的治疗体现了控制论的理论思想，令人耳目一新。正如贝塔朗菲所说："孤立的各组成部分的活动性质和方式加起来不能说明高一级水平的活动性质和方式，不过，如果我们知道各组成部分以及它们之间存在的关系的全部情况,则高一级水平就能从各组成部分推导出来。"有关"三论"在三部六病学说中的具体体现,后文将逐步述出。"三论"是目前科学领域中新兴的思想方法,和中医学的辨证方法相结合,深思之后,颇受启发。

三部六病学说是根据《伤寒论》一书中张仲景的学术思想，结合吾60年学习《伤寒论》，从事医疗实践活动而总结出的切身体会。其中包括整体、三部、单证、合病、并病、兼证、合证几个方面的内容。下面将一一叙述。

第一节
整体辨证论治

人体是一个有机整体，由骨骼、肌肉、气血、神经、经络等不同的组织构成。互相制约，互相依存，协调一致，体现着人的生理功能，维持着人体的新陈代谢。这种有机体的结构虽然很复杂，但从整体的观念看，人体如同一个圆桶样的模式结构，有暴露于自然界的外层，有包裹在里的内层，有介于内外之间的实质层。由于内外两层都与外相通，故外层为表部，实为表中之表；内层为里部，实为里中之表；中间的实质层，实际上才是纯里。这三部分构成了三个系统，分别担负着气体的呼吸、饮食的出入、血液的循环三大功能，人体就赖此以生存。在人体这个圆桶结构内，装填着担负人体生命活动的极其微妙的各个系统、器官和组织，它们凭借着阴阳的相对平衡，保持着人体的正常功能，维持着正常的生命活动。当人体受到病邪的侵袭，体内的阴阳平衡被打破之后，各部都会发生寒、热、虚、实不同的病理变化。为此，先了解整体中三部的生理活动和整体气血的功能，才能知道整体辨证的真正含义，并且对于发病部位及其性质的确定也有十分重要的意义。

一、整体与三部的功能

身体是由三部构成整体，整体是三部的共性，各部是整体的个性。没有个性就没有共性。个性是指特殊性,共性是指普遍性。由于机体各部的特殊性,所接受的病邪也不相同。必须了解每部的个性,才能知道各部在辨证施治中的特殊地位。

（一）表部

表部在整体中,在结构上和功能上都有独特性。这种独特性就是和大自然的空气发生密切关系。凡是和空气相接触的部位都属表部的范畴。以空气的呼出吸入作为生理活动的条件,又以空气中的病邪作为致病因素。表部的生理、病理变化,一切围绕着空气展开。这就是表部不同于其他部的特殊点。

在机体,把接触大气层的地方都算作表部的面积,表现在两个方面,一是体表和皮毛与外界接触面,为 $2.5 \sim 3.5 m^2$；二是肺,肺脏由 4 亿个左右肺泡组成,与气体接触面积为 $60 \sim 100 m^2$。从面积来看,肺脏的接触面积大,中医学所讲的"肺与皮毛相表里"是十分有道理的。

有关体温。正常人体每天通过辐射、对流散热,占总散热的 72.6%；蒸发散热,占 14.7%；呼吸散热占 10.8%；二便散热占 1.9%。从上述数据看,散热主要集中于体表,二便所带热量仅占散热总量的 1.9%,散热甚微。如果体表不能将这些热散出,必然集中到肺去代偿。通过多方面的生物学研究证明,青蛙将肺叶切除可以活 6 天,而将皮肤剥去则很快死亡。另外许多节肢动物无肺,靠体表与外界进行体温对流,由此可见肺与皮毛关系密切,功能相连,肺与皮毛间的主导作用,以肺为主。《素问·六节藏象论》说:"肺者,气之本,魄之处也,其华在毛,其充在皮。"《素问·五脏生成》也说:"诸气者皆于属肺。""肺之合皮也,其荣毛也。"而在《素问·咳论》和《素问·痿论》也有类似的介绍,如"肺主身之皮毛""皮毛者,肺之合也"。以上《黄帝内经》中的记载,有几个主要的字,即本、属、合、主、应,本是根本,属是系属,合是联合,主是主导,应是感应。通过这几个字,可以具体地描绘出肺与皮毛的关系来。

关于肺与皮毛营养的来源,仍然离不开三焦。《灵枢·决气》说:"上焦开发,宣五谷味,熏肤、充身、泽毛,若雾露之溉,是谓气。"《素问·经脉别论》说:"肺朝百脉,输精于皮毛。"说明大气对肺与皮毛的影响。肺与皮毛对大气来说,空气是一个接触因子,如《金匮要略》所述:"夫人禀五常,因风气而生长。风气虽能生万物,也能害万物,如水能浮舟,亦能覆舟。"故《素问·皮部论》说:"风者,百病之始也……风从外入。""是故百病之始生也,必先于皮毛；邪中之则腠理开,开则入客于络脉；留而不去,传入于经；留而不去,传入于腑,廪于肠胃。"又在《灵枢·五变》:"余闻百疾之始期也,必生于风雨寒暑,循毫毛而入腠理。"而《素问·汤液醪醴论》也说:"夫病之始生也,极微极精,必先入结于皮肤。"在治则上,《素问·阴阳应象大论》说:"邪风之至,疾如风雨,故善治者治皮毛。"以上所述，也有几个重要的字值得记取，即始、生、伤、结、治，始是起始，生是产生，伤是损伤，结是瘀结，治是求治。

肺为气之本，是诸气之源。熏肤充身，荣皮泽毛，若雾露之溉，都是气的功能，气是一种能量。气不仅散在体表，而且可以到达体表一定的距离之外。气无微不入，内源肺脏，外连体表，使其成为一体。在三部中，里部由平滑肌连成一体，半表半里由血液连成一体，表部肺与皮毛由气连成一体。三部在整体中之所以能构成三个子系统，都是通过气、血液、饮食实现的。

《素问·生气通天论》说："风者，百病之始也。"《素问·皮部论》说"是故百病之始生，必先于皮毛。"风者乃空气也，表部接触空气，故表部诸病皆从风来。风作用于人体，一是作用在体表，二是作用肺部。这一病因，在中医属于"六淫"的范畴，风、寒、暑、湿、燥、火谓之六淫。西医学把细菌、病毒、立克次体、原虫等作为致病原因来研究。中西医的病因谁对谁谬，还是两者都正确呢？中医倡导的六淫病因学说有无道理呢？讨论这个问题的前提有一点，即我们的目的是为患者服务。过去讲六淫，现在讲病原微生物。六淫大部是从体表入侵，这样就给我们提出了一个问题，在古代无显微镜，是无法知道细菌、病毒等病原微生物的形体的，但有一个概念性的认识，任何细菌、病毒、原虫都有其适应的生活环境和条件，这些病原微生物都是通过风、寒、暑、湿、燥、火这六种不同的环境条件而致病。古人从这个感性认识出发，治疗时就从改变病原微生物这个生活条件入手，消除其孳生地，自然就治愈了疾病。如同鱼在水中生活，将水淘干，也就必然结束了鱼的生命。任何病原微生物使人致病，都是利用空气中一定的条件，不然就无法生长繁殖，所谓的"三因论"就是指病邪、病体，适应病邪繁殖而不适合人的生活环境，这是三种基本致病因素。病邪就是指细菌、病毒等，病体就是指"邪之所凑，其气必虚"的机体，适应病邪繁殖就是具备一定的条件和环境。

美国培登考夫斯基认为只有细菌并不能致病。他曾做过试验，在身体素质健康时，服用 500 单位的霍乱弧菌而不致病。再如伤寒痊愈后肠道内仍有伤寒杆菌存在而不发病。所以说，一个人得病并不单纯是细菌所为。现代医学在治疗上也不是"唯菌论"者。青霉素有抑制转肽酶的药理作用，使转肽酶不能产生，起到灭菌的作用，这同样是改变环境。古人通过改变条件，消灭细菌，效力大又安全。针对六淫致病的原理，改变细菌的生活环境，使其有利于人体，不利于菌体，这就是治疗表部病邪的大法。所以说运用"六淫"的病因学说改变病原生存条件，以达到治病的目的，从这一点讲是符合科学的外因论的。

（二）里部

在人体，上自口腔、下至肛门，由平滑肌组织构成一条粗细不均、弯曲不等的空腔器官，而形成里部一个有机的整体，其特点是适应饮食。食物经口腔、食管、胃、小肠、大肠，由肛门排出，形成饮食的摄取、消化、吸收、排泄的里部系统。在本系统中，胃是中心，起主导作用。其他器官起辅助作用，处在次要和服从的地位。故《素问·五脏别论》说"胃者，水谷之海，六腑之大源也"，《灵枢·师传》说"六腑者，胃为之海"，《灵枢·玉版》也说"胃者，水谷气血之海也"。胃肠道在脏腑中是一个最绵长的器官，其总作用如《灵枢·本脏》所说："六腑者，所以化水谷而行津液者也。"为气血之源泉，精神之根本，故有"纳谷者昌、失谷者亡"之说，而在脉诊上也有"脉弱以滑是有胃气，命曰易治"的垂训。

六腑的功能，从目前报道来看，已有40多种胃肠激素的分泌，而且许多是有生物活性的多肽物质，这些物质通过彼此促进，彼此制约而构成功能上的合胞体。胃所分泌的胃泌素促进胃酸、蛋白酶、胰酶、胆汁、胰岛素等的分泌，起到明显增强消化功能的作用。这样就很符合中医所说的胃主"腐熟水谷"，这些物质同时又能增加食管下的压力，松弛幽门、胆道、回盲部的括约肌，从而有助于胃内容物的排空过程。食物经幽门入肠，水10分钟排空，糖类2小时排空，蛋白3~4小时排空。平常食用的混合食物，一般须3~4小时排空，但反馈可使排空暂停和排空时间缩短，这一有规律的排空下降，符合"胃主降"的说法。从营养物质的消化吸收过程来看，符合"脾主运化"之说。

里部与其他脏器的关系也很密切，里部又称中焦，《灵枢·决气》有："中焦受气，取汁变化而赤，是谓血。"《素问·玉机真脏论》说："五脏者，皆禀气于胃，胃者，五脏之本也。"《素问·六节藏象论》也说："脾、胃、大肠、小肠、三焦、膀胱者，仓廪之本……能化糟粕，转味而入出者也。""五味入口，藏于肠胃，味有所藏，以养五气，气和而生，津液相成，神乃自生"。在分工方面，《素问·灵兰秘典论》曾说："脾胃者，仓廪之官，五味出焉。大肠者，传导之官，变化出焉。小肠者，受盛之官，化物出焉。"对于水谷输布情况，在《素问·经脉别论》上有较次序的叙述："食入于胃，散精于肝，淫气于筋……饮入于胃，游溢精气，上输于脾，脾气散精，上归于肺，通调水道，下输膀胱，水精四布，五精并行。"《素问·奇病论》也说："夫五味入口，藏于胃，脾为之行其精气。"统观以上诸说，通过以胃为主导，从食管至肛门，形成了一个完整的里部体系。

饮食在里部的腐熟消化过程是由食管入胃，经过胃的初步受纳腐熟。胃气主降，将食糜送入小肠，吸收在小肠的中段，经过一系列的催化作用，淀粉经麦芽糖转化为葡萄糖，贮存于肝而供给机体能量，故有"食之于胃，散精于肝"

之说。脂肪转变为甘油和脂肪酸,贮于体内,一部分则异化为葡萄糖以供应能量,蛋白质则转化成多种氨基酸,以供应机体各组织的再生作用,机体的酶类、激素、抗体等都需要蛋白质的参与才能合成。

脾主运化。西医从直观的角度,认为脾与消化无关,这具有一定的片面性。所指不同,求之亦异。实际上小肠中段的吸收作用,就是脾的运化作用,"饮入于胃,游溢精气,上输于脾,脾气散精,上归于肺,通调水道,下输膀胱,水精四布,五精并行"。从这段精辟的论述看,中医把吸收功能归于脾,而不是解剖学上的脾脏。我们认为这种吸收功能与脾的运化作用不无关系,如同作战的指挥员,运筹于帷幄之中,决胜于千里之外,指挥地点与战场虽分两地,实则相连,指挥的正确与否,决定着战争的胜负。脾的运化功能表现在小肠中段同样是一个作用的两个方面。中医学运用"游溢"二字在此形容吸收作用甚为恰当。"游溢"一词比弥散形象,游指小肠的动态,慢慢而有节奏的蠕动,似鱼在水中游动,溢指由于运动使肠腔内的压力增大,促进水谷精微进入乳糜管的过程,肠腔内的压力高于肠壁乳糜管内的压力,则出现溢的现象。"游溢"形象地说明脾的吸收运化功能。

中药苍术、白术具有健脾燥湿的作用。之所以有此药理功效,主要是苍、白二术性温。从物理的角度看,热胀冷缩,热可以提高肠道压力,促进食物水分吸收,提高运化功能。从药理学角度来讲,热性药可以提高胃肠道酶的活性,促进食物的腐熟而易于吸收,故有健脾燥湿之效。这样看来,健脾燥湿就是使肠腔内产生一定的压力,建立起脾脏的游溢功能,所以健脾药多具有温热之性。所谓湿的概念,就是指停留在机体某一部位而不能被支配的水分,机体内有湿轻则感觉体重乏力,重则出现水肿。在临床上身重与水肿是一个本质两种现象。脾的吸收功能不足以支配这些水分的运化,就叫脾被湿困。湿在里部积聚,上逆则呕,下利则泻,运用苍、白二术,促进水分吸收的作用就叫作健脾燥湿。在各种中药中,苍术、白术健脾燥湿的功能较好。

谈完里部的生理功能,再谈一点里部的外在表现,那就是胃脉。里部以胃为主导。古人有"有胃气则生,无胃气则死"之说,在临证治疗危重患者,诊脉评其胃气是一个重要的手段,也是一个决生死的重要依据。脉弱以滑是有胃气,为易治。反之则难。人的先天之本为肾,后天之本为脾胃。病之后期,能否向愈,胃脉有无是一个关键。

胃脉,脉弱以滑,评脉时脉细小软弱带滑象,滑脉是一个复合脉。首先评出弱脉的柔软度,加上中心搏动有力,才是胃脉的真象。不仅脉柔软,而且中心按之有力,故曰脉弱以滑。如果脉硬,加之脉管中心有力,叫紧脉,又称弦脉,标志里部病程长。所以临床诊治危证,评脉辨有胃气与否是一项过硬的本领。临床诊脉时,必须弄清脉象的长短度、深浅度、宽窄度、软硬度、数率、节律、充盈度这七个方面的内容,才能辨明胃脉及其他各种脉象。这需要在实践中认真地摸索,始能得到真知,掌握里部病变的转归。

（三）半表半里部

半表半里部是以气血为中心,以心脏为主导,经过心脏的动力作用,使血液循环全身,灌注四肢百骸、五脏六腑。人体中没有一个关节、一块肌肉、一个细胞不受气血的灌注,不然就会发生缺血、坏死,失去其特有的功能。《素问·五脏生成》说:"肝受血而能视,足受血而能步,掌受血而能握,指受血而能摄。"说明血液无处不到,是各种功能活动的物质基础。维生素 A 缺乏时则造成夜盲,服用动物肝脏就可使夜盲恢复,就是这个道理。

在半表半里部,血液的作用固然很大,但起主导作用的还是心脏。《灵枢·师传》说"五脏六腑,心为之主",而《灵枢·口问》也说"心者,五脏六腑之主也……心动则五脏六腑皆摇"。而在《素问·灵兰秘典》更突出心的主导作用,"心者,君主之官,神明出焉"。以上阐述都说明了心的主导作用。血液在心脏的作用下,灌注全身。

在三部中有三个脏腑作主导,表部以肺为主,里部以胃为主,半表半里部则以心脏作主导。学会抓主要矛盾,是治学的一个重要方法。治学如果找不到中心和主导,结果就会概念糊涂,是非不清,纲目混淆。将整体根据客观实际,列出三部,找出三个主导脏腑,设立三部的中心,解决了从理论到医疗的一系列问题。

一种学术,如果立论正确,则辨证的方法越简练越好。这其中的关键是解决辨证的准确性。我们在临床上根据血液在脉管中流动和机体之间发生的变化情况,以脉定证,以脉处方就是一例。例如,涩脉处以调心汤,上鱼际脉处以调神汤,聚关脉处以调胃汤,长弦脉处以调肠汤。有其脉必有其证。通过数千例病员统计,不论证候多么纷繁、复杂,只要抓住脉象这一本质,舍证从脉,择方用药,就能做到准确无误。曾经有一个下肢瘫痪患者,久治无效,评脉时为上鱼际脉,处以调神汤,2 剂后即能下床站立,6 剂后来门诊治疗,服用 30 剂而愈,至今随访仍很健康。以脉定证是辨证上一种执简驭繁的方法,是一个由繁而约的提炼过程。

在半表半里部,首推心脏的主导作用,其次是血液中的营卫问题。血中有两种精华,一个叫营,一个叫卫,均出中焦。对其来源、动态、性质应作一解释。《灵枢·营卫生会》说:"人受气于谷,谷入于胃,以传与肺,五脏六腑皆以受气,其清者为营，浊者为卫，营在脉中，卫在脉外，营周不休。"在《灵枢·营气》上也说："营气之道，内谷为宝，谷入于胃，乃传之肺，流溢于中，布散于外，精专者行于经隧，常营不已，终而复始。"又在《素问·痹论》说："荣者，水谷之精气也，和调于五脏，洒陈于六腑，乃能入于脉也。故循脉上下，贯五脏，络六腑也。卫者，水谷之悍气也，其气慓疾滑利，不能入于脉也，故循皮肤之中，分肉之间，熏于肓膜，散于胸腹。"

营卫的来源，为什么提到传之于肺呢？水谷精微由中焦入血，到肺与天阳之气相合，即与氧气结合，不经氧化而营不得成。经肺与氧结合的营气从里达表，表里相关，相互作用而生成营卫。据古人论述，营卫的体积不同。营的体积大，卫的体积小，营只能行于脉中，卫因体积小而可行于脉外，不受脉道的限制。从清者为营，浊者为卫来看，卫虽小而浊，营虽大而清。卫起保卫作用，对侵入体内的细菌、病毒和代谢物质具有吞噬作用，在完成其保卫功能中而变浊，营则具有营养滋润之意，是通过血液供给机体各组织器官的营养物质。营者营养，卫者保卫，这两种精华物质共同组成机体正常活动的基础。

《素问·痹论》对营的功能作论述，营的功能在于"和调于五脏，洒陈于六腑。"祖先对营卫的功能从其概念出发，所作的定论与现代医学基本相符。"和调五脏"犹如做菜，厨师的技艺在于将辛、甘、酸、苦、咸等各种味道根据每道菜的不同，分别配以不同的比例，达到食之可口，别具风味，是很不容易的。各味多少，比重大小，如何调剂才能达到适中，这是一个复杂的有机调和过程。机体各组织器官产生出各种有机物质，如酶、激素等，有机物和无机物交织在一起，光体内的化学元素就有 60 余种。虽证明了 19 种元素的作用和效果，但要把这些维持生命不可少的物质和调一致被机体利用，谈何容易？虽然体内产生的胰岛素、胰高血糖素、甲状腺素、肾上腺素等多种激素，只能产生而不能和调。据研究体内各种酶类就有 2 000 余种，甚至有人提出气化就是酶化，我认为这种提法不准确，酶化是气化中的一部分，是气化的一种表现形式，把两者等同看待是不对的。体内这么多复杂的物质没有一个和调功能掌握，是达不到动态平衡的。如肾脏产生肾素作用于肺脏加压素，前列腺素又控制肾素，这其中的相互制约、相互促进，必须有一个和调发生的方面。和调就是不多不少，恰到好处。和调就是为了生长生存。在和调五脏，使人体得到正常发育中，体内会有代谢产物不断地排出。洒陈六腑，洒就是均匀一致的向外喷洒，具有一定的密度，陈就是体内无用的代谢产物，通过洒陈的功能由六腑排出体外。这就是和调五脏，洒陈六腑的本意，充分体现营的正常功用。卫是悍气，用现代的话讲就是"勇敢战斗"之意。在表现上是慓急滑利，"慓"就是勇猛无畏，"急"

就是迅速果断，"滑"就是不固定、善动，"利"就是擅长战斗，各处都能到，循于皮肤、肌肉之间，熏于肓膜。肓膜是人体不易到达之处，通过熏蒸而产生布散。卫的总功能就是保卫，保卫是一个事物的两个方面，如同军队，平时有防御之功，战时有攻坚之效，只有能攻能防才是善战的军队。同理，病邪侵及机体，卫则慓急滑利而善战，无邪则防卫机体而保安康，有病则治以达无虞。现代医学提倡提高机体免疫力，就是这个本意。我们的祖先在 2 000 余年前就根据其功能给"卫"作了命名。因此在机体内，必须有这样的保卫者，才能保护身体不受影响，这种保卫功能无论在皮肤之中，肌肉之间，或是肓膜胸腹之间，因卫的体积小，所以能无处不入而达到护卫的目的。通过"营行脉中，卫行脉外，营周不息，终而复始"的运行，形成半表半里的有机循环，联系内外，沟通表里，使差距能在中间阶段融合，使对立通过中间环节而互相过渡，使表里部连成一体。

恩格斯说："我们所面对着的整个自然界形成一个体系，即各种物体相互联系的总体。"系统是一个标志，在时间和空间中，永恒运动着的基本属性和存在方式的哲学范畴，系统属性是物质存在所具有的整体性、结构性和层次性的表现。系统是由特定的、相互作用的方式联结着的若干要素所构成的，具有新质类型，并与周围脏器发生联系的有机统一体。一方面是由组成整体的部分所构成，另一方面，不等于各要素的简单的相加和各组成部分的总和。系就是联系，统就是统一。也就是说，通过联系构成统一的有机体，它的功能必须通过各要素间组成一个相对稳定的结构后，系统性才会出现，系统才能成为一个统一的整体，才能发挥出整体的功能。结构越合理，结构信息量就愈大，系统的组织化、有序化程度就越高，各要素间相互联系、相互作用就越强，系统在整体上才能达到最优。因此，结构是构成系统的矛盾特殊性的重要依据。

二、整体的具体辨证论治

事物的矛盾法则，即对立统一的法则，是唯物辩证法的最根本的法则。整体的辨证就是研究人体的本身的矛盾，这是辨证的本质和核心。《素问·阴阳应象大论》说："阴阳者，天地之道也，万物之纲纪，变化之父母，生杀之本始，神明之府也，治病必求于本。"治病之本是什么呢？就是本于阴阳，故《素问·阴阳应象大论》接着说："善诊者，察色按脉，先别阴阳。"阴阳就是指自身中的矛盾，指事物的对立统一性，是辨证论治中的总纲，没有阴阳的对立，一切事物就失去其存在的前提。那么在医学方面，具体以病邪作用人身所表现的阴阳是什么呢？《伤寒论》第 7 条说："病有发热恶寒者，发于阳也，无热恶寒者，发于阴也。"这就明确而具体地告诉我们：发热恶寒者属阳，无热恶寒者属阴。整体的阴阳是以寒热为其主要表现形式,这也是我们整体辨证的根本出发点。

前已述及,机体是由骨骼、肌肉、皮肤、神经、经络、气血等组织构成,其中骨骼、肌肉、皮肤经过神经、经络和结缔组织联络编织在一起,构成机体的框架,经过气血的周流,为各组织脏器提供生理活动的基础,发挥各自的功能,组成了在大脑统一指挥下的有机整体,根据机体各组织器官的功能不同,划分为三部,形成表部、里部、半表半里部三个自然子系统。表部通过肺的呼吸,吸取天阳之气(氧气),和里部通过胃肠道消化吸收的水谷精微都进入半表半里部化为气血。表、里二部是为机体提供气血的基本营养的场所,其功能仍然需要气血的充养,所以说三部以半表半里部为中心。半表半里以心脏为主导,推动气血周流,使各个组织器官都处在气血濡养的内环境中,各自发挥着它们的作用,气血在半表半里这个实质体中,无处不到,无处不包,故有"人有多大,心有多大"的说法。

气血循行周身,供应能量,体现出各种生理功能,从这个角度讲,整体的功能是以气血的循行状况为主要表现的,气血与各组织脏器的生理效应息息相关。脑也在血的供应下方能发挥其指挥、协调的作用。病邪侵及机体,在未定位之前,整体是以气血的反应为主要表现形式,通过实践观察,机体体现出三方面的反映:第一种是阳性反应,机体主要表现出亢奋性的、良性的、进行性的证候;第二种是阴性反应,机体主要表现出抑制性的、恶性的,衰退性的证候;第三种是中性反应,机体主要表现出阴阳互见、寒热错杂、症状纷繁的紊乱现象,呈现出过渡性证候。

无论整体的病变属何种反应,都是以来势较急,变化迅速,症状明显为其特征。现将三种反应的具体表现分述于下,简述其辨证施治的依据。

(一)热证

【主证】发热,脉滑,自汗出,口渴。

【治则】清三阳之热。

【主方】白虎汤。

石膏 60g　知母 30g　粳米 30g　甘草 10g

煎服法:上 4 味,以水 500ml,煮米熟,汤成,去滓,分 3 次温服。忌食油腻。

【按语】阳证的主证,根据《伤寒论》第 176 条:"伤寒脉浮滑,此以表有热,里有寒(热),白虎汤主之。"

《伤寒论》第 219 条:"三阳合病,腹满身重,难以转侧,口不仁,面垢,谵语遗尿。发汗则谵语;下之则额上生汗,手足逆冷。若自汗出者,白虎汤主之。"

《伤寒论》第 350 条:"伤寒脉滑而厥者,里有热,白虎汤主之。"

上述三条文分别列叙了阳证的症状和证候,值得指出的是,第176条的"表有热,里有寒"一证,根据第168条的"热结在里,表里俱热"和第350条的"里有热"来看,第176条当为"表有热,里有热"证,"寒"似错简,当予更正,原文照例,现仅提出自己的看法。

条文中"里有热和热结在里"的里,实指半表半里的纯里,因病邪从表部或里部入侵,都是进入半表半里的气血之中。病邪在体内尚未定位之前,正邪相争,在阳证则表现阳性反应,呈一派热象。原文第219条所述的"三阳合病,腹满,身重,难以转侧,口不仁,面垢,谵语,遗尿"均属阳证的典型症状。病邪在体内的斗争,主要表现在气血上。热蕴于内,正邪分争,机体动员大量的血液参与对抗病邪,一时血流量增加,血流增速,脉管呈现充盈饱满状态,故在脉象上见滑脉。脉滑是机体气血旺盛,抵抗病邪有力的一种外在表现。发热则是机体抗邪的一种反应。机体抗邪,有欲祛邪外出之势,故可见自汗出的证候,同时表明表证已解。内热炽盛,热于内而伤耗津液,津伤则口渴。更有甚者,热极转阴而呈现手足逆冷,厥深热亦深的真阳假阴证。根据阳证这些实质性的反应,我们把发热、脉滑、自汗出、口渴列为阳证的主要证候,以利辨证施治,其他则列为类证的范围,不再赘述。

阳证的实质乃白虎汤证,对于机体的阳证,既不能用汗法,也不能用下法。正如《伤寒论》第219条所说:"发汗则谵语,下之则额上生汗,手足逆冷,"为什么呢?因汗为心之液,汗液未出表之前,与血液同源,故而发汗则使阴液损伤。正气损则使病邪益盛,热极伤脑则神昏谵语,热极生风则抽搐昏厥。若下之则使胃气损伤,阴液被伐,使热积于里,阳气不得外达以温煦肌表,则同现额上生汗、手足逆冷,使病情逆转,这是一个值得注意的危险证候。

阳证发热,三阳虽俱热,但实以半表半里的气血为本,欲治之法,选用白虎汤清热凉血,以治阳证之本。石膏、知母、粳米、甘草四药为伍,组成清热重剂,具有清热凉血,降温散热,生津止渴,镇静安神之功。使热邪去而胃气不伤,病邪清而阴液不损,利用白虎威摄肃杀之势,建清热滋阴之功,使邪热得除,正气得复。白虎汤堪称清热主方,临床沿用千余年而经久不衰,在众清热方中无与伦比,可见仲景组方之妙。

(二)寒证

【主证】恶寒,手足厥冷,下利清谷,脉沉微。

【治则】温三阴之寒。

【主方】四逆汤。

附子10g 干姜15g 甘草10g

煎服法：上3味，以水500ml，煮取200ml，去滓，分2次温服。强人可加附子1枚，干姜30g。

【按语】寒证的主证，根据《伤寒论》原文择出。

第91条"伤寒，医下之，续得下利清谷不止，身疼痛者，急当救里……救里宜四逆汤。"

第92条"病发热，头痛，脉反沉，若不差，身体疼痛，当救其里，四逆汤方。"

第225条"脉浮而迟，表热里寒，下利清谷者，四逆汤主之。"

第324条"少阴病，饮食入口则吐，心中愠愠欲吐，复不能吐。始得之，手足寒，脉弦迟者，此胸中实，不可下也，当吐之。若膈上有寒饮，干呕者，不可吐也，当温之，宜四逆汤。"

第353条"大汗出，热不去，内拘急，四肢疼，又下利厥逆而恶寒者，四逆汤主之。"

第354条"大汗，若大下利而厥冷者，四逆汤主之。"

第372条"下利腹胀满，身体疼痛者，先温其里，乃攻其表，温里宜四逆汤，攻表宜桂枝汤。"

第377条"呕而脉弱，小便复利，身有微热，见厥者难治，四逆汤主之。"

第388条"吐利汗出，发热恶寒，四肢拘急，手足厥冷者，四逆汤主之。"

第389条"既吐且利，小便复利而大汗出，下利清谷，内寒外热，脉微欲绝者，四逆汤主之。"

第317条"少阴病，下利清谷，里寒外热，手足厥逆，脉微欲绝，身反不恶寒，其人面色赤；或腹痛，或干呕，或咽痛，或利止脉不出者。通脉四逆汤主之。"

第370条"下利清谷，里寒外热，汗出而厥者，通脉四逆汤主之。"

在《伤寒论》一书中，连同通脉四逆汤2条在内，一共有15条分别论述了四逆汤证的病状及证候。机体阴证的出现，标志着正气被夺，精血被损，进而出现的一系列虚寒证候。体内各组织器官，心为五脏六腑之主。无论外袭之寒，还是内生之寒，整体的阴寒之证，仍以心脏的功能变化为其决定因素，所以整体的阴证仍以半表半里部的变化为其主要表现。

病邪与正气相争，正气低下，精气被夺，机体呈现出阴寒的病态和证候。我们必须知道，表部为表中之表，直接和外界接触；里部为里中之表，间接和外界接触；表、里二部病邪产生的结果都会影响到半表半里部去，使病邪进入气血之中，表现出整体的功能低下。首先表现出心脏这个主导脏器的功能低下，才会出现涉及三部的一系列阴寒证候。在表部由于心功能的下降，加之外来病邪侵袭，气血在体表周流不利，肌肤和四末得不到气血的温通，营养供给障碍，而出现以手足厥逆为主的一系列证候。在里部心功能低下后，或加之内生之寒的共同作用，使胃肠道平滑肌供血减少。血管收缩，体内温度下降，脾胃得不到气血的温煦，而形成脾胃虚寒。胃气不降，脾气不升，运化失职，水谷不得腐熟运化，而出现以下利清谷为主的一派脾胃虚寒的证候。半表半里实乃人身的实质体，以心脏为主导，气血循行机体上下内外，五脏六腑，四肢百骸。其背恶寒是心阳衰弱的预兆，心功能下降则整体出现恶寒，脉微欲绝是气血供应不足的一个明证。伴随而来的就是以机体抵抗力下降，诸证蜂起的一片少阴虚寒证候。在临床上脉管炎和慢性胃肠炎患者，多见涩脉，这就是标志心阳衰弱、气血周流不利的一个证明。以此理论治，涩脉消则病证愈，说明机体气血的运行与身体健康状况息息相关。

体内阴寒过盛，格阳于外，使阳气向外浮越，而如第 225 条所述："脉浮而迟，表热里寒，"出现发热，其人不恶寒，面反见赤色者，实为阴极似阳，是阴证的一个危险证候，必须认真辨别，方不致误，所以在《伤寒论》第 317 条说："少阴病，下利清谷，里寒外热，手足厥逆，脉微欲绝，身反不恶寒，其人面色赤，"对阴寒证做了概括性的表叙，并告诫我们：既要注意到阴证的正常表现，又要注意到阴证的反常状态，知常知变，方能为良医。

恶寒，是心阳虚的外在表现，也是寒证的普遍现象。手足逆冷是表部虚寒的集中表现，原文中有 5 条述及。下利清谷是里部虚寒的代表见证，原文中也有五条记述。脉沉细微欲绝，是半表半里部虚寒的核心证候。根据第 92 条："脉反沉"，第 323 条："脉沉"，第 389 条："脉微欲绝"，第 317 条："脉微欲绝""四条原文的记载，将脉沉微列为寒证主证之一。关于阴盛格阳，真寒假热的证候，根据《伤寒论》原文第 92 条："病发热"，第 225 条："表热里寒"，第 353 条："热不去"，第 377 条："身有微热"，第 388 条："发热"，第 389 条："内寒外热"，第 317 条："里寒外热"，第 370 条："里寒外热"的记载，所述这些热证，都不是真正的热证，而是阴寒内盛，真阳浮越的危候表现。所以我们将其不恶寒，面反有赤色一证，不加入寒证之中。综上所述，就将恶寒、手足厥逆、下利清谷、脉沉微，定为寒证的主证。

"正气存内，邪不可干，邪之所凑，其气必虚。"整体的虚寒主要表现半表半里的虚寒，心脏是其中的关键，心功能的盛衰是机体盛衰的重要标志。所以说，在治疗上，要扶助正气，首先要温补心阳，欲治之法，首选四逆，微脉得消，阴寒得除。所以说寒证乃四逆汤证。四逆汤由附子、干姜、甘草组成，方中附子、甘草以强心壮阳，使少阴之寒得治，心阳旺盛，心搏有力，血循环通畅，脉道充盈，五脏得充，正气得扶，脉微欲绝自消，恶寒自解。表部血脉得以温通，肌肤得到气血的充养,而手足厥逆自除。干姜、甘草相合以温运脾阳,祛太阴之寒,太阴之寒消溶,脾胃之阳得复,而腐熟运化功能健旺,水谷精微得以吸收入血,以补充营养,使气血有得以健旺的基础,三药相互为用,疗效快而收效大,此方沿用千余年,不失为治阴寒证的良方。

（三）虚证

【主证】心中悸而烦,腹满急痛,手足冷,脉涩弦微而恶寒。

【治则】补三阴之虚。

【主方】新定建中汤。

当归 15g 人参 10g 苍术 30g 桂枝 10g 甘草 10g 芍药 30g 生姜 10g
大枣 10 枚 饴糖 30g

煎服法:上药 9 味,加水 1 000ml,煎取 300ml;再加水 500ml,煎取 200ml,去滓,两次药汁相合,内饴糖煮沸,温分 3 服,空腹为宜。

【按语】本主治根据《伤寒论》原文第 100 条:"伤寒,阳脉涩,阴脉弦,法当腹中急痛,先与小建中汤,不差者,小柴胡汤主之。"和第 102 条:"伤寒二三日,心中悸而烦者,小建中汤主之。"以临床实践看,诸证之虚,莫过于心虚,心居胸中,是气血的主帅,气血的周流直接关乎正气的强弱盛衰。心虚,诸脏皆虚,故《伤寒论》第 23 条指出:"脉微而恶寒者,此阴阳俱虚,不可更发汗、更下、更吐也……"心气虚而见心中动悸,心虚气血周流减少而见脉涩、微弱而恶寒,是其常证也。气血衰微而不能充养诸脏,百证丛生,里部脾胃得不到气血充分供养,则运化失司而见腹满时痛,水谷不能运化输布,则气血之源益乏,更进一步加重虚象逐渐波及整体,表部亦现手足逆冷、肢体沉重、疲乏等证。

欲治之法,治整体之虚。首先补心阴,以人参止惊悸定魂魄、清心明目而补益心脏,使心动悸可解。气血充,五脏得其血而发挥固有的功能。苍术健脾燥湿,使湿滞得去,运化转复,水谷精微得化,气血之源益丰。脾胃乃后天之本,脾胃健,正气就有恢复的可靠基础,故选用小建中汤作基础方,芍药倍量以治里,通过桂枝甘草,辛甘以化阳,芍药甘草酸甘以化阴,使阴阳虚衰双双调理,周身诸证可消,阴阳俱虚可去,加用当归活血补血,桂枝温通血脉,心脏得以血充,表部之虚亦治。所以以小建中汤补益脾胃为本,配以三阴主药以助,以治心为主,健脾活血补血为辅。三阴之虚运用新定小建中汤方,方与理合,临床证治多效,终因本方确立较晚,有待于进一步观察。

（四）实证

【主证】发热无汗,热结在里,胸满痞硬,呕不止,心下急。

【治则】泻三阳之实。

【主方】新定大柴胡汤。

麻黄 10g　柴胡 15g　大黄 10g　枳实 15g　芍药 30g　黄芩 15g　苏子 30g　川椒 10g　大枣 10 枚

煎服法：上药 9 味加水 1 000ml，煮取 300ml，倒出药汁，再加水 500ml，煮取 200ml，去滓，两次药汁相合，煮沸，分 3 次温服，宜空腹服。

【按语】本方主治根据《伤寒论》原文第 103 条"太阳病，过经十余日，反二三下之，后四五日，柴胡证仍在者，先与小柴胡汤，呕不止，心下急，郁郁微烦者，为未解也，与大柴胡汤，下之则愈"，第 136 条"伤寒十余日，热结在里，复往来寒热者，与大柴胡汤……"第 165 条"伤寒发热，汗出不解，心中痞硬，呕吐而下利者，大柴胡汤主之。"而结合实践择出。证之实，有整体之实，在整体中以里部为甚，感受外邪，正邪相争，机体各种代谢产物积于体内，阻碍气机而出现病理性变化，呈现整体实的证候。痰、水、血、食等代谢产物多积于里部，使脾胃运化阻滞，形成热源物质，刺激整体，进一步加重实热的病理变化，热亦高，实亦盛。在机体之中，热莫若少阳为高，实莫若阳明为甚，故而呈现胸脘痞、发热无汗，热结在里，而呕不止，心下急等实热证候，实为其本，热为其标，不泻实不足以清其热。欲治之法，先以麻黄解其表，使表热得散而不致内陷，以免病情逆转，再以大柴胡汤为其基础。方中选用大黄苦寒以泄热，荡涤胃府，加用枳实芍药散以调理平滑肌痉挛，使大黄得以发挥其效；枳实有冲墙倒壁之功，助大黄将里部之痰水血食，有阻滞运化气机之物一并排出体外。阳明热极，必须采取内部突破之法，使致热之源得以消除。柴胡、黄芩乃少阳主药，清疏结合，半表半里之实得以疏导，胸中烦满之少阳之实可消，方中苏子降气化痰以助清消肺脾之痰，甘草以和调诸药，川椒、大枣以助整体协调之功，药有九味，发、疏、泻、清、散、通六路并举，整体之实何愁不消，本方组成时间较短，临床应用多例取效，但有一个完善的过程，有待探索。

（五）体证

【主证】微恶寒，心下满，口不欲食，大便硬，手足冷，脉细，头汗出。

【治则】协调整体。

【主方】小柴胡汤。

柴胡 24g　黄芩 10g　人参 10g　半夏 15g　生姜 15g　甘草 10g　大枣 12 枚

煎服法：上 7 味，以水 1 000ml，煮取 500ml，去滓，再煎取 300ml，每次温服 100ml，每日 3 次。

【按语】体证的主证根据《伤寒论》第 148 条"伤寒五六日，头汗出，微恶寒，手足冷，心下满，口不欲食，大便硬，脉细者，此为阳微结，必有表，复有里也。

脉沉，亦在里也。汗出为阳微。假令纯阴结，不得复有外证，悉入在里，此为半在里半在外也。脉虽沉紧，不得为少阴病，所以然者，阴不得有汗，今头汗出，故知非少阴也，可与小柴胡汤"择出主证。

整体证有其特殊性和复杂性。其病性是以机体的正邪斗争即统一性的特征存在。正如恩格斯在《自然辩证法》一书中指出："一切差异，都在中间阶段融合；一切对立，都经过中间环节而相互过渡。辩证法不知道什么是绝对分明的和固定不变的界限。"体证就是病邪侵及机体，在体内出现虚实并见、寒热错杂的证候，证候遍及表部、里部、半表半里部，有寒、有热、有虚、有实。错综复杂的证候遍于全身，形成阴阳证俱见的综合，难以具体说明病位、病性，构成机体疾病的同一性，体现着病邪在中间阶段上的融合和过渡过程，体现着病邪与机体之间斗争的相互转化。

我们知道，一切事物都是由渐变到突变，由量变到质变。在向自己的对方转化的过程中，有一个中间阶段。在这个中间过渡阶段，事物的矛盾性并不突出，而表现出它的同一性。疾病也是这样，病邪侵及机体，正邪纷争，出现了病邪既不足以压制机体的正气而呈现阴性反应，正气又不能立即祛除病邪而呈现阳性反应，而出现模糊性。由于机体的不协调，而在三部，出现阳性反应和阴性反应，这就是病体在未定性之前，机体与病邪斗争的中间环节，出现寒、热、虚、实错杂的机体统一性病态，它们依一定条件处于一个统一体中，从148条可以看出，头汗出，证属少阳；微恶寒，证属太阳；心下满，口不欲食，证属太阴；大便硬，证属阳明，手足冷，证属厥阴；脉细，证属少阴。病证在机体分于三部，遍及六病。从整体的观念看，难以确定病性。其病体是以整体的不协调为其主要表现的。那么，整体不协调的病因是什么呢？根据中医学的病因学说，是内伤七情，外感六淫。由于人体生存在自然界，自然界的各种变化无不对机体产生影响，以致机体经常接受来自内外不同的刺激，这其中主要的是内在因素。毛泽东曾说："外因是变化的条件，内因是变化的根据，外因通过内因而起作用。"人体的内在因素，主要指人体的体质状况和精神状况，这是人体能否发挥主观能动性，抵抗外邪战胜疾病的决定因素。

气血在人体的正常循行，是保证生命活动的基础，思维功能是气血作用于脑的具体体现。"脑得血能思"，但大脑皮质的功能活动可以支配一切脏器的功能的活动达到协调一致，在整体中同样起着决定作用。大脑皮质以下有许多生命活动中枢，通过运动神经和自主神经直接或间接地对人体的各种活动，如语言、心跳、呼吸、消化、运动等产生着重要的影响，自主神经主要支配着内脏的功能活动，自主神经又分交感神经和迷走神经，分别担负着兴奋和抑制的不同功能，维持调节着整个机体的动态平衡。如果机体经常受到过度的悲、哀、乐的精神刺激，就会导致大脑皮质的思维功能和支配功能障碍，出现偏盛或偏衰的表现，这样所支配下的神经系统就会发生紊乱，出现运动功能和内脏活动的不协调，规律性被打破。加之外界条件的作用，使整个机体就会呈现混乱状态，诸证蜂起，身体无有舒适之处。患者自感百病加身。由于是一种功能上的紊乱现象，到医院检查，没有器质性改变，难以做出明确诊断，患者又感到很痛苦。这是我们在门诊中经常遇到的情况。医者对此证有时则显得束手无策，不知从何处着手，经过临证多年，摸索出聚关脉和上鱼际脉后，解决了体证的诊断和治疗中的一系列难题，其中微妙的病理变化有待探讨。

聚关脉是我经过数千例患者的脉象变化，结合多年临床实践总结出的一种脉象。脉象聚关者，患者多数性格内向，心中有隐曲之事，不愿言之于口，告之于人，而隐藏于心中。长期的忧愁思虑，导致大脑皮质的功能紊乱，引起迷走神经张力增高，平滑肌收缩，腺体分泌增加等一系列连锁反应。这些变化首先压制心脏，使窦房结的兴奋性受到抑制、心肌传导系统的传导性减低，使心律紊乱，心率变慢，气血周流不畅，血流灌注量减少，导致以大脑为主的重要脏器缺血，进一步出现恶性循环，加重病情。同时，平滑肌收缩，腺体分泌增加，胃肠道平滑肌收缩，蠕动变慢，加之胃酸分泌增加，运化不利，积聚胃中而继发胃、十二指肠溃疡等病变。长期的迷走神经兴奋，血管平滑肌长期处于收缩痉挛状态，长此下去，滴水穿石，使寸口脉聚于关部，关部评之独大，更有甚者，如豆状，我们称此脉象为"聚关脉"，可以根据关脉聚结的程度，推断病程，聚关脉多提示胸膈部的病变，肝和胆的病变，心血管病变，胃肠道病变，症现头晕、记忆减退、心烦胸闷、腹满、周身乏力一系列抑制性反应。

经过多年实践认定，上鱼际脉的出现，一般提示患者性格外向，脾气急躁，争强好胜，具备这些并不足以形成上鱼际脉，关键是自己对自己固有的秉性有认识，有自知之明，处理问题，善于用理智克制冲动；或者见于客观的实际情况不允许本人按着自己的性格和意志行事，违心地同意别人，天长日久，事与愿违，在思虑与克制并存的条件下，导致大脑皮质的功能紊乱，引起交感神经的功能亢奋，出现心跳加快，血管扩张，血流加快，平滑肌松弛，脉管充盈度增加，由于处在兴奋状态，加之主观意志压抑两个方面的复杂病理变化，使寸口脉经过长时间的作用向上移位，脉管搏动突向腕横纹以上，有时肉眼直观就可见到脉管的搏动，我们称此脉象为"上鱼际"脉。临床上高血压、动脉硬化、脑血管意外等病变多见此脉象，病证主要表现失眠、多梦、易怒、心慌、多食善饥等一派兴奋性反应。

"聚关脉"和"上鱼际脉"在古籍中没有或不明确，但它又是客观存在的。有时患者聚关脉与上鱼际脉并见，标志着患者整体的功能紊乱，必然出现寒热错杂、上下内外不协调的证候。西医称之"神经官能症"，中医则为肝阳上亢，肝气郁滞的范畴。我们根据脉象的特征，提纲挈领，辨证施治，对体证的治疗均能收到令人满意的效果。

根据多年临床实践得出结论，整体的不协调主要是大脑皮质的功能紊乱，出现神经系统的功能改变，使机体各组织器官不能各司其职，而是各行其是所致。治疗之法，我们采取了协调疗法，因体证的性质是疾病的统一性，即疾病以一定的条件共处于机体这个统一体中，单纯采取攻补温清的方法，都不能达到治疗目的，必须选用整体的协调疗法，将紊乱的功能变化，低于正常水平的，扶到正常水平，高于正常水平的，降到正常水平。使整体趋于一个平衡稳定的状态，促进机体恢复正常的功能活动。对立是矛盾的一种形式，而不是一切形式，疾病的治疗同样是这个道理。对于大寒、大热、大虚、大实的证候，必须采取寒则热之，热则寒之，虚则补之，实则泻之，针锋相对的原则。但对于非寒、非热、非虚、非实的错杂证候，病的性质并不显著的病体，必须采取协调方法，否则会顾此失彼，取不到理想的效果。

体证的选方，先后试用过越鞠丸、逍遥散、小柴胡汤，通过实践，前后筛选，还是《伤寒论》的小柴胡汤为佳。因为在整体，半表半里部代表着整体的本质，心与脑同居半表半里部，这两个重要器官是人体物质与精神的具体表象，两者之间发生变化，首先在半表半里部出现反应，然后影响到全身，在三部发生不同的反应。要把整体调整好，心与脑是调治的根本，一切治疗都在围绕着心脑进行。

机体功能的紊乱，阴阳证候互见，这阴阳证的协调，从何处着手呢？这需要找出整体的主要矛盾和矛盾的主要方面。在整体中，少阳至阳，太阴至阴，体内热不过胸中少阳，寒不过腹中太阴，这二病是整体阴阳的代表，整体阴阳的协调，也就是少阳与太阴的协调，"治中央以令四旁"，抓住病证代表的核心，以小柴胡汤作为协调体证的代表方。首先协调好少阳与太阴，其他伴随病证就会迎刃而解，使机体"阳平阴秘"。

方中黄芩清少阳之热，柴胡散少阳之实，以建清热除满疏肝解郁之功，生姜、半夏以温燥太阴之寒，人参、甘草、大枣又治太阴之虚，共奏温中健脾、强心补气之效。七药为用，寒热同方，升降并举，补散齐发，使紊乱的整体中热得清，实得泻，寒得温而虚得补，后天之本得固，气血之源得充，脑髓得补，正气得健，气血通畅，精力充沛，而诸证消失。古人有谓"小柴胡汤证有诊断之误，无治疗之误",正此谓也。小柴胡汤虽七味,却胜于众方,可见仲景以取少阳、太阴之治,调整整体的组方之法,胜人一筹。小柴胡汤的临床应用,经久不衰,妙在方义之中。

第二节
三部六病辨证论治

三部是整体的三个子系统,按每部病的不同属性,分表部的太阳病、厥阴病;里部的阳明病、太阴病;半表半里部的少阳病、少阴病;同时它还有并病。为了明确三部六病的辨证论治,本章内容分六病的产生机理、六病不同于六经、六病的建立、三部的部病四部分——叙述。

一、六病产生的机理

论及六病,首先要明白六病的机理是什么,是如何产生的。人体受病,致病的因素很多,医者亦感到很复杂,必须对这些致病的内外因素做归纳,现代医学将致病因素概括为四个方面:①机械性的;②理化性的;③生物性的;④第二信号。通过这样的归纳,疾病无论千变万化,病因的来源不出这四个范畴,四类致病因素对机体产生刺激,作用于机体各系统,引起机体不同组织细胞发生一系列的反应,组织细胞对四种病因发生程度不同的生理效应作为机体的内在刺激,又反作用于神经系统,在体内形成周而复始的恶性循环。

导致机体各种各样的病变的因素,一般不超过机械因素、理化因素、生物因素和第二信号四个范畴。各种致病因素进入体内而刺激机体,出现不同的病理变化,呈现出各种各样的证候群。同一刺激为什么会出现许许多多的证候呢? 这其中的变化过程、反应规律是需要认真考虑的。吴又可的一段论述加深我们的认识,他说,同一致病因素要产生无数的现象,既然要产生无数的现象,你就必须按着这无数的现象来论治,叫"同病异治",病邪到达人体,如同喝酒,喝醉有气高身热、面目俱赤者;有醉后应面赤而反白者;有应萎靡而反胆壮者;有应发热而反战寒者;有醉后妄言妄为,醒后全然不知者;有沉醉而神不乱者;有易醉易醒者;有难醉难醒者;有哈欠喷嚏者;有头晕头痛者;有狂言乱语不识人者;有流泪哭泣者;凡此种种,因气血虚实不同,脏腑禀赋各异,故出现各种变化。吴氏以醉酒为例,论述了一种致病因素作用于机体而出现的各种反应,举例确实,论说精当,提示了在辨证论治中"同病异治、异病同治"的原理,加深了对病邪与机体之间相互作用、相互变化机理的认识。

吴又可著《温疫论》一书，通过对大量客观事实的观察，论证了传染病的致病因素，提出空气中有另外的东西使人感受瘟疫，称之为"杂气"，某些杂气具有侵犯某些脏腑器官组织引起疾患的特性，感染杂气不同，病各有异。虽然当时不可能认识致病的杂气是细菌、原虫或病毒，但事实上把许多致病微生物方面的若干发生规律及微生物的某些特性做了揭示，这使我们认识到，同一致病因子可以出现若干不同的证，同一证又可源于许多致病因素，这就是同病异治、异病同治的理论基础，病邪与组织之间的变化机理，取决于机体正气的盛衰，以及机体对病邪的反应敏感程度。在临证辨证论治时，只有知常知变，才能把握病因与病证的认识和治疗，不拘泥于常法，耽误病情，我们的六病分类论治就是根据机体各部不同的反应而区别病性的。

同一致病因素，作用于机体三部，可以产生六病，广而论之，无论多少致病因素致病，都是产生六病，也只能产生六病。大家知道各种致病因素作用于机体，形成刺激，其反应只有两种，即阳性反应和阴性反应，别无其他。故善诊者，察色按脉，先别阴阳。治学要讲方法论，学术忌繁琐，要善于抓住要点，知其要者一言而终，不知其要，流散无穷。中医学是哲学的概念，哲学具有高度的概括性，阴阳二性就是高度概括的主导，张景岳说："凡诊病施治，必须先审阴阳，乃为医道之纲领，阴阳无谬，治焉有差，医道虽繁，然阴阳一言以蔽之，阴阳者，一分为二也。"阴阳二性的产生机理是什么？俄国生理学家维金斯基说："同一组织所施加同一刺激，一方面由于强度不同，频率不同，另一方面由于效应器灵活性不同，有时呈兴奋作用，有时呈抑制作用。"从两个方面叙述了阴阳二性产生的机理。致病因素的强度和频率是机体产生阴阳二性反应的外在条件，机体的灵活性则是产生阴阳二性反应的内在因素。无论是机械的、理化的、生物的，还是第二信号的致病因子作用于机体，只要刺激的强度和频率不超过机体的灵活性，就会出现兴奋性证候，呈现阳性反应，反之，刺激的强度、频率超过机体的灵活性，表现一系列抑制性证候，则呈现阴性反应。刺激有强弱，频率有快慢，在机体三部，只要不压制机体的正常反应，则表现为三阳证，超过其正常反应则出现三阴证，这就是病邪与机体之间的变化规律。

三阳证和三阴证的反应都有其物质基础，阳性反应可使血管扩张，功能兴奋，体温升高；阴性反应则使血管收缩，功能抑制，体温降低；两者的表现形式相反。我们讲阴阳，不是空洞无物，是用实际的物质基础形成高度的抽象，阴阳二性的表现就是从抽象中得来，是实实在在的。维金斯基认为阴阳的不同反应是由刺激是否超出机体的灵活性决定的。谈到双相反应，其第一相、第二相的反应在血液中就可以测出。第一相反应表现血压升高，白细胞数目增加，骨髓细胞增生活跃,细胞核左移,酸度升高,新陈代谢旺盛,血糖升高,血红蛋白反应亢进,血中胆汁量减少;第二相的反应则与此相反。机体以气血周流来反应各种病理变化,所以通过观察血液的变化,可以明显地看到阴性、阳性不同质的变化,亦可作为探讨阴阳的依据。说明阴阳二性是客观现实的反映。

机体所分三部,组成表部、里部、半表半里部三个子系统,每个系统都具有它的特殊性和独立性,在每个系统与致病因素的相互反应中都有阴阳二性,表现出两组性质不同的证候群,尽管证候多变,但终不超出阴阳二性这个范畴,这样三个系统必然出现六个不同的证候群,按照《伤寒论》的原义,分别命名,在表部分别称为太阳病、厥阴病;里部分别称为阳明病、太阴病;半表半里部分别称为少阳病及少阴病。无论同病异治还异病同治,都是以三部六病为根据,任何疾病,病位不超三部,病性不越六病。所以说,三部六病是对疾病的高度概括,是八纲辨证的具体体现,知道了六病产生的机理,就认识掌握了三部辨证的根本。

二、六病不同于六经

三部六病学说是根据《伤寒论》的具体内容,将人体划分三部,根据阴阳不同属性,每部分别列出代表阳性证候群和阴性证候群的病名,由三部辨出六病,以此辨证施治,体现《伤寒论》的学术观点,它和经络学说有着本质的区别。我们知道,在《黄帝内经》的记载中,对三部的内容有清楚的记载,那么为什么《黄帝内经》中不突出三部六病的论据进行辨证论治呢?这与当时的医疗条件有直接关系。针灸和汤方治病是两种不同的医疗手段,一种治疗方法的兴起和发扬,必然要围绕着其不同的治法而立论。春秋时代的医疗方法,主要是针灸方法,所以《黄帝内经》一书阐述最明确的是针灸法和经络学说,书中虽有汤药十三方,对当时的临床治疗起的作用不大,尚疑为后人所加,无从考究,但经络学说对当时的针灸治疗起了可靠的指导作用,至今仍指导着中医学的治疗实践。

经络学说将人身划分出手三阳经、手三阴经、足三阳经、足三阴经,及任脉、督脉、冲脉、带脉、阴维、阳维、阴跷、阳跷共计二十条经络,作为一个独立的学说,指导着针灸疗法的实践,这是众所周知的。

自宋朱肱注解《伤寒论》倡导六经辨证,就开始出现混乱,致使后世许多医家沿袭六经辨证,把病当经解,众说纷纭,无一定论。把病证当经络去注解,这是中医界一个不容忽视的问题,必须澄清。《黄帝内经》中明确记载,人体的正气盛衰不同,病邪强弱有异,作用于机体各个经络上,则表现寒热虚实四大证候，而绝非是在机体三部上所表现的六病。经络是构成机体的一个重要部分，在每条经络线上所表现出来的寒、热、虚、实四大证，岂能与六病混淆。在《黄帝内经》中，将经络的功能、循行部位论述详尽。如果以六经辨证，那么，手三阴经、手三阳经和任脉、督脉、冲脉、带脉、阴维、阳维，阴跷、阳跷是不是就不存在了呢？在这些经络上表现的病变反应是否就不可见，难道就不需治疗吗？所以说运用六经辨证实系断章取义，牵强附会而已。

六病不同于六经，对有些医者是很难理解的，这就要求我们必须熟读《伤寒论》和《黄帝内经》，必须认清经指经络。经络在人体有二十条，六经从何而来。病有寒热虚实，仲景针对其证候，运用阴阳二性及三部而产生六病，而不是六经。病是病理变化反映出的证候群，病邪去则六病就不复存在。经指经络，是生理性，病邪去则经络仍存在。经在体内，可供正气、邪气随经进，随经出。在经络上可以体现病变的变化和传变，顺经可以出表，沿经可以入里。故治法上三阴经用下法，三阳经用汗法，循经而治。经指二十条经络，不独指六经。

从《伤寒论》的记载，也可以看到热邪接触经络后，则循经而传。《伤寒论》第4条："伤寒一日，太阳受之，脉若静者，为不传，颇欲吐，若烦躁，脉数急者，为传出。"第8条亦说："太阳病，头痛至七日以上自愈者，以行其经尽故也，若欲作再经者，针足阳明，使经不传则愈。"上述两条原文论述了病邪循着一定的经络而传变，沿着太阳经、阳明经、少阳经、厥阴经、少阴经而逐次传变。在病邪循行过程中，仲景则用"病"字来概述机体中不同部位、不同性质的证候群，以示区别"经"与"病"两个不同的概念。经络是组成人体不可缺少的部分，具有特定的组织结构和功能，经络可以受病，但感受病邪之后，病性有寒、热、虚、实之分。病是一种病性的一组证候群，如果把经说成病的概念，那就错了。另外，经络在针灸时有感传现象，循着感传的方向可以循经取穴。经络分布周身，贯穿上下，沟通表里，使机体形成一个有机的信息联系。它有特定的循行路线和对机体的特殊功用，这是中医学中独特的地方。所以说经与病的含义是不相同的。以太阳病和太阳经为例，太阳经是一条经络线，各条经络在体表都有分布，不独太阳经一经。太阳经不能包括体表，同样也不能代表体表。太阳病是表部的阳性病，可以作为表部阳性病的代表。再者在太阳经循行部位上的证候有寒、热、虚、实之别，并有循行路线上的差异和变化，由此而知，经与病无论如何不能相提并论。

宋本《伤寒论》有文字作依据，我们要尊重历史文献的真实性。初步统计，全书中言太阳病者53条，言阳明病者38条，言少阳病者1条，言太阴病者2条，言厥阴病者2条，言少阴病者41条，共计137条，而单太阳、厥阴、阳明、太阴、少阳、少阴者计有 67 条,谈及太阳证、阳明证 2 条,无一条言太阳经、少阳经、阳明经、厥阴经、太阴经和少阴经。言"伤寒"者 97 条,与经字有关的条文共占 14 条。其中第 143、第 144、第 145 三条的经为"经水"之经,与六经无关。第 30 条"附子温经、亡阳故也。"此处温经是描写附子的功用。第 67 条:"发汗则动经,身为振振摇者",是谓误用发汗剂而伤动经脉,其证即"身为振振摇",此处谈误汗的病理变化,此经指经络之经,非指病属何经。第 124 条"太阳病,六七日,表证仍在,脉微而沉,反不结胸,其人发狂者,以热在下焦,少腹当硬满,小便自利者,下之乃愈,所以然者,以太阳随经瘀热在里故也。"此条之经,指经络而言,是指太阳病的病理变化,即循经传入里部而出现"少腹当硬满,下之乃愈"的病理变化,根本不是什么太阳膀胱经。第 160 条:"经脉动惕者,久而成痿,"此指经脉的症状,全身经脉跳动,惕惕不安,而不是谈病在何经。上述 4 条经文或谈药理,或讲病理,或叙症状,都不能作辨证之"经"的根据。

第 103 条和 123 条的"太阳病,过经十余日",第 105 条"伤寒十三日,过经谵语者,以有热也,当以汤下之",第 217 条"汗出谵语者,以有燥屎在胃中,此为风也,须下者,过经乃可下之",此四条原文之"过经"均指太阳病已罢,然不称太阳经已过。仲景在《伤寒论》中对于辨证只称太阳病或仅称太阳而不言经,217 条虽为阳明病,其过经仍指太阳病已罢,所以说"过经"是指太阳病经过经络传向它部,根本不能作"六经"的立论依据。

第 8 条:"太阳病,头痛至七日以上自愈者,以行其经尽故也。"第 114 条:"太阳病以火熏之,不得汗,其人必躁,到经不解,必清血,名为火邪。"第 384 条:"伤寒,其脉微涩者,本是霍乱,今是伤寒。却四五日,至阴经上,转入阴必利。本呕下利者,不可治也,欲似大便,而反矢气,仍不利者,此属阳明也,便必硬,十三日愈,所以然者,经尽故也。下利后,当便硬,硬则能食者愈,今反不能食,到后经中颇能食,复过一经能食,过之一日当愈,不愈者,不属阳明也。"上三条所述之"经",仍为经络之经,指病邪沿经络循行过程中所出现的各种变化。通过经络可以达到机体各部,出现各种病理变化。通过正邪交争,在不同部位上可以自愈,可以再传变。所述"必清血""不能食"等表现,都是指经络上的病邪传变而在不同病位上的反映。不应以日数为据,而应以证候为准。病邪按日相传,一日传一经者,临证多年从未见。按"六经"周而复始的传变情况,这种学说经不起实践的检验。《伤寒论》中第 5 条:"伤寒二三日,阳明、少阳证不见者,为不传也。"第 4 条亦说:"脉若静者为不传",由此可见,仲景是以证的出现与否,定证候是否传变,从而批判了日传一经之说。仲景的辨证原则是:"观其脉证,知犯何逆,随证治之。"言脉言证,随证而治,不知后人设立六经辨证其理由何在。《伤寒论》原文谈及"六病"之处比比皆是,而六经之词在书中无处可觅,六经之说在《伤寒论》中根本就不存在。学说岂容无中生有,张冠而李戴?

更有甚者,既以经络解伤寒,由经络而及于脏腑,遂有"经证"与"腑证"之称。在太阳病中,根本就没有"经证""腑证"。太阳病是表部的阳性病,是以表部的实和热表现其具体病性,太阳病在各篇中从来就无"太阳经"三字,太阳经证从何而来,医学要尊重现实,不能凭空捏造。《伤寒论》第2条"太阳病,发热、汗出、恶风,脉缓者,名为中风。"第3条:"太阳病,或已发热,或未发热,必恶寒,体痛呕逆,脉阴阳俱紧者,名为伤寒。"此两条一直被当做太阳经证的条文。请看,条文开头就冠以太阳病,根本就没有太阳经。从证候看,发热、汗出、恶风、脉缓、体痛、呕逆,和足太阳膀胱经的辨证:冲头痛,目似脱,项如拔,脊痛,腰似折,髀不可以曲,胸如结,喘如裂,毫无共同之处。足太阳膀胱经的证候是循着膀胱经的部位而出现的证候,将伤寒证、中风证归结到太阳经上去,实在令人费解。

太阳经证不存在,太阳腑证就更无从谈起,把五苓散证说成"膀胱蓄水证",不知其理由何在。《伤寒论》中第71条:"太阳病,发汗后,大汗出,胃中干,烦躁不得眠,欲得饮水者,少少与饮之,令胃气和则愈,若脉浮,小便不利,微热消渴者,五苓散主之。"条文是说发热与发汗损伤津液,又损伤脾气,遂见"消渴烦躁,故欲得饮水者,少少与饮之",令胃气和,脾运健,津液四布则病自愈。如饮不如法,则使虚弱的脾胃被水湿所困,运化失职,故停心下。津不输布而为消渴,小便不利,故处以五苓散健脾胃而运水湿,水津四布而诸证自解。由此而知,病理变化在里部脾胃而不在膀胱。五苓散主用于寒湿困脾之溏泻少屎,说得具体一点,主要作用于小肠,提高其吸收能力,切不可用于湿热下注淋痛证。可知五苓散之治不在膀胱。所以把五苓散证列为"膀胱蓄水证"就无从谈起。

许多注解家把桃仁承气汤证解为"膀胱蓄血证",《伤寒论》原文第106条"太阳病不解,热结膀胱,其人如狂,血自下,下者愈,其外不解者尚未可攻,当先解其外,外解已,但少腹急结者,乃可攻之,宜桃核承气汤"。我们知道,血自下,都认为是大便下血。第237条的"屎虽硬,大便反易,其色必黑"可以证实,条文中的膀胱是指病位而言。与少腹急证为互文,膀胱指少腹部位可知。再者,血蓄膀胱是不会从肠道而出的。从原文第124条:"小便自利者,下血乃愈"和第125条:"小便不利者,为无血也,小便自利,其人如狂者,血证谛也",膀胱蓄血,小便不会自利,说明血不在膀胱,仲景叙及的脏腑未必直指其脏。"热结膀胱"与第215条的"胃中必有燥屎五六枚"是一个道理。大家都知道,燥屎在大肠而不在胃中,而胃中常代之以心下,所以说膀胱是指少腹而言。桃核承气汤是调胃承气汤加桃仁、桂枝而成，是活血化瘀、清理肠胃的阳明方剂，实与膀胱蓄血证风马牛不相及。"蓄水证"之水与"蓄血证"之血均不在膀胱，以太阳经之腑证去解是没有根据的，也是不符合客观事实的。

经与病在《伤寒论》一书中为本质不同的两种概念，需要辨别清楚。首先应该肯定经络学说是中医学的重要组成部分，经络无论在生理功能上、病理变化上还是诊断治疗方面都有重要意义。一切疾病不论在病理变化还是在转化过程中都有经络的参与。因为经络具有运行气血、联络脏腑、沟通表里上下的作用，是病邪出入的道路。但是决不容许把病邪传变的途径与证候类型的划分混为一谈，经络辨证自有其独立的内容，与《伤寒论》的三部六病的辨证方法很不相同。头项强痛属太阳病，是因头为诸阳之会，这一证就为表部所常有，是表部阳性反应的代表，绝非由于膀胱经行于体表的缘故。不然的话，属于督脉不是更确切吗？所以方中行说："若以六经之经断然直作经络之经看，则不尽道，惑误不可胜言。"六病是不能按经络的循行去划分的。

六病的传变是错综复杂的，将传于何病取决于邪正双方与治疗之正误，并非一定要循着经络传于其腑或传入其所属表里关系的经络或脏腑。如太阳病误治后可转为葛根芩连汤证、桂枝人参汤证、大陷胸丸证、三泻心汤证、栀子豉汤证、白虎加人参汤证等。所以说，证候在传变过程中，应当想到经络是病邪传变的途径，不追究其传变途径并不影响对证候的认识。再说，经络的病理变化只是机体病理改变的一部分，而气血、津液、皮毛、筋骨、肌肉都会有程度不同的表现，怎能只重经络而不及其余呢？何况经络非指六经。张景岳曾说："伤寒传变，止言足经，不言手经，依照其理，奇经八脉焉有不入者哉，二十经均受邪怎么能只谈六经呢？所以我们认为六病的传变与经络的表里关系是性质不同的两种概念。

在六病的概念中，概括了病性（阴阳）、病势（寒热）、病位（表、里、半表半里）、病体（虚实）的内容，在经络的概念上则无此种意义。以病位为例来说，三阳病中，病邪在表的，因势利导，可汗之而解；病邪在里的，亦因其热可下之而解；病在半表半里的则非汗下之所宜，可清之而解。体现出辨证的目的全在于施治，若以经络辨证论治则没有这样的区别，因为每条经络都内属脏腑，外络于肢节，每一经既可出现内部脏腑的疾患，又可见到外表肢节的疾患，这种辨证就不能说明何经可汗、何经可下、何经可清的论治目的，这与六病辨证中太阳主表、阳明主里、少阳主半表半里的辨证法则有根本区别，所以六病与经络在辨证上毫无服从关系。

总之，经与病的概念有着本质的不同，六经是生理的，其循行有固定的路线,无病时其存在依然如故。六病是病理的,是三部中不同阴阳属性的六组证候群,无病则六病不复存在。经络无论外在体表或内在脏腑均为线段的,致其病象只出现于其循行部位及其所属经之脏腑;而六病的表现为全身性的。经络的阴阳是用于说明人体组织的结构属性,由脏腑的不同及经络体表部位的区别来划分阴阳,而六病的阴阳是用以说明疾病的属性,由病势、病体所决定,包括了寒热虚实的内容。经与病本质绝不相同,《伤寒论》的六病不同于六经。

学习理论的目的是指导实践,理论知识要用实践来检验来修正,一个传统的错误要想修正很困难,习惯势力的阻力是相当大的,但我们相信,通过医疗实践,医界有识之士一定会对《伤寒论》学说有一个正确的认识。

三、六病的建立

张仲景在《黄帝内经》理论的指导下,集实践之经验,创造性地提出了辨证论治的体系,根据疾病的征象、深浅、性质等把人体划分为表、里、半表半里三个部位,根据阴阳属性的原则,把疾病归纳为两种类型的六组证候群,概括于《伤寒论》之中。

机体三部的划分是按着人体的深浅位置和独特的功能而划分的。

表部,概括地讲,就是与空气相接触的部位,根据"肺与皮毛相表里"的理论,把体表和肺列为表部的范畴,表部是人体卫外防线,是御邪之藩篱,经常与外界病邪直接接触,具有抗病于外的功能,因此机体表部功能的强弱,对于健康有极其重要的作用。

里部指机体的内层,是由平滑机组成的消化系统,主要和饮食接触,间接地和外界相通,担负着食物的消化、营养的吸收、糟粕的排泄等任务,保证机体生存的物质来源,具有以通为顺、以寒为逆、以滑为病的特点,里部的功能状态对人体各种生理活动有着密切的关系,有"后天之本"之称。

半表半里部介于表里之间,实为纯里,和气血直接接触,以心脏为主导,通过心血管系统将气血周流全身,半表半里部接受表部天阳之气,吸收里部水谷精微,构成气血的基本来源,气血营养各个组织器官以维持其生理功能,同理,外来之邪通过表部和里部,都可进入半表半里部,通过气血的周流波及整体。半表半里部的病邪亦可通过肌表,利用汗法抗邪外出,通过里部利用下法和吐法使邪排出,它是一个枢纽机关,在人体占有极其重要的位置。

机体感受病邪,病证的性质取决于邪正双方力量的对比,正邪相争,在各部定位后,正胜于邪,则出现发热的、亢奋的、进行性的反映,这种反映统属阳性病。邪盛正衰,则呈现虚寒的、抑制的、衰退性的反映,这种反映属于阴性病。由于发生的部位不同，临床上则出现六种不同类型的证候群，按其部位与病性的不同，表部出现太阳病、厥阴病，里部出现阳明病、太阴病，半表半里部出现少阳病、少阴病，统称为"六病"。

根据临床实践，六病辨证的原则，一是采取三突出的原则，即突出核心证，突出纲领证，突出一般证，临证看病，证候纷繁，首先要注意采集证候，治病要重证据，无证而不信，将与各病有关的证候做一划分归类，称之突出一般证候。然后在一般证的基础上选出几个典型证候，具有独特的代表意义或代表某一方面，作为本病的主导证，称之为纲领证。在突出纲领证的前提下，从纲领证中选出具有核心意义的证候，具有病位与病性的概括性，一见此证，就可确认此病，称之为核心证。在重视证的基础上，突出纲领证、核心证，具有纲举目张之效，辨证分明，治而不乱，便于认识，便于掌握，便于应用，对于每一病，核心证是主导病证，是一病的重点，无此证则诊断不能成立，纲领证是伴随核心证而存在的，是病的重要代表证，在临床辨证时，见核心证就可确认此病，如果纲领证俱在，则诊断就更为全面。

临床辨证的另一原则，就是对立统一的原则，三部是整体的三个子系统，各有独特的结构与功能，在辨证论治过程中，既要想到它的对立性，又要想到它的统一性，在每部既有其对立的证候，又有统一的证候，此两种情况往往交替出现，由对立向统一过渡，由统一向对立发展，这样在每部的阴阳两病之间，有一个过渡性的融合阶段，两个对立病的证候，似是而非，出现统一性（同一性）的病理变化，我们称之为并病，每部都有一个并病存在，所以在施治过程中，每部的阳性病，病性实热，治予清泄；阴性病，病性虚寒，治予温补，这是阵线分明，对抗性的治疗，并病则采取协同治疗，只要一调整，每部的各种并证都能得到全面的治疗，这就是施治中的"三部六病九治法"，从病的两个方面去辨证施治，这是一个具有哲理的认识。

在施治过程中，采取"多方重选主方，多药重用主药"的原则，一病当前，根据病情，可以列举许多方剂，要选用最佳方剂为主方，组方时，针对病性的众多治疗药物，要选出代表性的药物以重用，以便突出治疗的重点。方药的筛选原则根据"疗效高，治疗全面，使用稳妥"三个方面配方选药。首先要求方剂与药物要疗效高。当然这需要经过多年临床实践才能得知，再是治疗全面。每个主要方药的选出最起码对病位、病性、病势，都要有一个全面的治疗才能胜任，治疗不全则无代表性。三是治疗稳妥，无副作用。无论用量大，还是疗程长，久服多服均无不良反应。以上三点是选主方、主药所慎记的，因为每个病是一组证候群，有其代表性，选方用药必须突出重点，在治疗上才有代表意义，我们根据这些辨证论治的要点,对三部六病九治法的证、方、药做了系统的归结,构成一个辨证的体系,其中有些内容有待完善、修改、补充,但基本理论和内容已经具备,下面将各部分别叙述:

(一)表部

1. 太阳病

主证:头项强痛,发热恶寒,无汗,脉浮,或咳喘。

治则:发汗解表。

主方:葛根麻黄汤。

葛根 60g　麻黄 10g　石膏 30g　杏仁 15g　甘草 10g

主药:葛根;副主药:麻黄。

煎服法:上药 5 味,加水 500ml,煎取 150ml,温顿服,取微似有汗为佳。小儿酌减。忌辛、温之品。

诊断部位:头部。

按语:太阳病的主证根据《伤寒论》第 1 条:"太阳之为病,脉浮,头项强痛而恶寒",第 7 条:"病有发热恶寒者,发于阳也,无热恶寒者,发于阴也……"第31 条:"太阳病,项背强几几,无汗,恶风,葛根汤主之"而择出,我们知道,太阳病是表部的阳性病,其病的本质有实有热。历代医家注解《伤寒论》多以第 1 条作为太阳病的提纲,但从太阳病的病性来看,本条提纲概述不全,应当予以补充为妥,阳病必发热,由于病位的不同,热型亦各有异,第 7 条做了提纲条文的补充"病有发热恶寒,发于阳也,无热恶寒,发于阴也。",表部太阳病的病性特点之一应是发热恶寒,单纯讲恶寒,不能说明是太阳病,发热恶寒是太阳病特有的发热类型,再是第 1 条中缺乏太阳实证的表现,太阳病在表,自汗为表虚,无汗为表实,故选用第 31 条的"无汗"一证列入,其项背强几几是头项强痛在程度上增重的表现,证同而量别,另外在表部,肺与皮毛相表里,肺接触空气的面积比体表大 20~30 倍,同属一个系统,根据"温邪上受,首先犯肺"的论点,将肺部的主要证候咳喘列入主证当中更为妥当,从临床看,患太阳病者并非人人皆见咳喘,故而在咳喘之前加"或"字以示说明。

在临床实践中,以头项强痛为太阳病的必见证候。头为诸阳之会,各种阳邪多向上波及头部,以致太阳表部阳邪侵及肌表,首先表现在头面,故有"太阳诊头"之说。从病的好发部位和病证的表现特点,将头项强痛列为太阳病的核心证,作为本病的代表性证候,以利临床诊断,但见头项强痛一证,即可以太阳论治,脉浮提示病发于表,发热恶寒,提示病性属阳,无汗,提示病势为实,咳喘是病邪犯肺的必见证候,各自代表一个方面,这样把脉浮、发热、恶寒、无汗或咳喘列为纲领证。

把病邪从体内祛除有三条途径，一是发汗，二是利小便，三是通大便。太阳病，病邪在表，正邪相争，实热并见，欲攻之法，必须发汗以解表，通过发汗将病邪排出体外，热随汗解，实随汗泄，实热双清，病证自愈。故太阳治则发汗解表，误用他法，则使病邪内陷，反为误治，切记勿误。

太阳病的主方用葛根麻黄汤，是在实践中逐步确定的。过去，一般认为桂枝汤和麻黄汤是太阳病的治疗方剂，从实际临床应用的结果看是不适宜的，为什么呢？因为太阳病是表部的阳性病，病性属热，病势属实，热病的治则应该是"热则寒之""实则泻之"，宜发汗解表以驱表部实热，而不应该用热性方剂，麻黄汤、桂枝汤均属辛温之剂，不宜治热性病，王叔和曾说："桂枝阳盛，下咽则毙，"桂枝汤实乃厥阴表虚之治方，而非太阳病所能用，热证以热治，乃"火上浇油，抱薪救焚"，反使其热益盛，病更加剧。《伤寒论》第 12 条："太阳中风，阳浮而阴弱，阳浮者热自发，阴弱者汗自出，啬啬恶寒，淅淅恶风，翕翕发热，鼻鸣干呕者，桂枝汤主之。"本条是表虚寒证，其热非太阳之热，乃阳虚之热，桂枝汤中，桂枝、甘草辛甘以化阳，芍药、甘草酸甘以化阴，阴阳共调，表虚治而诸证皆消，桂枝汤乃温经散寒之剂，用于发汗解表，显然相差悬殊，不宜为用，再者，第 35 条："太阳病，头痛发热，身痛腰痛，骨节疼痛，恶风、无汗而喘者，麻黄汤主之。"其条文是治表实与表寒的合证方，其身痛腰痛、骨节疼痛、恶风为表寒的表现，用桂枝甘草汤温经散寒而止痛，乃是以热胜寒之治，岂能以热治热。方中麻黄、甘草可治表实，在太阳病中可取，但治疗不全面，不足以担任主方，我们通过实践，根据原文第 31 条"太阳病，项背强几几，无汗，恶风者，葛根汤主之。"作提示，曾用葛根汤作主方，认为项背强几几与头项强痛都是项部肌肉紧张挛拘的表现，本质上没有区别，只是在程度上有轻重之分，依第 31 条之意选定葛根汤中葛根作主药，麻黄作副主药，开始应用，但是终因其葛根汤是以桂枝汤为基础方，疗效仍不理想，根据"热则寒之"的原则，将其内桂枝汤更为麻杏石甘汤，1973 年用于临床，结果一试成功，大大扩大了治疗面，提高了疗效，故取名葛根麻黄汤作主方，并和原方以示区别。

葛根麻黄汤中，以葛根作主药，以麻黄作副主药是有条件的，主药的选择不是任意抽签，是根据疗效高、治疗全面、使用稳妥三原则确立的，太阳病代表着表邪的实热，需以辛凉药解表，辛以发散，凉以治热，治疗是针锋相对，辛凉药类很多，依三原则筛选，葛根比较理想，因葛根性凉，又有发汗作用，可以解表，解表药都有发汗作用，治太阳病可收到一定的效果，但是由于一些药发汗力大，易致大量出汗而耗损津液，一些药发汗力小，又不能达到发汗祛邪的目的，葛根这味药则不然，它既可发汗解表，又清热生津，久服无副作用，（有以葛粉代藕粉食者），根据这一特点，故选用葛根作太阳病主药。但葛根亦有其不足，发汗之力不及麻黄，对于无汗之实证，则嫌其力逊，选用麻黄作副主药以治太阳之实，取其发汗，祛邪外出，二药伍用，共同完成治疗太阳病的实热之证。

方中五药，葛根辛凉以散太阳之热，麻黄辛温以驱太阳之实，麻杏石甘四药合用，宣通肺气以清泄肺中之热，肺与皮毛相表里，葛根麻黄汤五药并用，体表与肺内之热可俱解，有病可治，无病可防，共同担负着表部太阳病的防治，10余年来应用千余例，无一不见其功。曾有一患者，头项强痛 9 年不愈，多方求医，治疗无效，来自门诊，诉说其苦不休。头项强痛乃太阳病之核心证，证不移而方不变，遂处以葛根麻黄汤，4 剂而愈。由此说明，在治疗中掌握主要矛盾，只要头项强痛证俱，即可用主方治之，应用葛根麻黄汤，治疗外感高热不退者，亦每每收到奇功。实践说明，葛根麻黄汤是目前防治太阳病的代表性方剂。

2. 厥阴病

主证：手足逆冷、脉细、恶寒、肢节痹痛。

治则：温通血脉。

主方：当归桂枝汤。

当归 15g 桂枝 10g 赤芍 10g 细辛 10g 木通 10g 甘草 10g 大枣 10 枚

主药：当归；副主药：桂枝。

煎服法：上七味，以水 800ml，煮取 300ml，去滓，每次温服 100ml，每日 3 次，忌食肉类，戒房事。

诊断部位：手足。

按语：本病主证，根据《伤寒论》原文第 351 条"手足厥寒，脉细欲绝者，当归四逆汤主之"，第 337 条"凡厥者，阴阳气不相顺接，便为厥，厥者，手足逆冷者是也"择出。一般认为：《伤寒论》原文第 326 条，是厥阴病的提纲条文。从文义上看，显然有误。第 326 条说："厥阴之为病，消渴，气上撞心，心中疼热，饥而不欲食，食则吐蛔，下之利不止。"从本条文所述诸证来论，均属里部病候，里部所表现的证候只有阴阳之分，阴证有太阴，阳证有阳明，而不能出现一阳二阴，在里部实热则阳明，虚寒则太阴，同一里部不会出现太阴与厥阴。通过辨证可以看出，第 326 条所列诸证都是太阴病的证候，运用一分为二的方法就会看清楚，里部吸收功能亢奋，则出现胃家实，发潮热，大便硬，为阳明病的表现；吸收功能低下，则病在太阴，有腹满，或吐或利，时腹自痛等证候，所以说，就是将《伤寒论》全文背诵，亦不能辨别分清第 326 条就是厥阴病的提纲，道理就在于此。近代医学家陆渊雷在《伤寒论今释》中说："假定本篇首条，为仲景原文，为厥阴提纲,则厥阴本无厥证,下文厥热诸条,虽若连类相及,实是望文生义。因病名厥阴,遂连类论厥,因证有心中疼热,食则吐蛔,下之利不止,遂连类论发热吐利,复因吐而论哕,此等凑合,不知是仲景原文,抑后人所补缀。《玉函》以不称厥阴病诸条别为一篇。"并说:"且篇中明称厥阴病者仅四条,除首条提纲有证候外,余三条,文略而理不清,无可研索。""脏厥犹是少阴病之剧者,蛔厥则是消化器之寄生虫病,二者迥殊,而经旨似皆以为厥阴,吾故曰:少阴、太阴之外,更无厥阴也。"从上看出,陆氏根据书中原文辨析,不承认厥阴病存在,对厥阴病的提纲提出的辨驳,具有一定的道理,但是人体三部,按照对立统一的法则,不要厥阴,只有三阳二阴是不符合客观现实的,如果把厥阴划归里部,在里部具有阳明、太阴、厥阴三病,半表半里具有少阳、少阴二病,表部仅有太阳一病,这样划分,同样不符合阴阳对立统一的规律,需要全面看待厥阴篇原文,以研究解决。第326条不能作为厥阴病的提纲条文,那么还有没有呢?我们说,厥阴病是客观存在的,条文的论述也是有的,请看《伤寒论》原文第337条:"凡厥者,阴阳气不相顺接,便为厥,厥者,手足逆冷是也",和第351条:"手足厥寒,脉细欲绝者,当归四逆汤主之"。此条文论述了厥阴的病理和对厥的证治,"凡厥者"的"凡"是指一切,是说一切厥证的病变均因阴阳气不相顺接,阴阳气者,末梢动静脉也,动为阳,静为阴,末梢微循环障碍,以致手足逆冷,这是其病理过程,但是厥证中有热厥、寒厥、痰厥、蛔厥之分,必须予以区别。第351条之厥显系阴证,它不同于太阴、少阴之阳微之厥,也不同于少阳的阳盛格阴之厥,它是因表部虚寒,血行不畅,气血不能荣于四末所致,病变主要位于表部,是真正的厥阴之厥,厥阴病应是表部的阴性病,其伴随手足逆冷而来的恶寒、脉细、肢节痹痛等证候表现,与其他厥有本质的区别,其表现形式亦别具一格,表部虚寒,其平素表现多恶寒而无热,表部气血周流不畅而脉细欲绝,气血循行不畅则现瘀闭,瘀塞不通则痛,闭而不通则痹,故肢节多见痹痛,这是厥阴病的常见证候,也是区别于其他厥证的标志。这样把厥阴病列为表部的阴性病,使三部各有阴阳相对,符合对立统一法则,从实践和原文记载的角度看,厥阴证病现于表,有其病理反应,有其证候相随,是一个病位、病性、病势俱在的证候群,既不是没有,也不属里部,而是表部阴性病的现实存在,无可非议。临床常见的脉管炎、雷诺病,就属于厥阴病的范畴,据理处以当归四逆汤,收到了可观的疗效,就是有力的证据。

足为至阴,距离心最远,循环阻力大,表部虚寒时,手足逆冷首先出现。大家知道机体任何部位,血多则热,血少则寒,寒证过腕踝为厥,超肘膝为逆,厥证末寒,故将手足逆冷列为厥阴病的核心证,故有"厥阴诊四末"之说。手足逆冷一证标志着厥阴病的病位和病理,恶寒是阴证的属性,脉细欲绝是厥阴的本质反应,肢节痹痛是厥阴的虚寒证候,三者有别于其他厥证,故列为厥阴病的纲领证。

阴阳二性的划分,必须在同一部位才能具体的辨出,头为诸阳之会,足为至阴之所,表部的辨证先从这两个部位辨,上为阳,下为阴,就比较清楚,太阳发热,厥阴恶寒。学习《伤寒论》要学以致用,用就要准确的应用,不能有误差,推陈以出新,提纲以挈领,辨证时心中自明。

厥阴病的基本病理是阴阳气不相顺接,造成四肢末梢和肌肤的气血循行障碍,体表得不到气血的濡养,而出现表部的虚寒征象,治疗之法必须温通血脉,表部血脉得以温通,气血周流通畅,肌肤得以气血温养,关节通利,则脉自现,寒自消,肢节痹痛自解。

治疗主方根据原文 351 条的当归四逆汤,通过实践而确定,当归四逆汤是以桂枝汤作基础,去生姜加当归、细辛、通草而组成。桂枝汤是协调阴阳,治疗表虚的方剂,桂枝汤中桂枝、甘草相合辛甘以化阳补气,芍药、甘草相合酸甘以化阴补血,当归活血补血,细辛作为沟通上下联络表里的枢药,通草以通经活络,七药共用,使脉络得通,气血得充,表部虚寒去而厥阴诸证尽消。

当归是补血活血药,它既能流通血脉,温煦四肢,又具有补血之功,桂枝性温,协助当归温通血脉,使气血通畅,故二药为厥阴病的主药、副主药。阴病虚寒,治以温补,部位不同,治各有异,厥阴病的治疗中选用当归之补,桂枝之温,共建治疗表部虚寒之功,方中为突出主药的作用,故而将当归四逆汤更名为当归桂枝汤。

一男性患者薛某,40 岁,自 1974 年始感食欲不振,时有胃脘不适,后渐周身畏寒,四肢尤甚,当时投医治胃,月余无效,遂四肢自感酸痛,凉如冰,上由腕至肘,下由踝至膝,肢冷日趋加重,直至睡眠不能脱衣,甚而身着绒衣,合被而卧,并用绳索捆住足端被头,如此仍然四肢冷极不得眠,患者多处求医均未确诊,治亦不验,1977 年 4 月观其脉证,诊为厥阴病,投以此汤,服 4 剂手足渐温,可入睡,再 4 剂,四肢转温如常,随访数月,未再发作。类似此证,治验多例,不一一详述。

手足逆冷一证是厥阴病的核心证,又是一切厥证的共同证,而非属厥阴病的特异证,正如陈平伯在对 337 条厥阴病提纲分析时所指出:"看用'凡'字冠首,即知不独言三阴之厥,并赅寒热二厥在内矣。"由于引起手足逆冷的原因很多,这就给辨证增加了困难,对于这些有着本质区别的证候,除发病的本部呈现一定证候之外,在其他部也表现反常证候的病证叫"越部证",其他部位寒热虚实的变化,反应在表部的手足逆冷,都属越部证的范畴,因此,在论述厥阴病的同时,应把其他病证引起的厥证加以鉴别,以利辨证论治。

热厥:由于邪热炽盛,遏伏于内,阳不外达,肌肤不得阳气温煦而致手足逆冷,其冷是假象,热是本质,实为少阳病的热极似阴。《伤寒论》中第350条"伤寒,脉滑而厥者,里有热,白虎汤主之",第219条"三阳合病,腹满身重,难以转侧,口不仁,面垢,谵语,遗尿,发汗则谵语,下之则额上生汗,手足逆冷,若自汗出者,白虎汤主之"。上述两条叙述白虎汤证的证候,实乃阳病实热之象,热极转阴,使阳气被遏,而不能外达,误治使病情发生逆转,导致表部阴阳气不相顺接,四肢出现逆冷,手足逆冷虽然证同厥阴,但脉滑、自汗出、谵语、口渴诸证和厥阴病相鉴别,此乃热厥也,方用白虎汤,取其威摄肃杀之势,直清阳热,使其热清而厥愈,诸证自愈。方中石膏辛寒,辛能解肌热,寒能胜胃火,寒能沉内,辛能走外,此药两擅内外之能,故为主,知母苦润,苦以泻火,润以滋燥,甘草、粳米调和于胃,且能泻火,寒剂得之保其寒,苦剂行之护其苦,虽大寒大苦之品,无伤损脾胃之虑,四药相合,大渴大热可除。

蛔厥,是蛔虫寄生人体,加之素体寒湿较重,致使胃肠道寒热失调,从现代医学角度看,蛔虫寄生肠道,扰乱了消化系统的正常功能,致使消化系统功能紊乱,引起支配消化系统的迷走神经亢奋,出现平滑肌的痉挛现象,胃肠平滑肌痉挛而出现腹痛,血管平滑肌痉挛收缩则出现脉微而厥、肢冷,加之素体湿重,寒湿黏滞积于肠中,更有益于蛔虫繁殖,两者相互为患,致脾胃被困,脾气不升,阳气不能温煦,水谷精微不能濡养四末,进而出现手足厥冷,此常见证也,但蛔厥者,其人常吐蛔,今病者静,复时烦,得食而呕等证可与厥阴病相鉴别。《伤寒论》原文第338条"伤寒,脉微而厥,至七八日肤冷,其人躁无暂安时者,此为脏厥,非蛔厥也。蛔厥者,其人当吐蛔,今病者静而复时烦者,此为脏寒,蛔上入其膈,故烦,须臾复止,得食而呕又烦者,蛔闻食臭出,其人常吐蛔,蛔厥者,乌梅丸主之,又主久利"叙述蛔厥证的病状和脏厥的联系,并列出乌梅丸以治蛔厥。

乌梅丸证是一个寒热错杂之证,使用乌梅丸后,蛔安则厥愈,乌梅丸乃寒热并用、攻补兼施之剂,能益胃安蛔,健脾除湿,兼治久利,古有"蛔得甘则动,闻酸则静,见辛则伏,遇苦则降",依此之说,方中以乌梅之酸,蜀椒、细辛之辛,黄连、黄柏之苦,安蛔杀虫,附子、干姜、桂枝以温中散寒,党参、当归健脾补气,共奏温中散寒,燥湿健脾、杀虫平厥之功,故用乌梅丸之方兼治慢性腹泻久利不止,胃肠道湿热之故也,湿能生虫,湿去则虫灭,二证皆出一理矣。

痰厥:痰厥乃痰饮为病,郁结胃中,使气机不得畅通,血不得以运行,气血不能温于肌肤而见于手足厥冷，《伤寒论》原文第 166 条"病如桂枝证，头不痛，项不强，寸脉微浮，胸中痞硬，气上冲咽喉不得息者，此为胸有寒也，当吐之，宜瓜蒂散"，第 355 条"病人手足厥冷，脉乍紧者，邪结在胸中，心下满而烦，饥不能食者，病在胸中，当须吐之，宜瓜蒂散"，文中"胸中有寒"之"寒"，应作"痰"字解，汉以前书中无痰字，以寒读痰，并以剑突下是谓"心下"，两肺之间是谓"胸中"实际上其部位皆在胃，如若不然，胸中之邪岂有能吐出之理，故本证手足厥冷，是痰饮积于胃中所致，病属阳明，痰除则厥自愈。瓜蒂散证的痰厥，多见脉紧，邪结胸中，心下满而烦，饥不能食等证候，是与厥阴病相鉴别的要点。

瓜蒂散中，瓜蒂味苦性涌吐，为主药，赤小豆泄湿为佐，配以淡豆豉宽解胸中气滞，共成涌吐痰涎宿食的方剂。曹颖甫曾说："用瓜蒂散之苦泄，以涌其寒痰，香豉以散寒，赤小豆以泄湿，一吐而冲逆止矣。"并说："惟亡血家及体虚之人则为禁例，盖恐亡血家一吐之后，引动咯血，旧病复发。虚羸者不胜震荡，正气将益不支也。"仲景运用瓜蒂散涌吐之剂，意在将胃中痰饮以吐除之，在上者因而越之，此方奏功之捷胜于汗下之法，但用之却应慎重，吐法用之，以脉象滑者最适宜，迟脉亦可用，但最忌数脉，失血、吐血证，此不可疏忽，以防不测。

实厥：多由于阳明热实而出现手足逆冷症状者，阳明实热，热灼伤津，使实热邪结于里，遏阻阳气不得伸，阳气不得四布，故出现四肢逆冷之厥证。《伤寒论》335 条："伤寒一二日至四五日，厥者必发热，前热者，后必厥，厥深者热亦深，厥微者热亦微。厥应下之，而反发汗者，必口伤烂赤。"从条文可以看出是阳明实热发生逆转的证候，故热深厥亦深，热微厥亦微，厥随热变，遇此证不下不足以泻实热，故说厥应下之，与厥阴病之厥有质的区别，此证是先热后厥，热深厥亦深，而无其他寒象。认真观察，诊断不难，欲治之法，方选用调胃承气汤，以泻阳明实热，所谓调胃者，有调理承顺胃气之意，是一个引热出里的缓攻方剂，方中大黄苦寒，泄热通便，荡涤胃腑；芒硝咸寒，软坚润燥，以助大黄泄热通便、增液，佐甘草缓急和中，去邪而不伤正，除病而不伐气，调胃承气汤三味为用，实厥之证尽消。

（二）里部

1. 阳明病

主证：胃家实，发潮热，自汗出，大便难。

治则：泄热除实。

主方：大黄芒硝汤。

大黄 15g　芒硝 10g　枳实 30g　厚朴 20g　白芍 30g

主药：大黄；副主药：芒硝。

煎服法：上味，以水 1 000ml，先煎厚朴、枳实、芍药，取 500ml，去滓，纳大黄，再煎取 300ml，去滓，纳芒硝，更上微火一两沸，分 2 次温服，得下，余勿服，以病愈为期。

诊断部位：胃肠。

按语：阳明病主证根据《伤寒论》原文第 180 条"阳明之为病，胃家实是也"，208 条"阳明病，脉迟，虽汗出不恶寒者，其身必重，短气，腹满而喘，有潮热者，此外欲解，可攻里也，手足濈然汗出者，此大便已硬也，大承气汤主之"，第 212 条"伤寒，若吐若下后不解，不大便五六日，上至十余日，日晡所发潮热，不恶寒，独语如见鬼状。若剧者，发则不识人，循衣摸床，惕而不安，微喘直视，脉弦者生，涩者死。微者，但发谵语者，大承气汤主之"，第 215 条"阳明病，谵语，有潮热，反不能食者，胃中必有燥屎五六枚也；若能食者，但硬耳，宜大承气汤下之"择出，《伤寒论》书中所列条文中，阳明病的条文较多，不一一列出，从条文看，阳明内容很符合里部实热的真相，涉及条文较多，阳明病为里部实热证，里部比较好理解，上自食管，下至肛门，由平滑肌组成，从组织结构上看，可以自成一个系统，适应饮食，担负着食物的腐熟、消化、吸收，整体消化系统以胃为主，故称"胃家"，阳明实热，其首先表现消化系统的热邪壅盛，饮食积滞，故以胃家实为其核心证，以说明病位与病势，热实盛于内，协热外出，而发潮热，津液随热而散故自汗出，有别于表实无汗，津液随热外泄，加之内里热炽盛必大便秘结，这是阳明实热的必然见证和本质性的病理反映，因而将发潮热，汗自出，大便硬列为纲领证，以说明阳明病的病位、病性、病势，便于临床辨证施治。

胃家实作为阳明病的核心证，有两点需要弄明白，首先是张仲景说的胃在什么地方。《伤寒论》第 215 条"阳明病，谵语，有潮热，反不能食者，胃中必有燥屎五六枚也……"胃中怎么会有燥屎呢？燥屎一般都在降结肠，阳明热盛如逐渐加重，则燥屎延及横结肠，到达肚脐部则表现为腹痛，横结肠在解剖位置上和胃相邻近，一前一后，故古人在触及燥屎在横结肠时，触及在胃中，燥屎如结至升结肠时，则腹痛剧烈而痛不欲生，胃家实多在降结肠，"实"指实有其物，一是讲实证，二是讲充实，内有有形之物，中医讲腹诊，是顺着结肠的升、横、降不同部位而触，大肠如有燥屎，从乙状结肠开始沿着降结肠，横结肠顺序而触，大便燥结的部位越高，腹痛则愈明显。《灵枢·本输》说："大肠小肠，皆属于胃。"胃家系指肠胃而言，实指实有其物一系列实热证候，痰、水、血，食积而不去，其中热源物质，从肠黏膜吸收入血，引起刺激性发热，而见日晡所发潮热，内部郁结，热蒸皮肤，腠理开泄，津液外发而自汗出，汗出伤津致使大便郁结，出现大便硬，这些症状均导源于胃家实，是胃家实的必然结果。

再就是阳明病的"自利清水，色纯青"的证候问题，原文第321条言"少阴病，自利清水，色纯青，心下必痛，口干燥者可下之，宜大承气汤"。此证在现在由于医疗条件的改善，难以再见到，在过去，传染病流行，患伤寒病后，持续高热，神志朦胧，不欲食，口中黏腻，如原文第212条所述病状，实热内结，先欲饮水，水饮入胃，流经十二指肠和胆汁混合，此时肠道吸收功能减低，沿干结粪便间隙顺流而下，出现热结旁流，便出清水，色纯青，如洗菠菜水样，这种情况多在瘟疫流行，发热十余日后出现，虽便出清水，体内燥屎仍不除，故仍须用大承气汤治之。阳明病胃家实的重点在大肠，大便干结日久，摸着清楚如棋子，故而腹胀排气不利。在此须将痞与胀作一区别，单纯胃部充气，气积在胃底贲门处，称痞，指局部积气而致，大肠小肠同时积气遍及全腹，叫胀，指整个腹部而言，阳明病的治疗重点是选用三承气汤，因升结肠内有黏液和粪便贮积，形成热源，吸收入血而表现腹胀、高热。腹部触之柔软者用小承气汤，以发热为主者用调胃承气汤，腹胀、发热、大便秘结同时存在，则选用大承气汤。大承气汤的功能是小承气汤和调胃承气汤的综合，诊治阳明病时，根据不同的表现，合理应用三承气汤，会收到立竿见影的效果。阳明病是三阳病中的最后一个阶段，热由表入里，实热达到了最高峰，自然界中一切事物都是发展变化的，但发展到最后，都要采取外部突破的形式去解决行将激化的矛盾。实热达到了最高阶段，将对机体起破坏作用，使机体功能发生障碍，形成痰、水、血、食四种有形物质的蓄留，有形物质滞而不去，是一种刺激，反过来又加重了机体功能障碍，造成恶性循环，影响新陈代谢的正常进行，在这种情况下，靠机体自身的力量是不容易解决的必须来采取外部冲突的形式，通过泻法的强烈作用，泄热存阴，使蓄留物质得以排除，正气的运行得以恢复，这是治疗阳明病的大法。

阳明病是内热致实，实则气机不畅，故有热，有食，有气相互掺杂，治疗必须针锋相对，一要凉药清热，二要排出蓄积之物，三要照顾机体的功能恢复，方选大承气汤，通过大黄、芒硝、枳实、厚朴等药的共同作用，达到荡涤肠胃，推陈出新，泄热泻食，急下而存阴的治疗目的，故选用大承气汤为基方，以建泄热除积，消胀除满，软坚通便之功。有时，肠处痉挛状态故加入白芍，缓解之，而促进泻下，主方名为大黄芒硝汤。

方中大黄性寒，味苦，苦寒可以泄热，具有较强的攻下作用，大黄内含蒽醌和鞣质，既有泻下通便，又有收敛止泻的作用，泻敛同存，攻补同施，具备先泻后敛，先攻后补的特性，可使阳明实热得排得泻，又不致大损正气。此外，大黄苦寒，除排泻阳明实热外，还有较强的抑菌作用，对于因肠道感染而引起的里部实热证，用之更妥，由于大黄性极猛烈，故有将军之称，治阳明者，以其为主，故将大承气汤更名。但大黄泻下之力虽大,然对于阳明病来说,泻下不仅需要肠道收缩之力,而且又需要大量的液体稀释蓄积物,故此大黄就嫌不足,必须用芒硝以助,芒硝含有硫酸镁、硫酸钠、硫酸钙等成分,不易被肠壁吸收,在肠中形成高渗溶液,使肠道保持大量水分,以软坚排便,助大黄泄热,故为副主药,芍药、枳实、厚朴增强肠胃节律性蠕动,平痉挛、健脾胃,消胀排气,共同组成泻实热之重剂。我院有一患者,外感后十余日不愈,持续高热,下午尤甚,自汗出,脉滑,七八日不大便,腹胀满,不欲食,诊为阳明病,处以该汤,1剂,服药后3小时开始下泻,15分钟显效,体温由39.5℃下降至37.7℃,至黎明而愈,此例说明,阳明之热必须用下法才能解决,体内有热源物质刺激,不排不足以降温。

毛泽东说:"科学研究的区分,就是根据科学对象所具有的特殊的矛盾性。"阳明病为里部实热证,它是由于消化道四种异源同性的有形物质障碍,而发热致实的。其实热是本病的共性,而不同源的痰、水、血、食则是个性,构成实证,因此在临床治疗上,必须在共性治疗的前提下,着重研究各有形物质致病的特殊性,只有这样才能有针对性的进行治疗,方可收到良好效果。痰、水、血、食四种实证的泻下,各有其独特的条件和泻下的方法,从证候表现到选方用药都有其特异性,现分叙之。

泻痰:痰证指痰饮在里部积聚,在体内有两个地方有痰,一在肠胃,一在肺部,故有"脾为生痰之源,肺为贮痰之器"之说,水饮积滞,久而化痰,哪里有黏液,哪里就生痰,无黏液则无痰,痰多见于消化道和肺部,此外妇女之白带亦属痰的范围。在里部黏液的贮留处多在升结肠,有时贮留达十年之久,表现腹中雷鸣,辘辘有声等证候,体内痰饮结聚,在上则表现为舌苔黏腻,在下则表现时下利带黏液,由此可确定肠道内有黏液蓄积,在辨证上观察舌苔是关键,如果诊断准确无误,就可选用大陷胸汤或大陷胸丸治疗,根据痰饮积蓄部位不同,丸和汤的运用有区别,大陷胸汤直接清除脾胃之痰饮,大陷胸丸则含有葶苈子、杏仁宣肺利水,连同肺中痰饮并治,如肺中无痰则用大陷胸汤治疗为宜。

《伤寒论》第135条"伤寒六七日,结胸热实,脉沉而紧,心下痛,按之石硬者,大陷胸汤主之"论述了大陷胸汤的应用,本条指出的"伤寒"二字应改为"阳明病"为妥。结胸证的形成有两个原因:一是表证未解,热邪内陷,水津不得四布,导致水积胸胁,痰饮结于胃中所致,此即由表证衍变而成。二是由某些疾病引起机体内气血津液运化失职,导致胸腔积水,逐步形成结胸证,如张令韶所说:"内因之水,结于胸胁,为大陷胸汤之所主也。"大陷胸汤由大黄、芒硝、甘遂组成。甘遂"能泻十二种水疾,治心腹坚满,下水,去痰水,主皮肤浮肿"(《药性赋》)用以逐积水,大黄、芒硝攻阳明之实热,使结于胸胁水邪可去,积于肠胃热邪可扫,结胸热实之证尽消。

《伤寒论》第131条"结胸者,项亦强,如柔痉状,下之则和,宜大陷胸丸"论述了大陷胸丸的应用,以方测证,本条文应修订为"阳明病,结胸热实,脉沉而紧,项亦强,如柔痉状,喘鸣迫塞,心下痛,按之石硬者,宜大陷胸丸",大陷胸丸证热邪灼伤津液,使运化中的津液被劫而滞留于上,水饮化为痰,结于胸中而出现项亦强,如柔痉状,喘鸣迫塞,心下痛诸证,欲治之法,正如余无言在《伤寒论新义》中所说:"前条(第137)云,心下至少腹,硬满而痛,此条云项亦强,如柔痉状,此程知先生所谓,一为胸上结硬,势连甚于下者,一为胸上结硬,势连甚于上者,盖邪热内陷,与痰滞相持于胸中,因之腹胀拒按,甚则颈项仰而不俯,有似柔痉之状此乃邪盛,上越之所致,似柔痉而实非柔痉也,致陷胸汤为丸者,丸之力缓,求其缓导以下行,不致邪之甚于下者,可以一荡而肃清也",由此而知丸、汤方药有异,治法有别,对于大陷胸丸的用法,左季云曾说:"水结因于气结,气结因于热结,故用杏仁以开胸中之气,气降则水自降矣。气结因于热邪,用葶苈以清气分之湿热,源清而流自洁矣。水结必成巢臼,佐甘遂之苦辛以直达之。太阳之气化不行利,则阳明之胃府亦实,必假硝黄,小其剂而为丸,和白蜜以留恋胸中,过宿乃下,即解胸中之结滞矣。其捣丸而又纳蜜,盖欲峻药不急下行,亦欲毒药不伤肠胃也。"治上治以慢,对于痰饮滞于胸中者,宜缓攻,峻中有缓,根据痰饮滞聚位置高低,或汤或丸,以分快、慢、缓、急。

泻水:但凡里部蓄水,不但胃肠道内有水,大部分人腹腔亦有,其表现有二:一是必须有小便不利,二是胸胁满痛,里部腹腔积水,通过腹部叩诊、触诊,均可做出诊断。蓄水证的出现,多因阳明热实。阻碍脾胃的气化运行,气机不畅,气滞则水滞而不去,不得四布而存于肠胃之间,渗至腹腔之内,其实不去,则气机不通,故须选用十枣汤,以泻阳明胸腹腔之积水,诸证可消。《伤寒论》第152条:"太阳中风,下利呕逆,表解者,乃可攻之,其人漐漐汗出,发作有时,头痛,心下痞硬满,引胁下痛,干呕短气,汗出不恶寒者,此表解里未和也,十枣汤主之。"从条文看,阳明实热,水饮运化不利,而积聚腹中,故见心下痞硬满,引胁下痛,干呕短气,汗出不恶寒,一派水饮积聚腹腔的表现。欲治阳明之蓄水,方选十枣汤,本汤为逐水之峻剂,重点治胸腹腔积水,且效果甚好,方中芫花、大戟、甘遂均为水之峻药,三味合用,其力尤强,辅以大枣健脾、和胃,使邪去而正不伤。方中云"平旦服",即空腹服,使药力速行。"下利后,糜粥自养",是借谷气以养正气之意。如恐药力之峻,亦可以热粥送服,以减其药力之猛。本方虽效力显著,用之宜慎,须在脉不数而和滑或平脉,无心功能不全者可用,肝硬化腹水亦可用,体质弱不耐泻者,不可用,本汤主要适应阳明实证,水去则停服,不可过剂,以恐损伤正气而使机体由实转虚,病情逆转。

泻血:血指里部有瘀血停留,较少见,大部分见于发烧月余后出现。辨证血证时,必须和水证鉴别,其特点有二:一是小便利,二是大便黑,便时容易。体内瘀血者,多选用桃核承气汤治疗,原文见《伤寒论》第 106 条"太阳病不解,热结膀胱,其人如狂,血自下,下者愈,其外不解者,尚未可攻,当先解其外,外解已,但少腹急结者,乃可攻之,宜桃核承气汤"。桃核承气汤证乃阳明实热,灼伤津液,热盛血枯,使气血滞而不畅,瘀积里部,而出现少腹急结,本条文以"热结膀胱"指明热结在下腹部,内热郁结下腹部,先解表,表不解不可攻,以防外邪内陷,用葛根麻黄汤发表,表已解少腹仍急结者,说明里证仍在,可攻之,"其人如狂"是热盛血瘀所致,故宜桃仁承气汤攻之,是一泄热逐瘀之剂,方中桃仁活血化瘀为主,辅以桂枝温通血脉,以散瘀积,更合调胃承气汤引热出里,五药相合,共奏泄热去瘀之功。运用阳明泻血之理,在临床上治疗腰痛,胃下垂,脱发、脱肛、牙痛、头痛、妇科之月经不调,应用多例,用之得当,多获奇功,欲用本方多以脉弦细,舌质紫暗为辨证指征,以示阳明久瘀而实。

抵当汤的应用,以舌见紫斑,小便自利,其人喜忘为辨证,提示内有瘀血较桃仁承气汤证更深更久,须用抵当汤化瘀去实。《伤寒论》第 125 条:"太阳病,身黄,脉沉结,少腹硬,小便不利者,为无血也。小便自利,其人如狂者,血证谛也,抵当汤主之。"第 237 条:"阳明证,其人喜忘者,必有蓄血。所以然者,本有久瘀血,故令喜忘,屎虽硬大便反易,其色必黑者,宜抵当汤下之。"从条文看,第 125 条首云"太阳病",是说病由太阳而来,身黄可以是湿热,也可以是蓄血,均属瘀热,故脉应之沉结,"少腹硬,小便不利者",是内有蓄水,属湿热之黄,若"少腹硬,小便自利,其人如狂者"是蓄血之黄,以此辨别蓄血蓄水证。抵当汤是行瘀逐血的峻剂,药力猛于桃仁承气汤,吴又可在《温疫论》中说:"蓄血结甚者,在桃仁力所不及。宜抵当汤,盖非大毒猛厚之剂,不足以抵当,故名之。"方中水蛭咸苦微寒以泻血为主,虻虫味苦微寒以破血为辅,桃仁散血缓急,大黄苦泻荡血逐热,共建破血逐瘀之功。抵当汤和桃仁承气汤在临床上有所区别,桃仁承气汤主新瘀,治瘀用在血将结之时,抵当汤治久瘀,治瘀用在血已结之后。

临床实践初步认识到,里部消化系统与气血有着密切的联系,每日饮 2 500ml 水肠道却会有 8 100ml 水的循环量,说明肠道与血液循行有着密切联系,肠道实可直接导致气血瘀滞,反之,调理肠道亦有利于气血的运行和代谢,热性病发展到阳明,在高热的情况下引起统一物的分解,使气、血、粪、黏液等物形成瘀结，影响正常人体的血液循环与新陈代谢，这些病理变化反过来又克制各部的功能，形成恶性循环，在这种情况下，如能准确辨证，恰当地运用桃仁承气汤或抵当汤活血化瘀借胃肠之道，排出有形之物，则可达到治愈的目的。

泻食：本证多因阳明热实，使饮食、黏液等物混于结肠内，热灼津而使大便干结于里。欲治之法，由于食结形成的时间、程度有异，在治疗上有大承气汤、小承气汤、调胃承气汤三承气之别。在临床治疗上，调胃承气汤，以泄热为主，《伤寒论》第70条"发汗后，恶寒者，虚故也，不恶寒，但热者，实也，当和胃气，与调胃承气汤"。第248条"太阳病三日，发汗不解，蒸蒸发热者，属胃也，调胃承气汤主之"。小承气汤以除胀满为主，见《伤寒论》原文208条"若腹大满不通者，可与小承气汤微和胃气，勿令致大泄下"。大承气汤既能泄热，又能除胀满，见原文第252条"伤寒六七日，目中不了了，睛不和，无表里证，大便难，身微热者，此为实也，急下之，宜大承气汤"，第320条"少阴病，得之二三日，口燥咽干者，急下之，宜大承气汤"。三承气汤均为泻食之方，貌虽相似，实则有异，临床必须详加分辨，方不致误用，对于三承气汤的用法，吴又可在《温疫论》中曾说："三承气汤功用仿佛，热邪传里，但上焦痞满者，宜小承气汤；中有坚结者，加芒硝软坚而润燥，病久失下，虽有结粪，然多黏腻极臭恶物，得芒硝则大黄有荡涤之能；设无痞满，惟存宿结，而有瘀热者，调胃承气宜之，三承气汤效俱在大黄，余皆治标之品也。"陆渊雷亦云："吴氏论三承气汤之异，精核可法；盖调胃承气，结实而腹不满，小承气腹满而不结实，大承气结实而且满，此腹诊比较也。"据临床体会，调胃承气汤以泄热为主，方中甘草协芒硝能增津液，平痉挛，其大黄苦寒以泄热，咸寒以软坚，三药为用，引热以出里，小承气汤以消胀除满为主，同时兼排燥屎其力逊于大承气汤。大承气汤则为泄热除满，兼具两者之能。

治疗阳明病包括以上四个方面，阳明病有实、有热，必须通过消化道，将痰、水、血、食四种有形物质，通过不同方法，从肠道排出。在治阳明病时有三点值得注意：一是在太阳病和少阳病未解时，决不可用下法，以防热邪内陷。二是遇不大便时，不可轻易与大承气汤，可先以小承气汤做试验，不转矢气者，慎不可攻，三是阳明病，脉迟可攻，一旦出现疾脉是险证，若出现微脉，当温之四逆辈，若见微涩脉，不可下之，必须先补后泻，这是必须记取之处，临证如见"脉滑而疾"是最忌讳的脉象，如不能很好地掌握，往往治疗就会出问题，引起虚脱。泻痰、泻水、泻血、泻食和催吐之法皆不可用，仲景见此脉亦很慎重，最平和的办法是用小承气汤测证，方为上策，滑脉是阳明病的真脉，疾脉则是阳明病的危脉，一息八数为疾，提示危候，阳明欲治最好见迟脉，《伤寒论》208条：

"阳明病,脉迟,虽汗出不恶寒者,其身必重,短气,腹满而喘,有潮热者,此外欲解,可攻里也……"此条文明示脉迟可攻里,从西医学的角度看,胃肠道由自主神经支配,其中又以迷走神经作主导,身体健康时,脉缓而迟,表明迷走神经的功能正常,病情逆转,迷走神经衰败,使交感神经占优势,失去平衡则表现疾脉,患胃肠道疾病的人临终前都现数脉,就是明证。所以阳明病出现疾脉,必须认真观察,用药慎重,方不致误。

2. 太阴病

主证:腹满,或吐,或利,时腹自痛。

治则:温胃健脾。

主方:苍术干姜汤。

苍术 30g   干姜 10g   茯苓 30g   甘草 10g

主药:苍术;副主药:干姜。

煎服法:上4味,加水800ml,煮取300ml,分3次服,忌食生冷。

诊断部位:腹。

按语:太阴病主证是根据《伤寒论》第273条"太阴之为病,腹满而吐,食不下,自利益甚,时腹自痛,若下之,必胸下结硬"择出,这是一条太阴病的原有提纲。在里部实则阳明,虚则太阴,阳明的实热主要表现在大肠,太阴的虚证主要表现在小肠,小肠的吸收功能降低,中医称之为"脾虚",其表现为患者自述腹满,而医者按之柔软,患者自觉满闷,是脾胃虚寒的集中表现,太阴本质是寒,其主要病理变化是胃肠吸收功能降低,脾不运化,水饮滞于肠胃,故出现腹满,这是一个病位、病性具备的代表性证候,所以选作太阴病的核心证,胃肠道水液贮留,称之为"湿",湿重则困脾,脾失健运则黏液、水分化之不能,留之不去,就会产生两大证候,上吐与下泻,在太阴病中,胃幽门以上逆蠕动,排空不利,泛溢于上则呕吐,胃幽门以下,小肠吸收功能降低则濡滑于下,而出现下利。太阴本质虚寒,寒湿阻碍气机,脾胃运化不通,不通则痛,故出现时腹自痛,以致将原文第273条的吐、利、时腹自痛,列为纲领证,由于吐、利不一定同时并见,故在每字前加一"或"字,以示说明。这样四个证候从不同的角度叙述太阴病的病位、病性、病势组成主证。临床辨证,太阴虚寒,寒湿阻滞,脾郁湿困,健运失司,而脾又主腹,太阴证候多以腹部为最,故有"太阴诊腹"之说,由于太阴病系里部虚寒性的证候群,其病变表现在里部这个系统中的不同环节,病位不同,证候有异,施治有别。

阳病清泄,阴病温补,里部太阴虚寒,病在脾胃,治疗原则由于病位不同,立法有异,故将温胃健脾列为太阴病的治疗大法。

治太阴病主方,因《伤寒论》叙述太阴病者共 8 条,除第 277 条"自利不渴者,属太阴,以其脏有寒故也,当温之,宜服四逆辈"之外,没有提出治疗太阴病的方剂,本主方是由《金匮要略》选来,《金匮要略·五脏风寒积聚病脉证并治》云:"肾著之病,其人身体重,腰中冷,如坐水中,形如水状,反不渴,小便自利,饮食如故,病属下焦。身劳出汗,衣里冷湿,久久得之,腰以下冷痛,腰重如带五千钱,甘姜苓术汤主之。"太阴病的主要病理变化就是小肠吸收功能降低,中医称为"脾虚证"。在众多中药中,只有苍术、白术促进小肠吸收,苍术比白术的功效大三倍,在古方中,苍白二术不分,以"术"为名,苍术生长在安徽黄山居多,白术生长在浙江一带,张仲景居住于南阳,据考证,书中之术,当是苍术,而不是白术,故在太阴病的主方中更为苍术,以苍术的健脾燥湿之功,促进小肠吸收,通过"脾气散精,上归于肺"。吸收功能实乃脾上升作用,用苍术解决了吸收功能之后,水进入组织增多,需用茯苓、一吸一排、共同完成燥湿利水之功。故临床多苓术同用,如果水分在体内只吸收不排泄,就会出现身重、水肿,故在太阴虚寒应用苍术健脾燥湿,茯苓健脾利水,用干姜、甘草以温补脾胃,提高里部温度,增加吸收能力,四药共用,担负着太阴病的主治。

苍术芳香燥湿,长于健脾温中,亦温亦补,故为太阴主药,苍术虽温,但由于太阴虚寒且常有吐利,使阳更虚,仅靠苍术之温是不足的,必须配伍干姜加强温热力量,干姜温中之功最强,故用之为副主药,二药相互为用,在里部既有物理的提高温度,增强吸收作用,又有药理的增强酶的活性,提高吸收力的作用。组方后,为突出术姜的作用,将甘姜苓术汤更名为苍术干姜汤,通过苍术健脾燥湿,茯苓利水渗湿,干姜甘草的温中散寒,使消化减退的虚寒证候,向正常运转。

太阴病本质虚寒,呈现一系列消化吸收功能减退的现象,但是太阴病在不同的发展阶段上,以及不同的发病的部位,所表现的证候还是有差别的,所以在肯定它的共性和治疗原则的基础上,临床要根据具体病位、病证,辨证治之,以达到具体病变具体治疗的目的,以下分叙:

旋覆代赭汤证:病位食管。主证:太阴证兼见噫气不除者。

《伤寒论》第 161 条:"伤寒发汗,若吐若下,解后,心下痞硬,噫气不除者,旋覆代赭汤主之。"从条文看,伤寒发汗、吐、下及表解之后,由于中阳气虚,痰饮内阻,胃脘充气而心下痞硬,胃气上逆而有噫气不除,本汤证的发病部位在食管、膈肌,多由贲门蠕动下排不利,形成逆蠕动,而表现噫气不除,这是太阴病初始阶段的特征性反应,方用旋覆代赭汤,通过旋覆花散结以治痞,代赭石重镇以降逆,党参、甘草健脾补气,生姜大枣温胃散寒,是一个温补太阴虚寒,消痞和中,涤饮降逆的有效方剂。

吴茱萸汤证:病位在胃。主证:太阴证兼见呕吐或干呕吐涎沫。

《伤寒论》第 243 条:"食谷欲呕,属阳明也,吴茱萸汤主之,得汤反剧者,属上焦也。"第 309 条:"少阴病,吐利,手足逆冷,烦躁欲死者,吴茱萸汤主之。"第 378 条:"干呕,吐涎沫,头痛者,吴茱萸汤主之。"从条文看,吴茱萸汤是温中方,主治在胃脘虚寒,证属太阴,若列为阳明病,少阳病则辨证有误,食谷欲呕虽有上中之别,但其实为太阴中寒之证,心烦欲呕则病在上焦,得汤反剧者是上焦邪热未去,宜施他方。第 378 条的干呕、吐涎沫是太阴寒邪上逆所致,故见头痛,见太阴中寒者,应以吴茱萸汤温中散寒,降逆止呕。本汤证病位在胃,由于胃幽门蠕动下排不利,食物通过幽门下排困难,故见食谷欲呕,应用吴茱萸汤的功能就是温胃、平痉挛,方中吴茱萸,生姜温中散寒,以降上逆之气,党参、大枣健脾补气,以壮脾胃,脾胃和则胃纳正常,四药相合温补太阴之虚寒,和胃平痉,止痛止吐,是一良方。曾治一老妇,食谷欲呕,心下痛,滴水不能入,处以吴茱萸汤,胃幽门痉挛立解,自诉汤到何处,就舒服到何处,直抵肛门,排气而愈。

五苓散证:病位在升结肠。主证:太阴证兼见小便不利,消渴者。

《伤寒论》第 71 条:"太阳病,发汗后,大汗出,胃中干,烦躁不得眠,欲得饮水者,少少与饮之,令胃气和则愈,若脉浮,小便不利,微热消渴者,五苓散主之。"第 156 条:"本以下之,故心下痞,与泻心汤,痞不解,其人渴而口燥烦,小便不利者,五苓散主之。"五苓散证以方测证,实为太阴病,病位在升结肠,前已述及苍术汤作为主方解决小肠的吸收功能,升结肠的吸收功能降低,水吸收减少,水分得不到吸收,组织间津液缺乏,故出现微热消渴,渴而燥烦,小便不利,水饮不被吸收则时时腹泻,方选用五苓散,其作用是用白术以提高肠道吸收功能,辅以桂枝活血行气,然其中更重要的是把水分排出去,故散中选用了茯苓、猪苓、泽泻三味共同利湿,以加强其吸水功能。我们知道,因太阴虚寒,水湿在里部停聚而不吸收,组织细胞缺水,通过条件反射,表现极度口渴,此时下丘脑支配的利尿中枢,高度抑制而不使小便外排,水分在肾小管内绝大部分被重吸收,故具五苓散证者,口渴而不欲饮,必须在提高吸收功能的前提下,用茯苓、猪苓、泽泻三药合力外排,才能达到利小便的作用,五苓散功在健脾利水,方中猪苓、茯苓、泽泻淡渗利湿,白术健脾燥湿,桂枝温阳化气,使津液四布,下输膀胱,五药共奏健脾燥湿,化气行水之功。太阴虚寒,治以温热,有斯证者均宜用五苓散。

桃花汤证:病位在降结肠。主证:太阴证兼见下利,便脓血者。

《伤寒论》第306条："少阴病，下利便脓血者，桃花汤主之。"太阴证性虚寒，直肠功能低下，则表现下利、便脓血，证在里部，条之首列"少阴病"当为"太阴病"，因结肠末段，寒湿郁滞，功能低下，结肠不吸收水分反见其分泌增加，致使下利便脓血，方选桃花汤，作用在于止下利，方中赤石脂"疗腹痛肠癖，下利赤白"，制止分泌，是为久利，肠道滑脱而设，干姜温中散寒，治肠癖下利，是为肠道虚寒下利而设，粳米和胃气，是为肠中雷鸣，疼痛下利而设，三药相合，共建温补太阴，涩肠固脱之功。

太阴病，上自食管，下至肛门，按里部系统不同的病位，有规律的顺序进行辨证施治，具体病情，具体分析，根据不同表现用不同方剂，有合有分，完成了整体太阴病的治疗。

（三）半表半里部

1. 少阳病

主证：胸中热烦，胸满，身热或寒热往来，咽干口苦，小便黄赤。

治则：清热除满。

主方：黄芩柴胡汤。

黄芩 30g 柴胡 15g 白芍 15g 石膏 30g 竹叶 10g 知母 30g 甘草 10g 大枣 10 枚

主药：黄芩；副主药：柴胡。

煎服法：上 8 味，以水 1 000ml，煮取 500ml，去渣，每次温服 150ml 左右，每日 3 次。

诊断部位：胸。

按语：少阳病篇幅在《伤寒论》中占的最少，实际发病率最多，最常见，是六病中的重点病，从少阳病的属性看，凡可清之证，皆属少阳，由于半表半里以气血为主，以气血在周身循行的角度，其所清之热不外两种类型，一是波及全身的亢盛之热，一是蕴积局部的火毒，白虎汤证和栀子豉汤证的表现可作为此两种类型的代表，少阳病的主证就是根据《伤寒论》原文第 263 条"少阳之为病，口苦、咽干、目眩也"，第 264 条"少阳中风，两耳无所闻，目赤，胸中满而烦者，不可吐下，吐下则悸而惊"择出。栀子豉汤证的条文包括：第 76 条"……发汗吐下后，虚烦不得眠，若剧者，必反复颠倒，心中懊憹，栀子豉汤主之"，第 77 条"发汗，若下之，而烦热胸中窒者，栀子豉汤主之"，第 78 条"伤寒五六日，大下之后，身热不去，心中结痛者，未欲解也，栀子豉汤主之"，第 221 条"……若下之，则胃中空虚，客气动膈，心中懊憹，舌上胎者，栀子豉汤主之"，第 228 条"阳明病下之，其外有热，手足温，不结胸，心中懊憹，饥不能食，但头汗出者，栀子豉汤主之",第 375 条"下利后,更烦,按之心下濡者,为虚烦也,宜栀子豉汤"。白虎汤证条文有第 176 条"伤寒脉浮滑,此以表有热,里有寒也,白虎汤主之",第 350 条"伤寒脉滑而厥者,里有热,白虎汤主之"。

综上各条可以看出,少阳病是半表半里的实热证,第 264 条的"胸中满而烦"道出少阳病的病位、病性和病势,烦是少阳热的重要见证,从各条叙述的"虚烦""心烦""烦热""烦渴""更烦""胸中窒""心中结痛""心中懊恼"等证候看,烦热是常见症状,而"心与胸"是病证的共同病位,故将胸中热烦列为少阳病的核心证。烦者,闷也,其解释有二:一说,烦由热所致,有热闷之义。成无己曰:"烦者,热也。"《三因方》曰:"外热曰燥,内热曰烦。"柯琴曰:"热郁于心胸者,谓之烦,发于皮肉者,谓之热,以上诸证,可见阳病之烦,由热所致,即热烦是也。"另一说,烦是由神经所致,多系杂病之候,有苦恼难忍之意,如烦痛、疼烦、虚烦、烦渴、烦躁,这后类诸烦,三阴病亦可有之,不可单以热烦视之。

少阳病为半表半里之实热证,其烦以热为因,即属热烦,是少阳之热的外在反应,热郁胸中,阻遇气机,气血滞涩不畅而见胸满是少阳之实的表现,少阳之热顺血运波及周身,故见身热,热邪有出表走里之势而见寒热往来,热邪煎灼津液,在上则出现口苦咽干,在下则表现小便黄赤,皆少阳特征性表现,故结合原条文,将胸中热烦、胸满、身热或寒热往来、口苦咽干、小便黄赤,列为少阳病纲领证,以利辨证施治。

半表半里部的病候重点主要在胸腔,胸部的中心是心脏,胸腔内的肺循环,均属于中心地带,在这个部位上出现的阳性表现为少阳病,阴性反应为少阴病。少阳病在《伤寒论》辨少阳病脉证并治中只有十条,无一个少阳方,小柴胡汤不是少阳病的主方,而是一个合方,方中半夏、生姜属小半夏汤,人参、大枣、甘草均属太阴病方药,黄芩、柴胡才是治少阳之药,从本质上讲,小柴胡汤是一个少阳太阴的合方,少阳欲治之法,必须明确,少阳病位在胸中,人体最热,热不过胸,因胸中血多,气血旺而体温高,胸是血的集中点,也是热的集合部。同理,体内任何部位血流增多,则产热增加,体温升高而发热,血流和温度呈正比,中医通常把全身体温升高,称之为热,局部发炎称之为火,热宜清,火宜泄,满宜疏,这是总的原则,故少阳病的大法是清法,在《伤寒论》少阳篇中无一方,究竟有无治少阳病的方呢?方剂还是有的,只是散乱在其他篇中,栀子豉汤和白虎汤就是治少阳病方,因少阳病用汗、吐、下三法都不能治疗,说明体内有这样一个地带,用汗、吐、下三法都不能直达病所,汗法只解表部之邪,吐法只治胃中之证,下法只疗阳明之疾,解救不了患者的少阳之苦,心中懊恼必须用栀子豉汤,直泄其火,胸中热烦要首选白虎汤,直清其热,机体方得其要。

少阳病的主方，开始选用栀子豉汤。实践证明，治疗不全面，不能充当主方，后改用黄芩汤，亦只能解决其清热、扶阴，又对胸满一证无法，少阳病中的胸满是实的表现，疏导胸中，经过临床探索，柴胡为首选药物，是解决胸满的唯一良药，故把黄芩汤中补入柴胡，共建清疏之功。另外，无论全身之热，还是局部之火，同为热证，热就要灼伤津液，因此清热疏满的同时要注意扶阴，以确立清、降、散、滋的原则。

少阳病是一个实热证，治疗原则必须是清热除满，其方剂的组成和药物的选择，应该具备清热、降温、除满、扶阴四个条件，选用黄芩汤作基方，方中黄芩清热泻火以治热，柴胡枢转疏满以治实，石膏、竹叶、知母清心火以降温，芍药配甘草酸甘化阴，大枣健脾和中，调和诸药，八味相配，担少阳主方之使命，共建清、降、散、滋之功。清热药中首选黄芩，李时珍少年时曾患咳嗽，胸中烦热数年，其父久治不愈，后用黄芩二两，连服数剂而愈，目前研究，黄芩可对十余种细菌有杀菌、抑菌的作用，并有解毒、利尿的功效，这些对于治疗热性病都是有利的，故列为少阳主药，柴胡转枢为少阳要药，有疏满解郁之功，可治少阳之实，方中补入柴胡，使邪可速去，故列为副主药。

少阳实热，清泄是治疗的总则，具体论治要根据实热证的不同反应，区别对待。少阳之热，在体内产生高温，要降温，最有效的降温方是白虎汤，石膏的作用重点是抑制体内的产热中枢的兴奋作用，其有效成分硫酸钙的水合物通过作用下丘脑而抑制产热中枢而发挥降温作用，故有"一钱石膏，三桶凉水"之称，其作用不是消炎，而是降温。治少阳之热必须借用白虎汤中的知母、石膏之力。此外，热久要伤阴，津液缺乏，要注意滋阴，张仲景为少阳病的治疗制定了一套治疗方法，温热派攻击少阳不能治温热，请看是不是这样，温热派用方，上焦热用麻杏石甘汤治疗，下焦热用黄连阿胶汤治疗，都是《伤寒论》所载之方，温热派以治温病擅长，而形成一派，其缺陷都是认为有温病而无伤寒，病邪都是互相转化的，温病难道就一直是温病？我们运用三部六病施治，三阳病中，太阳病用汗法，阳明病用下法，少阳病用清法，皆能方到病除，但是温热病用银翘散则不易退热，过去本人曾治许多温热病患者，因银翘散药量小，很难奏效，最后用麻杏石甘汤治愈。可以说，古往今来，用清法治温热病，谁也超不过张仲景。少阳病火亢阴虚，用黄连阿胶汤救治，热盛伤阴用竹叶石膏汤救治，方剂简单，大法俱备，治少阳，清为主，散为辅，掌握好清、降、散、滋四大法，根据病情转归，随证治之，少阳之病尽可治愈，现将具体治疗分述于后，以资辨证。关键是把握好各个阶段上的特点，灵活运用清类诸法，不可胶柱鼓瑟，掌握好"清""引""转"三个环节。

清

清热：方用白虎汤。

《伤寒论》第 176 条："伤寒，脉浮滑，自汗出者，里有寒，白虎汤主之。"第 350 条："伤寒，脉滑而厥者，里有热，白虎汤主之。"第 219 条："三阳合病，腹满身重，难以转侧，口不仁、面垢、谵语、遗尿、发汗则谵语，下之则额上生汗，手足逆冷，若自汗出者，白虎汤主之。"从条文看，第 176 条"里有寒"，第 350 条"里有热"，当以后条为正，三条叙述少阳热证的证候和热极似阴的表现，凡少阳病，见脉浮而滑、口渴、自汗出者，是少阳之热本质的表现，宜用白虎汤清热。

白虎汤证为纯热证，脉现浮滑，浮为热盛于外，滑是气血旺于里，热炽于半表半里，呈现表里俱热的脉象。少阳之热，治之以寒，白虎汤中，石膏清热除烦，知母清热养阴，佐以粳米、甘草和中，以助胃气，甘寒并用，共奏清热除烦，凉血止渴之功，为清热之良剂。

清热滋阴：方用竹叶石膏汤。

《伤寒论》第 396 条："伤寒解后，虚羸少气，气逆欲吐，竹叶石膏汤主之。"本条叙述少阳热邪伤阴，气血俱耗，而表现的虚羸少气，气逆欲吐的证候。见此少阳热伤阴液者，宜清热滋阴，方选竹叶石膏汤。

竹叶石膏汤证，治以清热滋阴，方中竹叶、石膏疗心火，清胸热；人参、麦冬、甘草、粳米、大枣、缓脾而益阴，健胃以和中，补心阴不足；半夏、生姜制逆气。此方即易白虎汤大寒之剂为清补之剂，具有清热滋阴的功用，但本方滋阴作用逊于黄连阿胶汤，临床多用于阴虚有热之证，如肺结核、支气管扩张症反复咯血者。

清火：方用栀子豉汤。

《伤寒论》中，有关栀子豉汤的条文有 6 条，前已叙述，不赘述。少阳病机有发热而烦，胸中窒，虚烦不得眠，反复颠倒，心中懊憹者，皆是胸膈郁热化火所致。欲清少阳火热，方用栀子豉汤以清其火。

方中栀子味苦性寒，苦能泄热，寒能胜热，上可清热除烦，下泄在里之郁热，栀子效能类似黄芩，是清胸腔火热最理想的一味药。豆豉味苦，性甘平，有类似柴胡之散郁作用，可轻浮上行，化浊为清，能清解在表之余热，佐栀子以宣透胸中之火，故治心中懊憹诸火证，两药配伍，一清一导，甚是得当。

清火救阴：方用黄连阿胶汤。

《伤寒论》原文第 303 条："少阴病，得之二三日以上，心中烦，不得卧，黄连阿胶汤主之。"从条文看，黄连阿胶汤证绝非寒证，而是热证，是由于胸膈郁热之火，燔灼津液，心火独亢而出现心中烦、不得卧等证，所治之方亦一派凉药，热则寒之,绝非少阴方而是少阳方,故文首"少阴病"应改为"少阳病"。本证中"心中烦,不得卧"之证,与栀子豉汤中的"虚烦不得眠"证都属热,本质相同,但在程度上是有差别的,栀子豉汤证是郁热扰于胸膈,舌上有黄白相兼之苔,故宜栀子豉汤清热泻火,本证为阴虚阳亢,火极阴伤,除"心中烦,不得卧"外,舌质必红绛干燥少津,脉细数,为水涸火炎之象,故用黄连阿胶汤滋阴降火。

黄连阿胶汤证,是阴竭阳亢之证,患者多有战栗的证候,这种情况,既不可用参甘以助阳,亦不能用大黄而伤胃,只能是清火救阴,方中黄连、黄芩清热降火,阿胶、鸡子黄滋阴以息风,补血以平阳,芍药以敛消烁之心气,使心中烦,不得卧得以除。由于本方具有增液和营,清热除烦,止痉平火的作用,临床多用于病后邪热未尽,而津液已损之证,心烦不得卧者,首用之尤当,《温病条辨》中的大小定风珠,亦是由此方启悟而成。

引

引火出表:方用葛根芩连汤。

《伤寒论》原文第34条:"太阳病,桂枝证,医反下之,利遂不止,脉促者,表未解也,喘而汗出者,葛根黄芩黄连汤主之。"本条文以方测证,应修订为:"太阳病,桂枝证,喘而汗出,医反下之,脉促者,表未解也;利遂不止者,葛根黄芩黄连汤主之。"原太阳病亦见桂枝证有汗而喘,则为麻杏石甘汤证,误用下法,若见脉促,主表邪未陷,仍当解表,若邪热内陷,而成协热利,而表邪犹未退者,是少阳之热倾向于太阳,有出表之势,应抓住这一时机,因势利导,用葛根芩连汤导热外出。

葛根芩连汤为解肌清热之剂,葛根为太阳病主药,性味辛凉,解热于表,为少阳之热外散敞开了肌表之门,黄芩、黄连苦寒,清热于中,使热有所清,病有所出,甘草和中以护胃气,四药相合,共建引热出表之功。

引火出里:方用大黄黄连泻心汤。

《伤寒论》第154条:"心下痞,按之濡,其脉关上浮者,大黄黄连泻心汤主之。"本条文"心下痞"之前,应冠以"少阳病",以便健全条文,心下痞是邪热阻滞在胃脘部,按之濡即按之软,说明有无形热邪聚积所致,所以,当少阳病但见心下痞时,是少阳之热波及里部,倾向于阳明病发展,有热向里走之势,宜用清法的同时,借用阳明病主药大黄为导,用大黄黄连泻心汤导热走里,使少阳之热由里下夺。

大黄黄连泻心汤,原只有大黄、黄连二味,医家多认为缺黄芩,林亿在整理《伤寒论》时,在本条下曾说:"臣亿等看详大黄黄连泻心汤,诸本皆二味,又后附子泻心汤,用大黄、黄连、黄芩、附子,想是前方中亦有黄芩,后但加附子也。"《千金翼方》亦注云："此方必有黄芩"。诸证有理,甚是当从,三药相合,本方之妙在于煎服法,大黄小量清热,大量泻下,而本方不取煎而用麻沸汤渍之,取其轻扬清淡之意,以泻心消痞,不使大下,所谓麻沸汤者,即滚汤,钱氏云:"麻沸汤者言汤沸时,泛沫之多,其乱如麻也,盖即今日之真正沸腾水也。"方中黄连、黄芩直接清少阳之热,麻沸汤渍大黄以轻开阳明之门,使邪热走里,清下并用,病热可除。

引热出表:方用麻杏石甘汤。

《伤寒论》第 63 条:"发汗后,不可更行桂枝汤,汗出而喘,无大热者,可与麻黄杏仁石膏甘草汤。"从条文看,本方证是太阳病转化而形成太阳、少阳合病,是误用桂枝汤所致,病本太阳热证,反与桂枝汤,以热治热,其热益甚,致发汗后而表邪未解,反增喘证,故不可更行桂枝汤,汗出而喘,无大热者,是热邪不在肌表而已入少阳,欲治之法,须在清热之中兼开泄汗腺,使由表入少阳之邪再由表解,故方选麻黄杏仁甘草石膏汤治之。

麻杏石甘汤解表清热而定喘,因热在胸中,用石膏以清热降温,麻黄为太阳副主药,发汗解表之功最捷,打开太阳之门,让胸中少阳之热能由表而散,麻黄、杏仁、甘草以清宣肺中郁热、降肺气以定喘,麻杏石甘汤四味共用,开太阳之门,对平肺家之喘,清胸腔之热,引热出表有很好的功效,临床多用,不愧为解表宣肺清热之良剂。

引热出里:方用调胃承气汤。

《伤寒论》第 70 条:"发汗后,恶寒者,虚故也,不恶寒,但热者,实也,当和胃气,与调胃承气汤。"第 105 条:"伤寒十三日,过经谵语者,以有热者,当以汤下之。若小便利者,大便当硬,而反利,脉调和者,知医以丸药下之,非其治也,若自下利者,脉当微厥,今反和者,此为内实也,调胃承气汤主之。"以条文和临证观察,汗后,有虚实两种转变,若汗后恶寒,是由于汗后体较虚,阴也不足,似属芍药甘草附子汤证;若汗后不恶寒,但热,凡见心下痞者,乃少阳之邪将欲入里,可假道阳明与调胃承气汤以微和胃气,导热下出则愈。第 105 条虽有下利,仍用调胃承气汤,并非燥屎硬结,仍是少阳之热,借道阳明之法。凡少阳病,而见心下痞,烦满者,是热欲走里之势,宜用调胃承气汤引热从里而除,方中大黄苦寒,苦以清热,寒以泄热,芒硝咸寒以增液,甘草清热解毒以和中,三药为用,使少阳之趋于里部之热清泄并举,实热尽除。

转

热极欲转阴:方用白虎加人参汤。

《伤寒论》第 26 条:"服桂枝汤,大汗出后,大烦渴不解,脉洪大者,白虎加人参汤主之。"第 168 条："伤寒若吐下后,七八日不解,热结在里,表里俱热,时时恶风,大渴,舌上干燥而烦,欲饮水数升者,白虎加人参汤主之。"第 169 条："伤寒无大热,口燥渴,心烦,背微恶寒者,白虎加人参汤主之。"第 170 条："伤寒脉浮,发热无汗。其表不解,不可与白虎汤,渴欲饮水,无表证者,白虎加人参汤主之。"第 222 条："若渴欲饮水,口干舌燥者,白虎加人参汤主之。"从条文看,第 26 条本是麻杏石甘汤证,由于有汗,最易误为桂枝证,因为没有注意到口渴一证,误用了桂枝汤,大汗之后,大烦渴不解,脉洪大,变成了白虎加人参汤证。第 168 条的"若吐若下后,七八日不解,热结在里"说明经吐下后,阳明病当除,热结在里,实为少阳纯里。第 170 条"脉浮,发热无汗,其表不解者,不可与白虎汤",说明白虎汤不治表部太阳病,白虎汤实为表里俱热之证。白虎加人参汤证在体温方面是达到了最高峰,在热证中热度没有超过此证者,此时是热由量变到质变的关键时刻,而脉大、恶风、背微恶寒诸证都是热极似阴的先兆,尤其是"背微恶寒"一证更重要,这是提示心阴虚最早的证候。古今都谓白虎汤有四大证候,实际上有大汗、大热、大烦、大渴、脉洪大五证,这五大证并非白虎汤证,实际上应是白虎加人参汤证。

少阳病证见背微恶寒时,此为热极欲转阴,少阳病复有少阴证,宜用白虎加人参汤,借助人参之功,扭转向阴转化的病势,方中白虎汤清少阳之热,使热势得平,热极伤阴,致使心阴不足,导致心阳衰微,方中加用少阴病副主药人参,以补气益阴,五药为用,热得清,阴得补,而阳自复,背微恶寒可去,五大证候可解。

火极欲转阴:方用附子泻心汤。

《伤寒论》第 155 条："心下痞,而复恶寒,汗出者,附子泻心汤主之。"条文中"而复恶寒"不确切。宜更作"而背恶寒",同时应在心下痞前冠以"少阳病",以定病性,"背恶寒"是火极转阴的一个征兆,凡热性病出现此证,不管热象如何,都要加附子以复心阳,不然就会使火邪之热发生逆转。矛盾着的双方,总是依据一定的条件,各向着其相反的方向转化,正如冬至一阳生,夏至一阴长一样,是物极必反的一条规律。

附子泻心汤以三黄之苦寒,直清少阳之火,加附子以复其心阳,附子为少阴主药,有强心壮阳之功,四药为用,清热济阴,温补心阳,寒热并用,攻补兼施,共为少阳欲转阴的良剂,故李中梓说:"此仲景之妙用之入神也"。附子泻心汤之功用在清热泻火,救逆复阳也。

2. 少阴病

主证:心动悸,背恶寒,短气,或脉微细。

治则：强心壮阳。

主方：人参附子汤。

人参10g　附子15g　茯苓15g　五味子15g　麦冬30g

主药：人参；副主药：附子。

煎服法：上4味，以水800ml，煮取300ml，去滓，每次温服100ml，每日3次。

诊断部位：心背。

按语：少阴病的主证，根据《伤寒论》原文第281条"少阴之为病，脉微细，但欲寐也"，第177条："伤寒，脉结代，心动悸，炙甘草汤主之"择出。

原文第281条叙证太简，不能包括少阴病之主要证候，因少阴病与少阳病是同位异性的两组病证，同居胸中，一寒一热，病证绝殊。少阴病的主要病变是心功能不全的一种表现。心功能不全，有效循环血量减少，表现出既虚又寒的一组证候群。陆渊雷曰："少阴病者，乃全身机能衰退之病也。"章太炎说："少阴心疾也。"对于少阴病的认识，各家评说略同，都认为本病是心功能衰退后呈现的一派虚寒象，其主要病状反映在附子汤、真武汤和复脉汤证中。

心脏是少阴病的主要发病部位，从第177条看，"心动悸"是少阴病的必见之证，正常心脏无心跳之感，有病变才有所觉。动者，心慌心跳也，悸者，惊悸、惕惕不安也，均为少阴虚寒的典型的征象。故将"心动悸"列为核心证，以概括少阴之病位、病性。心衰后，背恶寒是心阳虚的预兆，也是诊断心衰的可靠指征，甚至在高热的情况下，出现背恶寒（背后发冷，范围局限在后心处必须用参附以温心阳）心衰后，肺部瘀血，组织缺氧，故见"短气无力"，"脉微细"是少阴病的多见症状，但非必有之证，因单纯脉微细，三阴病皆可见，非少阴病所独有，亦有心衰而出现脉大而烦躁不眠者，故在"脉微细"前冠以"或"字，以示说明，这背恶寒、短气或脉微细，组成少阴病的纲领证，为少阴病的辨证施治提供了证候依据，由于少阴病位在胸中，表现在心脏，心动悸是其核心证，故有"少阴诊心"之说。

少阴病由心阳衰微而引起半表半里部的虚寒证，波及整体，心动悸，短气以观其虚，背恶寒，口中和以察其寒，虚寒治以温补，少阴之虚寒，皆由心功能低下所致，故治疗大法为强心壮阳。

少阴本质虚寒，治以温补，方选人参附子汤以胜其任，该汤由人参、附子、茯苓、五味子等药组成，温补齐备，以补济虚，以热治寒。少阴病中数方，以人参附子汤温补为最佳，故列为主方，方中人参补益心阴以济少阴之虚，附子强心温阳以祛少阴之寒，茯苓健脾利水，消除浮肿，以减轻心脏负担，麦冬五味子不但酸敛固气，而且可以抑制附子之燥，而且有强壮中枢神经系统的作用，与人参配伍，又取生脉散之义。

附子强心壮阳，可使心衰恢复，其效力显著，日本学者曾做过试验，使蛙心停跳，再将从附子中提取的有效成分（苷类）给蛙注射，蛙心可重新恢复跳动，足可见其效力，临床所治特征就是背恶寒，见其证，用其药，准确无误，故列为少阴病的主药。人参兴奋心肌，使心肌收缩力增强，可以起死回生，有类似毛地黄之功，但无毛地黄之毒。《本草经》载人参"主补五脏，安精神，止惊悸，定魂魄，明目，清心益智"。故为少阴病副主药，人参经过130年的研究，没有结果，研究认为人参含苷类，实际应用苷类则无效，说明人参的有效成分不是苷类，有效成分尚未研究出来，目前提神用人参，而不用苷类，但应用人参有一点要切记，心脏将停跳时，休用人参，因人参兴奋心肌，有类毛地黄类作用，抑制传导系统，加速患者死亡，用时须配用附子。

山西一女性患者，早年曾有腰腿痛病史，后至中年，渐渐出现心悸、气短、乏力、动则尤甚，背部肩胛间总觉发凉，如洒冷水状，病情日趋严重，生活不能自理而四处求治，医院多诊为："风湿性心脏病"，在一个风雪天，突然气喘急促，口唇发绀，心跳加快，当地医院按急性肺水肿予以抢救，病情缓解，然心慌、气短、背冷诸证仍在，遂按少阴病处以该汤，4剂余证消失，12剂后生活可以自理。

人参附子汤是少阴病的代表方剂，但临床上少阴病的证候并不齐备，而是以个别症状突出表现出来，如四肢酸痛，手足逆冷，小便不利，脉结代等，这些症状是组成少阴病的重要方面，体现着病情的特殊性，所以在谈到少阴病的证治时，既要掌握少阴病的一般治疗，又要掌握少阴病的特殊证候突出的治疗，只有这样才能对复杂的病情，具体对待，具体分析，有的放矢。

《伤寒论》的附子汤与本主方作用相近，不再另述。

真武汤证：少阴病兼见小便不利，四肢沉重明显者。

《伤寒论》原文第316条："少阴病二三日不已，至四五日，腹痛，小便不利，四肢沉重疼痛，自下利者，此为有水气，其人或咳，或小便利，或下利，或呕者，真武汤主之。"据临床实践看，少阴病二三日不已，至四五日，多有此证，而见腹痛，小便不利，四肢沉重疼痛，自下利者为阳气衰微，气行则水行，气虚则水聚致水气浸淫内外，腹痛是寒甚于内，寒凝气滞，不通则痛，小便不利是阳虚而水不化，滞而不下行；四肢沉重疼痛，是湿浸于外，聚于肌肤，重是肿的先兆，肿是重的发展，两者只是程度上轻重之区别，自下利是水溢于内，脾气不升而滑利下行，以上这些证候，均系少阴虚寒所致，真武汤由附子、生姜、苍术、茯苓、白芍五药组成，汤内与附子汤相比较，以生姜易去人参，是因为人参有补阴益液的作用,味甘性补,容易造成水分停留,加重肿的程度,真武汤的重点是治疗肢沉主疼痛,小便不利,自下利,有水气诸证。

真武汤中,附子辛热,壮阳散寒,以生姜易人参,取生姜健脾温中,温运中气,使水得以健运而利,苍术甘温燥湿,茯苓甘草淡渗利湿,白芍酸平,和血敛阴以固气,五药配合,温阳化气,补虚利水,共建温通心阳,逐水利湿之功。

茯苓四逆汤证:少阴病兼见手足逆冷,烦躁明显者。

《伤寒论》第69条:"发汗、若下之,病仍不解,烦躁者,茯苓四逆汤主之。"从条文实际意义看,以方测证,此条"发汗"前加上"少阴病,小便不利,手足逆冷"。以充实症状为妥,本条为汗、下后所致的阴阳两虚证,汗后,病不解,反而又加增了烦躁之证,说明病已转入少阴,发汗则造成外之亡阳,下之则造成内之阴液损耗,阴阳俱虚,虚而生烦,阳气不得输布四末,必有四肢逆冷,气虚水不运化,必有水液停留,所以在治疗上必须扶阳救阴。

茯苓四逆汤,由茯苓、人参、附子、干姜、甘草组成,重点治疗手足逆冷,小便不利,烦躁者。方中附子、人参同用,以强心阴,壮心阳,重用茯苓以安神利尿,本方与附子汤相较,除去白芍之收敛,使四逆汤得以温煦四肢,使手足逆冷可愈,参附为用,烦躁可除,茯苓居首而小便自利,五药配用,使浮阳不得外越,阳气得扶,阴液得益,水聚得消,收到益阴固阳之效。

四逆加人参汤证:少阴病兼见手足逆冷,心动悸明显者。

《伤寒论》第385条:"恶寒,脉微而复利,利止亡血也,四逆加人参汤主之。"从方证的实际应用看,本条之应补入"少阴病,手足逆冷,心动悸"为妥,以充实其症状,四逆加人参汤必治四逆证,手足逆冷必见,手足逆冷乃心阳衰微所致,其心必见动悸,这是恶寒、脉微的具体表现。

四逆加人参汤由附子、干姜、甘草、人参组成,重点治疗手足逆冷、心动悸证,少阴病的四肢厥逆是心力衰竭的一种表现,四逆汤温以祛寒,外走四肢,加人参以强壮心阴,阴阳俱补,而心悸自消,四肢得温,心力得补,循环改善,则厥逆自除,本方比茯苓四逆汤只少一味茯苓,因本汤证是亡阳又下利亡血的阴阳俱虚证,不必茯苓之淡渗利水,以免伤阴,四药为用,主要为回阳、兼生津养血,在临床上,凡少阴病兼见手足逆冷,心动悸明显者,用四逆加人参即可。

炙甘草汤证:少阴病兼见脉结代,心动悸明显者。

《伤寒论》第177条:"伤寒,脉结代,心动悸,炙甘草汤主之。"从条文看,少阴虚寒,寒凝气滞,心阳受阻,故脉见结代,虚则气衰,则心动悸,故治之之法,首选炙甘草汤,温通心阳,滋心阴,治虚治寒,以消其证。

炙甘草汤由甘草、生姜、桂枝、生地、麦冬、麻仁、大枣、人参、阿胶九药组成,本方又名"复脉汤"。主补心虚,而长于治脉结代,它能增强心力,以协调传导系统,使心律趋向正常,炙甘草汤是滋阴补血之剂,以炙甘草为主,养脾胃、补中气,以培补气血之本,以人参、生地、阿胶、麦冬、麻仁滋阴补血,麻仁润下,利于心动悸的治疗,大枣、生姜调和脾胃,甘寒之药,必得阳而始能化育,故以桂枝通心阳,则脉通利,动悸自止,结代自消,"复脉汤"由此而得名。

临床遇到结代脉,要慎重加以鉴别,例如,不过十岁小儿有蛔虫证者,常见脉结代。抵当汤证者,也有结代脉,但均无心动悸,有无心动悸,是鉴别施用复脉汤的要点。

四、三部的部病

疾病的表现形式和自然界的其他事物相同,不是那么简单,不是孤立不变的证候组合,而是具有独立性和混合性,机体的病状有的以独立的形式表现出来,有的则是以混合形式表现于临床,这是宇宙间一切事物的对立统一性,疾病也不例外,同样具有单独性和复合性的证候表现,三部是整体成比例的缩小,是整体的子系统,在每个部构成特定的功能,所表现的病理反应同样有独立性的反应,也有统一性的反应,部病就是指同一部位(系统)感受同一病邪而表现的寒热虚实错综复杂的证候反映,这样的反映有一定的条件做前提,病邪和同一部位相作用,而表现出病证的复杂性。亢奋的表现和抑制的表现因一定的条件,一方面互相对立,另一方面又互相渗透,两种病性不同的证候相互作用,表现了混合性的局面,并存于同一部位,这就是各部的病理反应所呈现的部性(混合性),部病的性质和阳性病、阴性病的性质都有所区别,呈现非寒非热非虚非实的混合性,称之为"部病"。

在同一部位上,众证纷繁,寒热并存,虚实互见,难以辨清属性,可以不必强辨,在逻辑学上有模糊逻辑,天下许多事物有时只能用模糊逻辑去看待,去处理,想强行区分,往往不准确,达不到预期的目的,如鸡蛋中有血、有肉、有骨,经孵化可以变成鸡雏,此时,血、肉、骨可显而易见,在未经孵化之前,鸡蛋内是无法区分血、肉、骨的,只呈现近似胶状物,鸡蛋内确实有骨头,但又是无法挑出的,必须用模糊逻辑看待这一事实,疾病有时同样具有此理。疾病的发生和发展,具有两种状态,两种状态的变动都是由致病原作用于机体后,正邪相争所引起,疾病在相互静止状态中,在表现上只有量的变化,只是某些证候的表现,并没有发生激变,经过进一步的发展,就会达到显著的变动状态,出现了由量变到质变的转化,显现出病证的阴阳属性,或以阳的形式,或以阴的形式表现出来,前面讲的六病就是指疾病发展的变动状态,故同一部位上不能同时并见阴性病和阳性病，部病则是阳病与阴病处于相对静止阶段，就是病变发展的某一时期，而呈现的统一状态，如同日常生活中见的调和、均势、相持、静止、凝聚、吸引等现象，机体感受病邪，病邪和机体之间产生的反应未表现出明显的阴阳属性，而不同质的证候依一定的条件，共存于机体之中，在某部上则表现出并病反应的统一性，如同水、土两种不同质的混合形成泥，泥中有水有土，但却不属水性，也不属土性，而是呈现泥性。临证多年，根据三部证候的统一性，列出部病，每部的部病代表着每部病证反应的部性，依据对立统一原则，构成三部的治法，在《伤寒论》中多无明确的并病原文，我们根据实际情况，在三部中列出三个部病，以标明三部的对立性与统一性，有益临床辨证施治。

（一）表部部病

主证：项背强几几，恶风，有汗或无汗，骨节疼痛。

治则：温经解表。

主方：葛根汤。

葛根 12g　桂枝 6g　麻黄 9g　芍药 6g　甘草 6g　生姜 9g　大枣 4 枚

主药：葛根、桂枝。

煎服法：上 7 味，加水 1 000ml，先煮麻黄、葛根，减 200ml，去白沫，纳诸药，煮取 300ml，去滓，每次温服 100ml，每日 3 次，覆取微似汗，余如桂枝汤法，将息及禁忌。

按语：表部部病的主证，根据《伤寒论》第 14 条"太阳病，项背强几几，反汗出恶风者，桂枝加葛根汤主之"，第 31 条"太阳病，项背强几几，无汗，恶风，葛根汤主之"，第 35 条"太阳病，头痛、发热、身痛、腰痛、骨节疼痛、恶风、无汗而喘者，麻黄汤主之"而择出，从条文可以看出，葛根汤还是表部并病的代表证候。从证候上看，项背强几几是头痛项强的类证，有程度之别，无病性之异，是太阳热证的表现，病邪侵及肌表，阻滞津液不得输布，经脉失去濡养，则现此证，几几，如缺羽翼之鸟，伸颈欲飞不能，项背强几几形容项背拘急，俯仰不能自如之状，无汗乃太阳实证之表现，有汗为厥阴表虚之见证，葛根汤证两者皆见，虚实并存可知也，恶风乃恶寒互文，风寒皆通恶，乃厥阴虚寒之标也，寒热所并而现身痛、腰痛、骨节疼痛，表为寒邪外束所致也，从三条之中分别叙述葛根汤所治的诸证，表部寒热虚实俱在，故将项背强几几、恶风、有汗或无汗、骨节疼痛择出列为主证，以资辨证。

葛根汤中，桂枝汤、麻黄汤的汤性俱在，葛根、麻黄以治太阳，桂枝汤以治厥阴，显然是表部的并病方，不然，太阳为表部阳性病，其性为热，如以桂枝汤之温热治太阳之热，岂不火上浇油？反之以葛根辛凉治厥阴之寒更是水上加冰,所以说葛根汤是表部的合治之方,在表部难以辨清太阳,厥阴病时,就用葛根汤以治,如有时类风湿关节炎,即表现出头项强痛,发热,畏寒,手足冷,关节痛,是阳病还是阴病,难定病性,选用葛根汤治疗,就能收到较好的效果,这就是采取统一性治疗的例证。

葛根汤为桂枝汤加葛根、麻黄,具有解肌发汗,温通血脉,舒筋生津的功效,葛根能滋阴、增津液、解肌散邪、发汗而不伤津,以治项背强痛,解表部之热,麻黄发汗解表,宣肺平喘以治表邪之实,桂枝甘草辛甘以化阳,温表化气以治表部之寒,芍药甘草酸甘化阴,敛阴止汗以治表部之虚,七药为用,阴阳得调,寒热虚实可治,正气可安,方中以葛根桂枝突出其治疗重点,故为主药以作主导。

(二)里部部病

主证:胃中不和,心下痞硬,干噫食臭,胁下有水气,腹中雷鸣,下利。

治则:健脾和中。

主方:生姜泻心汤。

生姜 15g　干姜 10g　甘草 10g　黄芩 15g　黄连 10g　半夏 5g　人参 10g 大枣 10 枚

煎服法:上 8 味,以水 1 000ml,煮取 600ml,去滓,再煎取 300ml,每次温服 100ml,每日 3 次。

主药:生姜,黄连。

按语:里部部病的主证根据《伤寒论》第 157 条:"伤寒汗出解之后,胃中不和,心下痞硬,干噫食臭",似阳明病。"胁下有水气,腹中雷鸣,下利"似太阴病,但又似是而非,寒热虚实均不分明,难分阳明太阴,故为里部部病,里部的生姜泻心汤证实为一个寒热虚实错综的病证,阳明之热积于胃,留而不去,胃气上逆则现于干噫食臭此为实热作祟。胃中瘀热不除,而使脾不运化,脾气不升,水饮不得四布而停于胁下,而见胁下有水气,水阻气道,气机不畅则腹中雷鸣;水湿下泄而见下利,皆太阴虚寒之候也,寒热分居,虚实相隔,使里部消化功能出现紊乱,必须健脾以和中,使脾气得健,水饮得行,气机畅达,脾气上升而水消利止,胃气得降则食积可去,积聚之食去,胃气下降则心下痞硬方解,干噫食臭得消,所选之方,非寒热并用,清补并举不得治愈。

方用生姜泻心汤作主方,生姜半夏以温胃散寒、燥湿降逆,使胃气得降,积聚之食可消,黄连、黄芩苦寒以治胃脘之热,使瘀积之热得泄,人参、大枣健脾补气,使脾气上升,下利可止,水气得输,以治太阴之虚,干姜、甘草温运胃阳,和调于中,使太阴之寒得温,八药并举,四面为用,寒热虚实混杂之证,尽得消、清、温、补,温清并用,消补相济,建健脾和中之功。

（三）半表半里部部病

主证：胸胁苦满，寒热往来，心烦喜呕，心下悸，小便不利。

治则：和解阴阳。

主方：小柴胡汤。

柴胡 24g　黄芩 10g　人参 10g　半夏 15g　生姜 10g　甘草 10g　大枣 12 枚

主药：黄芩、人参、柴胡。

煎服法：上 7 味，以水 1 200ml，煮取 600ml，去滓，再煎取 300ml，每次温服 100ml，每日 3 次。

按语：半表半里部的主证根据《伤寒论》原文第 96 条："伤寒五六日，中风，往来寒热，胸胁苦满，默默不欲饮食，心烦喜呕，或胸中烦而不呕，或渴，或腹中痛，或胁下痞硬，或心下悸，小便不利，或不渴，身有微热，或咳者，小柴胡汤主之"而择出，书中所列柴胡汤证条文 7 条，以条文看，叙述证候繁多，从胸胁苦满，心烦喜呕，寒热往来，心下悸，小便不利等众多的证候看，半表半里部的阳性证候和阴性证候并见，虽证候繁杂，然各证并没有明显表现出少阳病、少阴病各自的特性，心烦喜呕状似少阳之热，胸胁苦满状似少阳之实，心下悸似属少阴之虚，不渴、小便不利似少阴之寒，故选用小柴胡汤同时作半表半里的并病方，方中黄芩、柴胡以调理少阳之实热，人参甘草、大枣以温补少阴之虚寒，生姜、半夏降逆止呕，和调于脾胃，寒热共用，温补并施，以协同治疗半表半里之并证。

人体中，表在外和空气接触，实为表中之表，里在内和饮食相接触，为里中之表，半表半里部居表里二部之间，实系纯里，以气血的循行，沟通表里，濡养内外，贯通上下，半表半里的变化外对表，内对里都有影响，故半表半里部实为整体的中心部分，可以决定全身的变化，整体的协调实际上主要是半表半里部的协调，胸为至阳，接纳外来天阳之气，腹为至阴，收纳水谷之气，天阳之气与水谷之气并充气血，以维持人体的生存，胸为少阳病所，腹为太阴之地，两者的变化，是整体变化的主要因素，能影响到全身各个部位，选用小柴胡汤不仅和调半表半里部，治中央以令四旁，更主要的是方中柴胡、黄芩以清疏少阳之实热，实有清泄三阳实热之功，人参、甘草、大枣、生姜、半夏温补太阴，更有温补三阴虚寒之效。所以《伤寒论》第 148 条"伤寒五六日，头汗出，微恶寒，手足冷、心下满、口不欲食，大便硬，脉细者，此为阳微结，必有表，复有里也，脉沉亦在里也，汗出为阳微，假令纯阴结，不得复有外证，悉入在里，此为半在里，半在外也……"从条文的症状上看，涉及三部，头汗出是少阳证，微恶寒，是太阳证；心下满是太阴证，手足冷是厥阴证，大便硬是阳明证，脉细是少阴证，六病的证候俱有,可见半表半里部影响及整体,故条文中说:"必有表,复有里,此为半在里半在外也。"在一身众证俱在时,仲景告诉我们,采用协调疗法,抓住少阳与太阴以重点治疗,就能达到协调阴阳,和解整体的目的,以小柴胡汤为用,宣通上下,疗治内外,不愧为协调之第一良方。

第三节
十二单证辨证论治

单证的辨证论治是三部六病最基础的辨证方法。在三部的六病中,阳病实热、阴病虚寒是其各自的病性,但在临床许多病证,往往是单一的证候表现,某些时候,三阳病中或表现其实,或表现其热,三阴病中或表现其虚,或表现其寒,在整体中就构成了寒、热、虚、实的四个方面。整体的病理反应是以气血的变化为其主要表现形式的,由于气血的盛衰和盈亏不同,就会在病性中就构成了寒、热、虚、实四种不同类型的证候群。我们根据《伤寒论》的原意,称此为"方证"。在整体治疗中,白虎汤清热降温以治三阳之热,新定大柴胡汤以治三阳之实,新定建中汤以疗三阴之虚,四逆汤温中回阳以解三阴之寒,这些均属治疗方证的代表方剂,标志着机体不同病理变化的特殊性。

整体化分三部,每部各具其独立性和特殊性,又是整体成比例的缩小。所以说,三部是整体的三个子系统。在这每个系统中,皆有寒热虚实的四种病理反应,虚与寒合而为阴病,实与热合而为阳病,换言之,阴病中含有虚证、寒证,阳病中包含有实证、热证。综合三部就会有十二个方面的四类不同病质的反应,这些病证分而言之是单纯的,我们称这种单纯的一方面的病证为"单证"。在辨证论治中,如果说整体的六病是纲,那么十二单证就是目。体证、部证、病证都包涵着单证的具体内容。十二单证是与整体发生联系的十二条主干。病证在人体无论多么繁杂,都可用十二单证去分析,以此辨证论治,可以对复杂纷繁的证候有一个辨证的依据,对所施用的数以万计的方剂有一个衡量的标准,也是检验方与证是否正确的尺度。

患者所表现的证候无论如何庞杂,都是由单证组成的,根据每个单证的性质,就可以确实证属何部、何病,是合病、并病、还是兼证、合证,这样就会做到胸中有数,把握病情,观其脉证,随证治之。同理,在掌握每个单证性质后,对选方用药,就能做到有的放矢,不盲目用药,以此可以选用整体证的方,六病的主病方,以及根据病情组出合病方、并病方、合证方、兼证方。如果单证独立存在,可以根据单证的不同病位、病情准确合理地选用主药,给予针锋相对的治疗。对于这种情况,我们称之为"药证方"。后文十二单证的选方原则,就是根据这个道理分别列出的"药证方"。

三部六病的主证与主方是根据《伤寒论》原文并结合临床实践分别择出的。单证的辨证论治,实际上就是从六病中分别产生和提取的。在六病辨证中,三阳皆热、皆实,三阴皆虚、皆寒。十二单证就是列出三部中阴性病与阳性病由于病位不同所表现出的寒、热、虚、实不同点的特殊性。如三阳之实,表部的无汗、里部的胃家实、半表半里部的胸满,由于部位不同,病势虽都属实,但其具体内容随其部位有其具体区别。三阴病各有虚有寒,三阳病各有实有热,在辨证中将分别论之。在施治中,六病各有主方、主药,对十二单证的治疗,根据三阳病的主方中主药治热,副主药治实的规律分别组成三阳病中各单证的"药证方"。三阴病的主方中,具有主药善补、副主药益温的特点,分别组成三阴病的六个单证方,其具体内容后文罗列,分别述之。

通过单证的辨证论治,可以把机体各部反映出的各种证候及数以千计的药物列为十二大类,每一类代表一种病理反应的性质,反映这个本质的现象并不是类同的,用药也不是千篇一律的,所以根据单证的性质,分别列出主证和类证,在治疗上分别列出主药和类药,以利按证归类、触类旁通,在辨证论治上既表现出原则性,又体现其灵活性,所以说单证的辨证论治在认证选药上是一面镜子,又是一把尺子,是鉴别衡量的标准。

一、表热证

主证:发热恶寒。

类证:身热战寒,鼻煽喘急,脉浮数,头项强痛。

治则:解表。

主药方:葛根甘草汤。

葛根 60g　甘草 10g

类药:菊花、金银花、连翘、薄荷、青蒿、芦根。

煎服法:上药 2 味,加水 800ml,煎至 300ml,去渣,每次服 100ml,分 3 次温服,忌辛辣。

按语:主证的发热恶寒是表热证的特异性反应,既表现出热的本质,又具有表部热证的具体表现。恶寒而发热仅表部所独有,故为热证的主证,其余身热战寒是其表热的病状。肺与皮毛相表里,热袭于肺而出现鼻煽喘急,头项强痛,脉浮数的表现,归为类证范畴。

欲治之法,解表以散热,主药方葛根甘草汤中选用葛根为主药,辛凉解表以治表热。甘草可辅助葛根,增强其效,并有解毒之功。二药为用,以治表热。葛根为治表热代表性药物,葛根缺如时,可选用薄荷、菊花、金银花以代之,皆此类也。

二、表实证

主证:无汗而喘。

类证:无汗恶风,项背强几几,骨节疼痛。

治则:发汗。

主药方:麻黄甘草汤。

麻黄 10g　甘草 10g

类药:苏叶、荆芥、羌活、独活、山川柳、葱白。

煎服法:上 2 味,加水 500ml,去上沫,煎至 300ml,去渣,每服 100ml,分 3 次温服。

按语:病邪袭表,肌肤被束,而表实无汗,无汗是表实之特征,邪无以发而见骨节疼痛,项背强几几而不得屈伸,皆表实之类证。热蕴于肺,肺与皮毛相表里,故见喘促,是肺之实证也,故与无汗皆列为表部实证,以利辨识证候。

表部实邪本从汗解,方选太阳病副主药麻黄以发其汗,使表实得解,此乃发汗峻药,以发汗平喘见长,故为治太阳实证的代表药,发汗除邪使无汗而喘尽解,如麻黄缺失或对麻黄药过敏者,可以苏叶、荆芥、羌活、葱白代之,此皆麻黄之类药也。

三、表寒证

主证:恶寒,肢节痹痛。

类证:四肢沉重,行动不便,肢冷畏寒。

治则:温阳通络。

主药方:桂枝甘草汤。

桂枝 10g　甘草 10g

类药:桂皮、肉桂。

煎服法:上药 2 味,加水 500ml,煎至 300ml,去渣,每服 100ml,分 3 次温服,忌生冷、肉类。

表部阳虚而生外寒,气血被寒邪所遏,周流不畅,不通则痛,或肢节久失血养而见痹,故将恶寒与肢节痹痛作为表寒证的代表证候。此外,表阳衰微而见肢冷畏寒,肌表被寒所束,而行动不利、四肢沉重酸困,皆表寒证之类也。

选用厥阴病副主药桂枝作为治表寒代表药，以《伤寒论》第64条的桂枝甘草汤作本证主药方。桂枝甘草辛甘以化阳，温表阳、通脉络，使阳虚得补，外寒自去，气血周流畅通而肢节痹痛自止，其他各类证尽治也。若桂枝缺失时，可以桂皮代之，以充其类也。

四、表虚证

主证：手足冷，脉细。

类证：肢乏无力，懒动，脉沉微。

治则：补血活络。

主药方：当归甘草汤。

当归15g　甘草10g

类药：川芎、丹参、熟地。

煎服法：上2味，加水500ml，煎取300ml，去渣，每服100ml，分3次温服，忌食油腻生冷。

按语：表部气血虚衰，肢末不得气血的濡养，而现肢冷脉细，故列为主证，表虚气血循行减少，机体功能改变，运动低下，时见肢体困乏，无力而懒动，更有甚者，可见脉微欲绝，直至气血周流不至而见肢体干枯坏死，为表虚之甚也，急需补血通脉以治，方挽表虚之危。

欲治之法：选用厥阴病主药当归作代表，根据当归四逆汤中原方有甘草，故将当归甘草组成药证方，以当归活血补血、温补脉络，甘草补气和中，以使表虚之证可解，手足冷、脉细诸证可复。临床如当归缺乏时，可选用川芎、丹参以代之，皆活血补血以治表虚之类药也。

五、里热证

主证：日晡所潮热。

类证：谵语，面垢，手足濈然汗出。

治则：泄热。

主药方：大黄甘草汤。

大黄15g　甘草10g

类药：番泻叶、荷叶、槐角。

煎服法：上2味以水400ml，急火煎取300ml，去渣，每次温服100ml，每日3次，以利下热退为愈。

按语：病邪入里，从热化，里部蕴热，时时外发，如海水来潮之势，蒸蒸汗出,阳明里热乃热之极,日晡阳盛,两阳相合,天人相应,故日晡时发潮热,此为里部之特征,故为主证,热扰神明则谵语,热邪向外熏于肌肤则面垢,此皆里热之表现,同类证也。

里热欲治之法,须直泻里热。大黄苦寒泄热,效力之猛,素有将军之称,主药方取调胃承气汤,引热出里之意,因无实象,则选用大黄甘草二味,武火急煎,取其泄热之功,二药合用,使里部之热尽泻,日晡潮热自止,余证可消。

六、里实证

主证:胃家实。

类证:腹满而胀,大便硬。

治则:软坚散结。

主药方:芒硝甘草汤。

芒硝 10g 甘草 10g

类药:芦荟、麻仁、郁李仁、朴硝、元明粉。

煎服法:上 2 味,加水 400ml,先煎甘草片刻,再将芒硝纳入煎取 300ml,每服 100ml,分 3 次温服,以下利为止,忌食油腻。

按语:里实证多由热致实,热烁津液,阴液内亏,痰水血食有形之物聚集于里,消化道以胃为主,故称胃家实。实者,实有其物也。积滞之物留而不去,可见腹满,燥屎结于大肠,运化不通,传化不利,由于痰水血食的积聚,使消化系统的各个不同阶段发生阻塞,故以"胃家实"为其主证。

三阳皆实,里实欲治之法,必须润燥软坚,急下存阴,方选阳明病副主药芒硝,泄热润燥软坚,使积于肠道的燥屎、停痰、瘀血尽去。配以甘草,有阻止水分吸收之功,与芒硝相配,有相得益彰之效,使燥屎可去,津液可生,故而将二药定为主药方。临床如芒硝缺如,或体弱者,可选用芦荟、郁李仁以代之,此皆软坚通便之类药也。

七、里寒证

主证:时腹自痛。

类证:腹中冷,下利清谷,自利不渴。

治则:温中。

主药方:干姜甘草汤。

干姜 10g 甘草 10g

类药:砂仁、豆蔻、广木香、小茴香、荜茇、高良姜。

煎服法:上二味,以水 300ml,煮取 200ml,去滓,分 2 次温服。

按语:里寒者,脾胃寒也。脾胃寒而运化不利,寒凝气滞,气机不畅而出现时腹自痛,此里部太阴之寒之典型表现,为主证。寒湿或寒邪滞于里部,而使脾胃不能腐熟水谷,如同无火难煮饭一样,则见腹中冷而下利清谷。寒居于里,而口不渴,此皆里寒之类证,必须治之以温,使寒邪热化,寒证可去。

欲治之法:首当温中。方用干姜甘草汤。干姜温中散寒最烈,故为太阴病之副主药,和甘草相合,温中健胃以复胃阳之热,热复则水谷得以消,腐熟之功得以复。胃气得降,脾气可升,气机畅达,则时腹自痛可止,下利清谷得治,里寒去,吸收功能增强,诸证可解。中药温中之药甚多,临证若干姜缺失,可用砂仁,高良姜以代之,皆温中之类药也。

八、里虚证

主证:腹满。

类证:食不下,胸下结硬。

治则:健脾。

主药方:苍术甘草汤。

苍术 30g 甘草 10g

类药:白术、焦麦芽、焦神曲、焦山楂、鸡内金。

煎服法:上 2 味,以水 500ml,煎取 300ml,去滓,每服 100ml,分 3 次温服,忌食生冷。

按语:里虚之证腹满是因里部脾胃虚衰,功能低下,运化失职,水谷精微不得运化而形成的一种闷胀感觉。患者自诉腹胀满,食而不化,心下有结气。医者细查,腹部柔软,无胀气之感,主观感觉和客观表现不相符合,此皆脾气虚所致。

里虚之治,首选太阴病主药苍术,健脾燥湿,脾气得健,脾胃运化正常,水精四布,身体健壮,虚证皆无,腹满一证自消,食欲增进,正体可安。太阴主方苍术汤中,甘草和胃调中,与苍术相合,能增强健脾补气之功,故将二药配伍,定为主药方。临床苍术缺如时,可以用白术代替,此皆健脾燥湿之类药。

九、半表半里热证

主证:胸中烦热。

类证:身热烦,口苦咽干,小便黄赤,口渴,身热或寒热往来。

治则:清热。

主药方：黄芩甘草汤。

黄芩 15g　甘草 10g

类药：黄连、黄柏、栀子、石膏、知母、玄参、竹叶。

煎服法：上 2 味，以水 500ml，煎取 300ml，去渣，每服 100ml，分 3 次温服，忌辛辣油腻。

按语：半表半里介于表里二部之间，气血在机体实质部分的循环情况，决定着寒、热、虚、实的变化，其中心的功能起着决定性的作用。病邪进入半表半里从热化，呈现一派亢奋性的反应。因半表半里部实为纯里，病性为热，是为纯热，以高热持续不退为其主要表现形式，可波及全身，影响到表里二部，热邪有出表或入里时，热型才会出现寒热往来的现象。热蕴于半表半里，随着气血循行，在上看见咽干口苦，口渴欲冷饮，在下可见小便黄赤，在表可见身热自汗出，入里可引起大便燥结，此皆一派热象证候。

欲治之法，首选少阳病主药黄芩，苦寒以清热，配合甘草以加强其清热解毒之功。只有热清血凉，身热方可退，诸症方可消，方药中清热降温药甚多，因半表半里之热重在胸中，黄芩有清上焦热邪之长，故为主药。临证缺失，可以黄连、石膏代之，此皆清热降温之类药，用之皆可取效。

十、半表半里实证

主证：胸中烦满。

类证：心烦喜呕，默默不欲饮食，躁急易怒，善太息。

治则：疏满散实。

主药方：柴胡甘草汤。

柴胡 15g　甘草 10g

类药：香附、苏梗、乌药、郁金。

煎服法：上药 2 味，以水 500ml，煎取 400ml，去渣，再煎至 300ml，每服 100ml，分 2 次温服。

按语：胸为至阳之所，半表半里实证多与热证同时并见，热邪积于胸中，热盛血涌，淋巴在胸导管受阻，致使气血与淋巴液壅滞胸中，故见胸满。胸中满闷、胸阳不通则心烦躁急、默默不欲饮食，拍动胸廓可使胸满证减轻，故见太息频频，此皆胸实不通之故也。因半表半里并病位在胸，气机不畅而满，故将胸满列为实证的主证，其余皆实证的表现。

半表半里实证病位在胸，实属纯里，欲治之法，必须疏导，少阳病副主药柴胡具有疏导转枢之功，故将柴胡列为主药。通过柴胡疏满导实，转枢表里。甘草和调于中,瘀滞于胸中之实皆可散去,胸满诸证可消,烦满躁急自解。柴胡乃疏肝解郁良药,较之他药更胜一筹。临证缺失,可用香附等药代之,皆疏导之类药,但其药效稍逊,用时可适当调配剂量,以全其效。

十一、半表半里寒证

主证:背恶寒。

类证:身寒倦怠,口中和,面色㿠白。

治则:温心阳。

主药方:独附汤。

附子 15g

类药:乌头、天雄。

煎服法:附子劈开,加水 800ml,文火煎取 300ml,去滓,每服 100ml,分 3 次温服。

按语:里部之寒,寒在太阴;半表半里部之寒,寒在少阴。半表半里部以心脏为主导,心脏功能下降,多虚与寒并存,多以心虚为其表现形式。心脏居胸倚背,阳虚生外寒,心阳虚而现背恶寒,换言之,背恶寒是心阳虚的先兆,无论何证,属阴或属阳,如见背恶寒,即可选用附子,以温心阳,挽救其急。除背恶寒外,口中和、倦怠乏力、面色㿠白皆为心阳虚寒之外现,寒证之类证也。

欲治半表半里之寒证,须选用少阴主药附子以温心阳,散沉寒,附子一味有温心壮阳之功,心阳得温,外寒可解,心气充则血流畅,精力充沛则倦怠乏力可除,胸中寒消,口中和自退,犹如阳光普照,冰雪消融。治寒治以本,以附子壮心阳,此乃"寒之不寒,是无火也,益火之源,以消阴翳",独附汤来源于《陈修园医书七十种》中之列方。

十二、半表半里部虚证

主证:心动悸。

类证:短气,虚烦不得眠,惕惕不安。

治则:补心阴。

主药方:独参汤。

人参 10g

类药:党参、太子参、黄精、玉竹。

煎服法:人参加水 500ml,煮至 300ml,令患者分次频服,或每次服 100ml,分 3 次温服,煎后人参可食之。

按语：心阳衰微，而现虚寒。心阴虚，心阳独亢，可见动悸，心中惕惕不安，虚烦不得眠，心虚则力不支，故见短气，此皆心虚之类证。半表半里之虚，虚在心脏。心病者，多以动悸常见，故列为核心证。心虚者，多由劳神耗伤心血而所致，有表现心阴不足，心阳独亢者，有表现心阴阳俱虚者，临证细查，不难辨认，随证治之。

欲治之法，阴阳俱虚者，要补心阴，壮心阳；单纯心阴亏损致虚者，可补益心阴，兼益心气亦可。欲选方药，补虚仍以参，葛可久《十药神书》所载独参汤为主，此亦符合仲景《伤寒论》本义，故选用作主药方。通过人参强心补气，使心阴得补，心气得充，达其"止惊悸，定魂魄，清心明目"之功，心动悸可愈，诸类证可消。人参有起死回生之效，居补药之首。临证人参缺，可用党参、太子参以代之，皆属此类药也。

十二单证代表着三部的十二个方面，各自标志着本证的性质。在这里还有一点是需要提及的，就是临床辨证施治中，有许多证没有具体的病位和病性，在表部、里部和半表半里部各类证候群中均可见到。例如：小便不利、不能食、烦等证就属此类。在《伤寒论》原文中，小便不利25条，不能食15条，烦38条，涉及范围之广可想而知。我们将这类没有具体病位、具体病性的证候称为"多义证"。另外还有一类证候，就是超越本部的范畴，在其他的部或病中出现。这与多义证不同。超越本部的证候多由热极转阴、阴极似阳的病理改变或者是医者失治、误治之后出现，前者是自然因素而致，后者是人为因素而致在本病出现不应有的证候。如下利、利、吐、呕、发热、谵语、恶寒、厥等证。在《伤寒论》中有82条涉及利或下利，利本太阴病证，可由医者失治等原因在许多病中出现下利。发热涉及51条，发热本阳证，可是阴证格阳，使真阳浮越，故在三阴病中亦可出现发热。厥本表寒，可在原文中有27处言及厥证，在热极时，可以转阴出现阴极似阳的表现，故在辨证时应注意辨识真伪，以免贻误病情。我们将这些本在该部表现出而到其他部位出现的证候称为"越部证"，这些是临证中值得注意和区别的。

第四节
合病的证治

在机体每部中，凡具有实热或虚寒特性的证候群谓之病。阳病实热、阴病虚寒是其病性，病邪侵及机体，经过正邪相争，在三部定位后，有的部位呈现兴奋性反应，有的部位则出现抑制性反应，这样，由于部位的不同，就出现了阴性或阳性证候群,我们把这种各部不同的证候群并存的病理变化称为"合病"。在合病中,有阳病与阳病相合者,有阴病与阴病相合者,有阴病与阳病相合者,有三部相合者,有二部相合者这样五种情况。但是值得注意的是,在同一部位上,不能合病,只能是正邪相争,病证性质并不显著地各自表现其特性,而是依据一定的条件,共处于统一体中,这种情况在整体有,在三部也有。我们把每部的同一病变称为"部病",在前面已经述及。同一时间、同一空间不能并存二理,一物不能并存二性。所以说在合病中,同一部位典型的阴阳二病是不存在的,也是不能相合的。根据这个情况,我们对合病作了归类。

合病是在异部中相合,每部的病变都具有着独立的证候和特定的性质,证候的相合是按着六病中所列出的主证相合,以体现合病在各部的寒热虚实,在治疗上同样采取六病主方相加的原则,有其病则用其方,以治其病。总之,凡是在各部中构成独立病证时,在辨证中合其病,在治疗上合其方,这不是我们的创造,张仲景早在《伤寒论》中就为我们做出了榜样。合病类型,大多是一种推演式的。宛如门捷列夫创"元素周期表"。按照推断,必有这样多的类型虽然临床表现可能不尽如此,但按此辨析,必然会体会到为"貌异神合",即不是纲领证之相合,也必为类证相合也。列于此,教人以法矣。

主治方的命名,我们根据六病主方的组方原则,主方突出主药,就以主药的名称给主方命名。合病的主治方名,我们也采取主药相合而命名的原则。如三阳合病,则以葛根黄芩大黄汤名之。方名雷同化,缺乏艺术性,因属归类性方剂,暂以此命名方剂,待创方成熟后,再根据其药理作用、主治证候或取类比象的方法命名,以实现其科学性和艺术性的统一,故在此处暂不乱用方名,以主药的主导作用命方,以有利于方剂学的归类。随着临床实践的继续,众多的方剂有一个逐步完善的过程,有待探索。

一、太阳、少阳、阳明合病

主证:头项强痛,胸中热烦满,胃家实,发热无汗,口渴,小便黄,脉滑数,大便硬或咳喘。

主方:葛根黄芩大黄汤。

葛根 60g 黄芩 30g 大黄 10g 麻黄 10g 柴胡 15g 芒硝 10g 石膏 30g 杏仁 10g 枳实 15g 厚朴 10g 芍药 30g 甘草 10g

煎服法:上药 12 味,加水 1 000ml,煮取 300ml,将药汁倒出,再加水 500ml,煎取 200ml,去滓,将两次所煎药汁混合,分 3 次温服,以空腹为佳,忌食油腻。

二、太阳、少阳、太阴合病

主证：头项强痛，胸中烦满，腹满，发热无汗，口渴，小便短赤，时腹自痛，或吐或利或咳喘。

主方：葛根黄芩苍术汤。

葛根60g　黄芩30g　苍术30g　麻黄10g　柴胡15g　干姜10g　茯苓20g　石膏30g　杏仁10g　芍药30g　甘草10g　大枣10枚

煎服法：上药12味，先加水1 000ml，煮取300ml，倒出药汁，再加水500ml，煮取200ml，去滓，将两次所煎药汁合在一起，煮沸后，分3次温服，每次150ml左右。

三、太阳、少阴、阳明合病

主证：头项强痛，心动悸，胃家实，发热无汗，背恶寒，大便硬，口渴或咳喘。

主方：葛根附子大黄汤。

葛根60g　附子10g　大黄10g　麻黄10g　人参5g　芒硝10g　枳实10g　厚朴10g　杏仁10g　石膏30g　茯苓20g　五味子15g　甘草10g

煎服法：上药13味，先加水1 000ml，煮取300ml，倒出药汁，再加水500ml，煮取200ml，去滓，将两次所煎药汁合在一起，煮沸，分3次温服，忌油腻。

四、太阳、少阴、太阴合病

主证：头项强痛，心动悸，背恶寒，腹满，时腹自痛，发热恶寒，无汗口不渴，或吐或利或咳喘，脉细。

主方：葛根附子苍术汤。

葛根60g　附子10g　苍术30g　人参5g　麻黄10g　杏仁10g　石膏30g　茯苓20g　五味子15g　干姜10g　甘草10g

煎服法：上药11味，以水800ml，煮取300ml，将药汁倒出，再加水500ml，煮取200ml，将两次所煎药汁合为一体，煮沸，分3次温服，每服150ml，以空腹服为宜，忌油腻生冷饮食。

五、厥阴、少阳、阳明合病

主证：手足逆冷，胸中烦满，脉细数，胃家实，发热汗出，大便硬，小便黄赤，咽干口苦，或肢节痹痛。

主方：当归黄芩大黄汤。

当归 15g　黄芩 30g　大黄 10g　桂枝 10g　柴胡 15g　芒硝 10g　芍药 30g　细辛 10g　通草 10g　枳实 10g　厚朴 10g　甘草 10g　大枣 10 枚

煎服法：上药 13 味，加水 1 000ml，煮取 300ml，将药汁倒出，再加水 500ml，去滓，将两次所煎药汁合为一体，煮沸，分 3 次温服，每服 150ml 左右，空腹腔宜，忌辛辣生冷。

六、厥阴、少阳、太阴合病

主证：手足逆冷，胸中烦满，腹满，脉沉细数，发热，口渴，时腹自痛，或吐或利或肢节痹痛。

主方：当归黄芩苍术汤。

当归 15g　黄芩 30g　苍术 30g　桂枝 10g　干姜 10g　柴胡 15g　细辛 10g　通草 10g　茯苓 20g　芍药 30g　甘草 10g　大枣 10 枚

煎服法：上药 12 味，先加水 800ml，煮取 300ml，将药汁倒出，再加水 500ml，煮取 200ml 去滓，将两次所煎药汁合为一体，煮沸，分 3 次温服，以空腹服为宜，忌生冷油腻。

七、厥阴、少阴、阳明合病

主证：手足逆冷，心动悸，背恶寒，胃家实，发潮热，自汗出，大便硬，或肢节痹痛，脉沉数，细涩。

主方：当归附子大黄汤。

当归 15g　附子 10g　大黄 15g　桂枝 10g　人参 5g　芒硝 10g　枳实 15g　厚朴 10g　细辛 10g　通草 10g　茯苓 20g　五味子 15g　芍药 30g　甘草 10g　大枣 10 枚

煎服法：上药 15 味，以水 1 000ml，煮取 300ml，倒出药汁，再加水 500ml，煮取 200ml，去滓，将两次药汁合为一体，煮沸，分 3 次温服，以空腹服为宜，忌生冷肉类。

八、厥阴、少阴、太阴合病

主证：手足逆冷，心动悸，背恶寒，腹满，时腹自痛，脉微细，或吐或利，或肢节痹痛。

主方：当归附子苍术汤。

当归 15g　附子 10g　苍术 30g　桂枝 10g　人参 5g　干姜 10g　通草 10g　细辛 10g　芍药 30g　茯苓 20g　甘草 10g　大枣 10 枚　五味子 15g

煎服法:上药 13 味,加水 1 000ml,煮取 300ml,将药汁倒出,再加水 500ml,煮取 200ml,去滓,将两次药汁合为一体,煮沸,分 3 次温服,忌生冷、油腻。

九、太阳、少阳合病

主证:头项强痛,胸中烦满,发热无汗,口渴咽干,小便黄赤,脉滑数,或咳喘。

主方:葛根黄芩汤。

葛根 60g　黄芩 30g　麻黄 10g　柴胡 15g　石膏 30g　杏仁 10g　芍药 30g　甘草 10g

煎服法:上药 8 味,加水 800ml,煮取 300ml,将药汁倒出,再加水 500ml,煮取 200ml,去滓,分 3 次温服,将两次药汁相合,煮沸,每次服 100ml 左右,忌食辛辣之物。

十、太阳、阳明合病

主证:头项强痛,胃家实,发热汗出,大便硬,或无汗,咳喘。

主方:葛根大黄汤。

葛根 60g　大黄 15g　麻黄 10g　芒硝 10g　石膏 30g　杏仁 10g　枳实 15g　厚朴 10g　甘草 10g

煎服法:上药 9 味,加水 800ml,煮取 300ml,将药汁倒出,再加水 500ml,煮取 200ml,去滓,将两次药汁相合,煮沸,分 3 次温服,忌辛辣。

十一、太阳、少阴合病

主证:头项强痛,心动悸,背恶寒,发热无汗,脉浮细,或咳喘。

主方:葛根附子汤。

葛根 60g　附子 10g　麻黄 10g　人参 5g　石膏 30g　杏仁 10g　茯苓 20g　五味子 15g　甘草 10g

煎服法:上药 9 味,以水 800ml,煮取 300ml,将药汁倒出,再加水 500ml,煮取 200ml,去滓,将两次药汁相合,煮沸,分 3 次温服,以空腹服为宜,忌生冷、油腻。

十二、太阳、太阴合病

主证:头项强痛,腹满,发热恶寒,时腹自痛,或吐或利,或咳喘。

主方:葛根苍术汤。

葛根 60g 苍术 30g 麻黄 10g 干姜 10g 石膏 30g 杏仁 10g 茯苓 20g
甘草 10g

煎服法：上药 8 味，以水 800ml，煮取 300ml，将药汁倒出，再加水 500ml，煮取 200ml，去滓，将两次药汁相合，分 3 次温服，以空腹服为宜，忌食生冷油腻。

十三、厥阴、少阳合病

主证：手足逆冷，胸中烦满，发热，咽干口苦，小便黄赤，或肢节痹痛，脉细数。

主方：当归黄芩汤。

当归 15g 黄芩 15g 桂枝 10g 柴胡 15g 细辛 10g 通草 10g 芍药 30g
甘草 10g 大枣 10 枚

煎服法：上药 9 味，以水 800ml，煮取 300ml，将药汁倒出，再加水 500ml，煮取 200ml，去滓，将两次药汁相合，分 3 次温服，以空腹服为宜，忌食生冷辛辣。

十四、厥阴、阳明合病

主证：手足逆冷，胃家实，发潮热，自汗出，大便硬，脉沉细数，或肢节痹痛。

主方：当归大黄汤。

当归 15g 大黄 15g 桂枝 10g 芒硝 10g 细辛 10g 通草 10g 芍药 30g
甘草 10g 枳实 15g 厚朴 10g 大枣 10 枚

煎服法：上药 11 味，以水 800ml，煮取 300ml，将药汁倒出，再加水 500ml，煮取 200ml，去滓，将两次药汁相合，分 3 次温服，以空腹服为宜。

十五、厥阴、少阴合病

主证：手足逆冷，心动悸，背恶寒，脉微细或肢节痹痛。

主方：当归附子汤。

当归 15g 附子 10g 人参 10g 桂枝 10g 细辛 10g 通草 10g 甘草 10g
芍药 30g 大枣 10 枚 茯苓 20g 五味子 15g

煎服法：上药 11 味，加水 800ml，煮取 300ml，将药汁倒出，再加水 500ml，煮取 200ml，去滓，将两次药汁相合，煮沸，分 3 次温服，以空腹服为宜，忌食生冷油腻。

十六、厥阴、太阴合病

主证：手足逆冷，腹满，或吐，或利，时腹自痛，脉沉细，或肢节痹痛。

主方：当归苍术汤。

当归 15g　苍术 30g　桂枝 10g　干姜 10g　细辛 10g　通草 10g　芍药 30g　甘草 10g　大枣 10 枚　茯苓 30g

煎服法：上药 10 味，以水 800ml，煮取 300ml，将药汁倒出，再加水 500ml，煮取 200ml，将两次药汁合在一起，煮沸，分 3 次温服，以空腹服为宜，忌食生冷肉类。

十七、少阳、阳明合病

主证：胸中烦满，胃家实，发热汗出，口苦咽干，小便黄赤，大便硬，脉滑数。

主方：黄芩大黄汤。

黄芩 30g　大黄 10g　柴胡 15g　芒硝 10g　芍药 30g　甘草 10g　大枣 10 枚　枳实 15g　厚朴 10g

煎服法：上药 9 味，以水 800ml，煮取 300ml，将药汁倒出，再加水 500ml，煮取 200ml，去滓，将两次药汁相合，煮沸，分 3 次温服，以空腹服为宜，忌食辛辣。

十八、少阳、太阴合病

主证：胸中烦满，发热汗出，腹满，时腹自痛，或呕或利，咽干口苦，小便少。

主方：黄芩苍术汤。

黄芩 15g　苍术 30g　柴胡 15g　干姜 10g　芍药 30g　甘草 10g　茯苓 20g　大枣 10 枚

煎服法：上药 8 味，以水 800ml，煮取 300ml，将药汁倒出，再加水 500ml，煮取 200ml，将两次药汁相合，煮沸，分 3 次温服，忌食生冷、辛辣。

十九、少阴、阳明合病

主证：心动悸，背恶寒，胃家实，发潮热，自汗出，大便硬，脉细数。

主方：附子大黄汤。

附子 10g　大黄 15g　人参 10g　芒硝 10g　茯苓 20g　五味子 15g　枳实 15g　厚朴 10g

煎服法：上药 8 味，以水 800ml，煮取 300ml，将药汁倒出，再加水 500ml，煮取 200ml，将两次药汁相合，煮沸，分 3 次温服，以空腹服为宜，忌食生冷、辛辣。

二十、少阴、太阴合病

主证：心动悸，背恶寒，胸满，时腹自痛，或吐或利，脉沉微。

主方：附子苍术汤。

附子 10g　苍术 30g　人参 10g　干姜 10g　茯苓 30g　甘草 10g　五味子 15g

煎服法：上药 7 味，以水 800ml，煮取 300ml，将药汁倒出，再加水 500ml，煮取 200ml，去滓，将两次药汁相合，煮沸，分 3 次温服，以空腹服为宜，忌食生冷、肉类。

合病与部病分别列出之后，我们必须对合病的性质与治疗的重点有一个明确的认识。哪些病可以相合，哪些病不可以相合，其中的原则性与灵活性如何掌握，有必要作一重申。此先从《伤寒论》原文说起。原文第 219 条："三阳合病，腹满，身重，难以转侧，口不仁，面垢，谵语，遗尿。发汗则谵语，下之则额上生汗，手足逆冷，若自汗出者，白虎汤主之。"原文第 268 条："三阳合病，脉浮大，上关上，但欲眠睡，目合则汗。"此两条叙述三阳合病，说明阳病和阳病可以相合。那么，阴病是否可以相合呢？再看《伤寒论》第 317 条："少阴病，下利清谷，里寒外热，手足厥逆，脉微欲绝，身反不恶寒，其人面色赤，或腹痛，或干呕，或咽痛，或利止脉不出者，通脉四逆汤主之。"第 225 条："脉浮而迟，表热里寒，下利清谷者，四逆汤主之。"从以上两条原文看，下利清谷属太阴病，手足逆冷属厥阴病，脉微欲绝属少阴病，此条文可以说明：不单三阳可以合病，三阴也能合病。阳病与阳病可以相合，阴病与阴病亦可以相合，那么，阴病与阳病能否相合呢？《伤寒论》原文第 357 条："伤寒六七日，大下后，寸脉沉而迟，手足厥逆，下部脉不至，喉咽不利，唾脓血，泄利不止者，为难治，麻黄升麻汤主之。"从条文中可以看到，寸脉沉而迟，下部脉不至，手足厥逆是厥阴病，喉咽不利，唾脓血是少阳病，泄利不止是太阴病。在三部中表现出有阴病、有阳病，在不同的部位上出现不同性质的病证是可以相合的。从麻黄升麻汤中也可以看到药分三类：黄芩、知母、葳蕤以治少阳，桂枝、当归、芍药以治厥阴，干姜、甘草、白术、茯苓以治太阴，并看出合病的性质不同，治疗的原则、方法也不同。这样，我们可以看到：在合病中，三阴能合，三阳能合，阴阳亦能合。但同一部位阴阳两种性质不同的病不能相合。如：里部有太阴病时，就不可能同时再现阳明病，同部位阴阳二性的出现构成了部病，详见前述。合病的原则就是依据这些道理而定的，主证主方就是根据这些道理而产生的。

第五节
兼证的证治

在六病中，三阳病包括实与热两个方面，三阴病包括虚与寒两个方面，在临床具体的辨证施治过程中，疾病的形式有时是以病的形式存在，有时仅表现一方面，或虚或寒或实或热，是以证的形式表现出来。我们把异部中病与病互存的情况称为"合病"，前已论述，把病与证共见的情况称为"兼证"，将在本篇具体论述。六病的来源及证候的表现，前面已交代，不再赘述。本篇"兼证"的辨证原则就是根据三部中各病的存在与各证的存在，依一定条件在机体中反映出来的现象作一归结，凡病与证共见者，统归在"兼证"的范畴。在施治中，根据"合病合方、合证合药"的原则，按六病十二证选用六方十二药，以此类推，泾渭分明，有多少病相合，就有多少方相合，合病中做了具体罗列，有多少证相合，就有多少药相合，本篇为了叙述简明起见，仅列举每病与其他十个单证相兼的情况，以便了解其理。列出各种单证的相兼情况，可以使人以此类举，有何证相兼，即相合何药，临证具体掌握，这样既可免去连篇累牍的泛述，又可收到执简驭繁之效果，掌握原则，具体应用。

知识的发展是无穷无尽的，一个学说，一种理论不会永远停留在原来的水平上。我们对三部六病证与药的认识也是这样，在兼证的证治中，我们仅列出主证、主方和煎服法三个方面，以提供辨证施治的依据。

一、太阳病兼表寒证

主证：头项强痛，发热恶寒，脉浮，无汗而喘，肢节痹痛。

主方：葛根加桂枝汤。

葛根60g　麻黄10g　石膏30g　杏仁10g　甘草10g　桂枝10g

煎服法：上药6味，加水600ml，煮取200ml，倒出药汁，再加水300ml，煮取100ml，去滓，将两次药汁相合，煮沸，分3次温服，以空腹服为宜，忌食生冷、油腻饮食。

二、太阳病兼表虚证

主证：头项强痛，发热恶寒，脉浮，无汗而喘，手足逆冷。

主方：葛根加当归汤。

葛根60g　麻黄10g　石膏30g　杏仁10g　甘草10g　当归15g

煎服法：上药6味，加水600ml，煮取200ml，将药汁倒出，再加水300ml，煮取100ml，去滓，将两次药汁相合，煮沸，分3次温服，以空腹服为宜，忌食油腻、生冷。

三、太阳病兼半表半里热证

主证：头项强痛，发热，脉浮滑，无汗而喘，胸中热烦。

主方：葛根加黄芩汤。

葛根 60g　麻黄 10g　石膏 60g　杏仁 10g　甘草 10g　黄芩 15g

煎服法：上药 6 味，加水 600ml，煮取 200ml，将药汁倒出，再加水 300ml，煮取 100ml，去滓，将两次药汁相合，煮沸，分 3 次温服，宜空腹服用，忌食辛辣之物。

四、太阳病兼半表半里实证

主证：头项强痛，发热恶寒，脉浮滑，无汗而喘，胸满。

主方：葛根加柴胡汤。

葛根 60g　麻黄 10g　石膏 60g　杏仁 10g　甘草 10g　柴胡 15g

煎服法：上药 6 味，加水 600ml，煮取 200ml，将药汁倒出，再加水 300ml，煮取 100ml，将两次药汁相合，煮沸，分 3 次温服，忌辛辣。

五、太阳病兼半表半里寒证

主证：头项强痛，发热无汗，或咳喘，背恶寒。

主方：葛根加附子汤。

葛根 60g　麻黄 10g　杏仁 10g　石膏 30g　甘草 10g　附子 10g

煎服法：上药 6 味，加水 600ml，煮取 200ml，将药汁倒出，再加水 300ml，煮取 100ml，两次药汁相合，去滓，再煮沸，分 3 次温服，以空腹服为宜，忌辛辣油腻。

六、太阳病兼半表半里虚证

主证：头项强痛，发热恶寒，无汗而喘，心动悸。

主方：葛根加人参汤。

葛根 60g　麻黄 10g　石膏 30g　杏仁 10g　甘草 10g　人参 10g

煎服法：上药 6 味，加水 600ml，煮取 200ml，将药汁倒出，再加水 300ml，煮取 100ml，去滓，两次药汁相合，煮沸，分 3 次温服，以空腹服为宜。

七、太阳病兼里热证

主证：头项强痛，发热无汗，咳喘，日晡所潮热。

主方：葛根加大黄汤。

葛根 60g　麻黄 10g　石膏 30g　杏仁 10g　甘草 10g　大黄 15g

煎服法：上药 6 味，加水 600ml，煮取 200ml，将药汁倒出，再加水 300ml，煮取 100ml，去滓，两次药汁相合，煮沸，分 3 次温服，以空腹服为宜，忌辛辣之品。

八、太阳病兼里实证

主证：头项强痛，发热恶寒，无汗而喘，大便硬。

主方：葛根加芒硝汤。

葛根60g　麻黄10g　石膏30g　杏仁10g　甘草10g　芒硝10g

煎服法：上药6味，加水600ml，煮取200ml，将药汁倒出，再加水300ml，煮取100ml，两次药汁相合，去滓，煮沸，分3次温服，以空腹服为宜，忌辛辣之品。

九、太阳病兼里寒证

主证：头项强痛，发热恶寒，无汗而喘，时腹自痛。

主方：葛根加干姜汤。

葛根60g　麻黄10g　石膏30g　甘草10g　杏仁10g　干姜10g

煎服法：上药6味，加水600ml，煮取200ml，将药汁倒出，再加水300ml，煮取100ml，去滓，将两次药汁相合，煮沸，分3次温服，以空腹服为宜。

十、太阳病兼里虚证

主证：头项强痛，发热恶寒，无汗而喘，腹满。

主方：葛根加苍术汤。

葛根60g　麻黄10g　杏仁10g　石膏30g　甘草10g　苍术30g

煎服法：上药6味，加水600ml，煮取200ml，将药汁倒出，再加水300ml，煮取100ml，去滓，两次药汁相合，煮沸，分3次温服，以空腹服为宜。

十一、厥阴病兼表热证

主证：手足逆冷，脉沉细，肢节痹痛，发热恶寒，项背强几几。

主方：当归加葛根汤。

当归15g　桂枝10g　芍药30g　甘草10g　细辛10g　通草10g　大枣10枚　葛根60g

煮服法：上药8味，加水800ml，煮取300ml，将药汁倒出，再加水300ml，煮取100ml，去滓，将两次药汁相合，煮沸，分3次温服，宜空腹服，忌生冷、肉类。

十二、厥阴病兼表实证

主证：手足逆冷，恶寒脉细，或肢节痹痛，无汗而喘。

主方：当归加麻黄汤。

当归 15g　桂枝 10g　细辛 10g　通草 10g　芍药 30g　甘草 10g　大枣 10枚　麻黄 10g

煎服法：上药 8 味，加水 800ml，煮取 300ml，将药汁倒出，再加水 300ml，煮取 100ml，去滓，将两次药汁相合，煮沸，分 3 次温服，空腹为宜。

十三、厥阴病兼半表半里热证

主证：手足逆冷，恶寒脉细，肢节痹痛，胸中烦热。

主方：当归加黄芩汤。

当归 15g　桂枝 10g　细辛 10g　通草 10g　芍药 30g　甘草 10g　大枣 10枚　黄芩 30g

煎服法：上药 8 味，加水 800ml，煮取 300ml，将药汁倒出，再加水 300ml，煮取 100ml，两次药汁相合，分 3 次温服，以空腹服为宜，忌生冷肉类。

十四、厥阴病兼半表半里寒证

主证：手足逆冷，恶寒脉细，或肢节痹痛，其背恶寒。

主方：当归加附子汤。

当归 15g　桂枝 10g　通草 10g　细辛 10g　芍药 30g　甘草 10g　大枣 10枚　附子 10g

煎服法：上药 8 味，加水 800ml，煮取 300ml，将药汁倒出，再加水 300ml，煮取 100ml，去滓，两次药汁相合，煮沸，分 3 次温服，宜空腹服。

十五、厥阴病兼半表半里实证

主证：手足逆冷，脉细恶寒，胸满，或肢节痹痛。

主方：当归加柴胡汤。

当归 15g　桂枝 10g　通草 10g　细辛 10g　芍药 30g　甘草 10g　大枣 10枚　柴胡 15g

煎服法：上药 8 味，加水 800ml，煮取 300ml，将药汁倒出，再加水 300ml，煮取 100ml，去滓，两次药汁相合，煮沸，分 3 次温服，以空腹服为宜。

十六、厥阴病兼半表半里虚证

主证：手足逆冷，恶寒脉细，心动悸，或肢节痹痛。

主方：当归加人参汤。

当归 15g　桂枝 10g　通草 10g　细辛 10g　芍药 30g　甘草 10g　大枣 10

枚　人参10g

　　煎服法：上药8味，加水800ml，煮取300ml，将药汁倒出，再加水300ml，煮取100ml，两次药汁相合，煮沸，分3次温服，宜空腹服。

十七、厥阴病兼里热证

　　主证：手足逆冷，肢节痹痛，日晡所潮热。

　　主方：当归加大黄汤。

　　当归15g　桂枝10g　通草10g　细辛10g　芍药30g　甘草10g　大枣10枚　大黄10g

　　煎服法：上药8味，加水800ml，煮取300ml，将药汁倒出，再加水300ml，煮取100ml，去滓，将两次药汁相合，煮沸，分3次温服，宜空腹服。

十八、厥阴病兼里实证

　　主证：手足逆冷，恶寒，脉细数，大便硬，或肢节痹痛。

　　主方：当归加芒硝汤。

　　当归15g　桂枝10g　通草10g　细辛10g　芍药30g　甘草10g　大枣10枚　芒硝10g

　　煎服法：上药8味，加水800ml，煮取300ml，将药汁倒出，再加水300ml，煮取100ml，去滓，两次药汁相合，煮沸，分3次温服，宜空腹服。

十九、厥阴病兼里寒证

　　主证：手足逆冷，脉细恶寒，肢节痹痛，时腹自痛。

　　主方：当归加干姜汤。

　　当归15g　桂枝10g　细辛10g　通草10g　芍药30g　甘草10g　大枣10枚　干姜10g

　　煎服法：上药8味，加水800ml，煮取300ml，将药汁倒出，再加水300ml，煮取100ml，去滓，两次药汁相合，煮沸，分3次温服，宜空腹服，忌生冷。

二十、厥阴病兼里虚证

　　主证：手足逆冷，脉细恶寒，腹满，或肢节痹痛。

　　主方：当归加苍术汤。

　　当归15g　桂枝10g　细辛10g　通草10g　芍药30g　甘草10g　大枣10枚　苍术30g

煎服法:上药8味,加水800ml,煮取300ml,将药汁倒出,再加水300ml,煮取100ml,去滓,两次药汁相合,煮沸,分3次温服,宜空腹服。

二十一、少阳病兼表热证

主证:胸中烦,口苦咽干,小便黄赤,发热恶寒,头项强痛。

主方:黄芩加葛根汤。

黄芩30g　柴胡15g　芍药30g　甘草10g　大枣10枚　葛根60g

煎服法:上药6味,加水500ml,煮取200ml,将药汁倒出,再加水300ml,煮取100ml,去滓,两次药汁相合,煮沸,分3次温服,以空腹服为宜。

二十二、少阳病兼表实证

主证:胸中烦满,发热或寒热往来,口苦咽干,小便黄赤,无汗而喘。

主方:黄芩加麻黄汤。

黄芩30g　柴胡15g　芍药30g　甘草10g　大枣10枚　麻黄10g

煎服法:上药6味,加水500ml,煮取200ml,将药汁倒出,再加水300ml,煮取100ml,两次药汁相合,煮沸,分3次温服,以空腹服为宜。

二十三、少阳病兼表寒证

主证:胸中烦满,发热,咽干口苦,小便黄赤,或肢节痹痛。

主方:黄芩加桂枝汤。

黄芩30g　柴胡15g　芍药30g　甘草10g　大枣10枚　桂枝10g

煎服法:上药6味,加水500ml,煮取200ml,将药汁倒出,再加水300ml,煮取100ml,两次药汁相合,煮沸,分3次温服,以空腹服为宜。

二十四、少阳病兼表虚证

主证:胸中烦满,发热,咽干口苦,小便黄赤,手足逆冷,脉细。

主方:黄芩加当归汤。

黄芩30g　柴胡15g　芍药30g　甘草10g　大枣10枚　当归15g

煎服法:上药6味,加水500ml,煮取200ml,将药汁倒出,再加水300ml,煮取100ml,去滓,两次药汁相合,煮沸,分3次温服,以空腹服为宜。

二十五、少阳病兼半表半里寒证

主证:胸中烦满,发热汗出,咽干口苦,小便黄赤,背恶寒。

主方：黄芩加附子汤。

黄芩 30g　柴胡 15g　芍药 30g　甘草 10g　大枣 10 枚　附子 10g

煎服法：上药 6 味，加水 500ml，煮取 200ml，将药汁倒出，再加水 300ml，煮取 100ml，去滓，两次药汁相合，煮沸，分 3 次温服，以空腹服为宜。

二十六、少阳病兼半表半里虚证

主证：胸中烦满，口苦咽干，小便黄赤，发热汗出，心动悸。

主方：黄芩加人参汤。

黄芩 30g　柴胡 15g　芍药 30g　甘草 10g　大枣 10 枚　人参 10g

煎服法：上药 6 味，加水 500ml，煮取 200ml，将药汁倒出，再加水 300ml，煮取 100ml，去滓，两次药汁相合，煮沸，分 3 次温服，以空腹服为宜。

二十七、少阳病兼里热证

主证：胸中烦满，咽干口苦，小便黄赤，日晡潮热。

主方：黄芩加大黄汤。

黄芩 30g　柴胡 15g　芍药 30g　甘草 10g　大枣 10 枚　大黄 10g

煎服法：上药 6 味，加水 500ml，煮取 200ml，将药汁倒出，再加水 300ml，煮取 100ml，去滓，两次药汁相合，分 3 次温服，以空腹服为宜。

二十八、少阳病兼里实证

主证：胸中热烦，咽干口苦，小便黄赤，发热，大便硬。

主方：黄芩加芒硝汤。

黄芩 30g　柴胡 15g　芍药 30g　甘草 10g　大枣 10 枚　芒硝 10g

煎服法：上药 6 味，加水 500ml，煮取 200ml，将药汁倒出，再加水 300ml，煮取 100ml，去滓，将两次药汁相合，煮沸，分 3 次温服，以空腹服为宜。

二十九、少阳病兼里寒证

主证：胸中烦满，发热，咽干口苦，小便黄赤，时腹自痛。

主方：黄芩加干姜汤。

黄芩 30g　柴胡 15g　芍药 30g　甘草 10g　大枣 10 枚　干姜 10g

煎服法：上药 6 味，加水 500ml，煮取 200ml，将药汁倒出，再加水 300ml，煮取 100ml，去滓，将两次药汁相合，煮沸，分 3 次温服，以空腹服为宜。

三十、少阳病兼里虚证

主证:胸中烦满,发热,咽干口苦,小便黄赤,腹满或利。

主方:黄芩加苍术汤。

黄芩30g 柴胡15g 芍药30g 甘草10g 大枣10枚 苍术30g

煎服法:上药6味,加水500ml,煮取200ml,将药汁倒出,再加水300ml,煮取100ml,去滓,两次药汁相合,煮沸,分3次温服,以空腹服为宜。

三十一、少阴病兼表热证

主证:心动悸,背恶寒,脉微细,发热恶寒,头项强痛。

主方:附子加葛根汤。

附子10g 人参10g 茯苓20g 五味子15g 葛根60g

煎服法:上药5味,加水500ml,煮取200ml,将药汁倒出,再加水300ml,煮取100ml,去滓,两次药汁相合,煮沸,分3次温服,以空腹服为宜。

三十二、少阴病兼表实证

主证:心动悸,背恶寒,脉微细,发热无汗而喘。

主方:附子加麻黄汤。

附子10g 人参10g 茯苓20g 五味子15g 麻黄10g

煎服法:上药5味,加水500ml,煮取200ml,将药汁倒出,再加水300ml,煮取100ml,去滓,两次药汁相合,分3次温服,以空腹服为宜。

三十三、少阴病兼表虚证

主证:心动悸,背恶寒,脉微细,手足逆冷。

主方:附子加当归汤。

附子10g 人参10g 茯苓20g 五味子15g 当归15g

煎服法:上药5味,加水500ml,煮取200ml,将药汁倒出,再加水300ml,煮取100ml,去滓,两次药汁相合,煮沸,分3次温服,以空腹服为宜,忌生冷油腻。

三十四、少阴病兼表寒证

主证:心动悸,背恶寒,脉微细,肢节痹痛。

主方:附子加桂枝汤。

附子10g 桂枝10g 人参10g 五味子15g 茯苓20g

煎服法：上药5味，加水500ml，煮取200ml，将药汁倒出，再加水300ml，煮取100ml，去滓，两次药汁相合，煮沸，分3次温服，以空腹服为宜。

三十五、少阴病兼半表半里热证

主证：心动悸，背恶寒，脉微细，胸烦热，发热或寒热往来。

主方：附子加黄芩汤。

附子10g　人参10g　茯苓20g　五味子15g　黄芩30g

煎服法：上药5味，加水500ml，煮取200ml，将药汁倒出，再加水300ml，煮取100ml，去滓，两次药汁相合，煮沸，分3次温服，以空腹服为定。

三十六、少阴病兼半表半里实证

主证：心动悸，背恶寒，脉微细，胸满。

主方：附子加柴胡汤。

附子10g　人参10g　茯苓20g　五味子15g　柴胡15g

煎服法：上药5味，加水500ml，煮取200ml，将药汁倒出，再加水300ml，煮取100ml，去滓，两次药汁相合，煮沸，分3次温服，以空腹服为宜。

三十七、少阴病兼里热证

主证：心动悸，背恶寒，脉微细，日晡潮热。

主方：附子加大黄汤。

附子10g　人参10g　茯苓20g　五味子15g　大黄10g

煎服法：上药5味，加水500ml，煮取200ml，将药汁倒出，再加水300ml，煮取100ml，去滓，两次药汁相合，分3次温服，以空腹服为宜。

三十八、少阴病兼里实证

主证：心动悸，背恶寒，脉微细，大便硬。

主方：附子加芒硝汤。

附子10g　人参10g　茯苓20g　五味子15g　芒硝10g

煎服法：上药5味，加水500ml，煮取200ml，将药汁倒出，再加水300ml，煮取100ml，去滓，两次药汁相合，煮沸，分3次温服，以空腹服为宜。

三十九、少阴病兼里寒证

主证：心动悸，背恶寒，脉微细，时腹自痛或下利。

主方：附子加干姜汤。

附子 10g　人参 10g　茯苓 10g　五味子 10g　干姜 10g

煎服法：上药 5 味，加水 500ml，煮取 200ml，将药汁倒出，再加水 300ml，煮取 100ml，去滓，两次药汁相合，煮沸，分 3 次温服，以空腹服为宜。

四十、少阴病兼里虚证

主证：腹满，心动悸，背恶寒，脉微细。

主方：附子加苍术汤。

附子 10g　人参 10g　茯苓 20g　五味子 15g　苍术 30g

煎服法：上药 5 味，加水 500ml，煮取 200ml，将药汁倒出，再加水 300ml，煮取 100ml，去滓，两次药汁相合，煮沸，分 3 次温服，以空腹服为宜。

四十一、阳明病兼表热证

主证：胃家实，发潮热，大便硬，头项强痛而发热恶寒。

主方：大黄加葛根汤。

大黄 10g　芒硝 10g　枳实 15g　厚朴 10g　葛根 60g

煎服法：上药 5 味，加水 500ml，煮取 200ml，将药汁倒出，再加水 300ml，煮取 100ml，去滓，两次药汁相合，煮沸，分 3 次温服，以空腹服为宜。

四十二、阳明病兼表实证

主证：胃家实，发潮热，大便硬，无汗而喘。

主方：大黄加麻黄汤。

大黄 10g　芒硝 10g　枳实 15g　厚朴 10g　麻黄 10g

煎服法：上药 5 味，加水 500ml，煮取 200ml，将药汁倒出，再加水 300ml，煮取 100ml，去滓，两次药汁相合，煮沸，分 3 次温服，以空腹服为宜。

四十三、阳明病兼表寒证

主证：胃家实，发潮热，自汗出，大便硬，肢节痹痛。

主方：大黄加桂枝汤。

大黄 10g　芒硝 10g　枳实 15g　厚朴 10g　桂枝 10g

煎服法：上药 5 味，加水 500ml，煮取 200ml，将药汁倒出，再加水 300ml，煮取 100ml，去滓，两次药汁相合，煮沸，分 3 次温服，以空腹服为宜。

四十四、阳明病兼表虚证

主证：胃家实，发潮热，自汗出，大便硬，手足逆冷。

主方：大黄加当归汤。

大黄 10g　芒硝 10g　枳实 15g　厚朴 10g　当归 15g

煎服法：上药 5 味，加水 500ml，煮取 200ml，将药汁倒出，再加水 300ml，煮取 100ml，去滓，分 3 次温服，以空腹服为宜。

四十五、阳明病兼半表半里热证

主证：胃家实，发潮热，自汗出，大便硬，胸中烦热，或寒热往来。

主方：大黄加黄芩汤。

大黄 10g　芒硝 10g　枳实 15g　厚朴 10g　黄芩 15g

煎服法：上药 5 味，加水 500ml，煮取 200ml，将药汁倒出，再加水 300ml，煮取 100ml，去滓，两次药汁相合，煮沸，分 3 次温服，以空腹服为宜。

四十六、阳明病兼半表半里实证

主证：胃家实，发潮热，自汗出，大便硬，胸满。

主方：大黄加柴胡汤。

大黄 10g　芒硝 10g　枳实 15g　厚朴 10g　柴胡 15g

煎服法：上药 5 味，加水 500ml，煮取 200ml，将药汁倒出，再加水 300ml，煮取 100ml，两次药汁相合，煮沸，分 3 次温服，以空腹服为宜。

四十七、阳明病兼半表半里寒证

主证：胃家实，发潮热，自汗出，大便硬，背恶寒。

主方：大黄加附子汤。

大黄 10g　芒硝 10g　枳实 15g　厚朴 10g　附子 10g

煎服法：上药 5 味，加水 500ml，煮取 200ml，将药汁倒出，再加水 300ml，煮取 100ml，两次药汁相合，煮沸，分 3 次温服，以空腹服为宜。

四十八、阳明病兼半表半里虚证

主证：胃家实，发潮热，自汗出，大便硬，心动悸。

主方：大黄加人参汤。

大黄 10g　芒硝 10g　枳实 15g　厚朴 10g　人参 10g

煎服法：上药 5 味，加水 500ml，煮取 200ml，将药汁倒出，再加水 300ml，煮取 100ml，两次药汁相合，煮沸，分 3 次温服，以空腹服为宜。

四十九、阳明病兼里寒证

主证：胃家实，发潮热，自汗出，大便硬，时腹自痛。

主方：大黄加干姜汤。

大黄 10g　芒硝 10g　枳实 15g　厚朴 10g　干姜 10g

煎服法：上药 5 味，加水 500ml，煮取 200ml，将药汁倒出，再加水 300ml，煮取 100ml，两次药汁相合，煮沸，分 3 次温服，以空腹服为宜。

五十、阳明病兼里虚证

主证：胃家实，发潮热，自汗出，大便硬，腹满。

主方：大黄加苍术汤。

大黄 10g　芒硝 10g　枳实 10g　厚朴 10g　苍术 30g

煎服法：上药 5 味，加水 500ml，煮取 200ml，将药汁倒出，再加水 300ml，煮取 100ml，两次药汁相合，煮沸，分 3 次温服，以空腹服为宜。

五十一、太阴病兼表热证

主证：腹满、或吐、或利，时腹自痛，发热恶寒。头项强痛。

主方：苍术加葛根汤。

苍术 30g　干姜 10g　茯苓 30g　甘草 10g　葛根 60g

煎服法：上药 5 味，加水 500ml，煮取 200ml，将药汁倒出，再加水 300ml，煮取 100ml，两次药汁相合，煮沸，分 3 次温服，以空腹服为宜。

五十二、太阴病兼表实证

主证：腹满，或吐，或利，时腹自痛，发热无汗而喘。

主方：苍术加麻黄汤。

苍术 30g　干姜 10g　茯苓 20g　甘草 10g　麻黄 10g

煎服法：上药 5 味，加水 500ml，煮取 200ml，将药汁倒出，再加水 300ml，煮取 100ml，两次药汁相合，煮沸，分 3 次温服，以空腹服为宜。

五十三、太阴病兼表寒证

主证：腹满，或吐，或利，时腹自痛，或肢节痹痛，脉细恶寒。

主方:苍术加桂枝汤。

苍术 30g　干姜 10g　茯苓 20g　甘草 10g　桂枝 10g

煎服法:上药 5 味,加水 500ml,煮取 200ml,将药汁倒出,再加水 300ml,煮取 100ml,两次药汁相合,煮沸,分 3 次温服,以空腹服为宜。

五十四、太阴病兼表虚证

主证:腹满,或吐,或利,时腹自痛,手足逆冷。

主方:苍术加当归汤。

苍术 30g　干姜 10g　茯苓 30g　甘草 10g　当归 30g

煎服法:上药 5 味,加水 500ml,煮取 200ml,将药汁倒出,再加水 300ml,煮取 100ml,两次药汁相合,煮沸,分 3 次温服,以空腹服为宜。忌生冷、肉类。

五十五、太阴病兼半表半里热证

主证:腹满,或吐,或利,时腹自痛,胸中烦热,发热或寒热往来。

主方:苍术加黄芩汤。

苍术 30g　干姜 10g　茯苓 30g　甘草 10g　黄芩 30g

煎服法:上药 5 味,加水 500ml,煮取 200ml,将药汁倒出,再加水 300ml,煮取 100ml,两次药汁相合,煮沸,分 3 次温服,以空腹服为宜。

五十六、太阴病兼半表半里实证

主证:腹满,或吐,或利,时腹自痛,胸满。

主方:苍术加柴胡汤。

苍术 30g　干姜 10g　茯苓 30g　甘草 10g　柴胡 15g

煎服法:上药 5 味,加水 500ml,煮取 200ml,将药汁倒出,再加水 300ml,煮取 100ml,两次药汁相合,煮沸,分 3 次温服,以空腹服为宜。

五十七、太阴病兼半表半里寒证

主证:腹满,或吐,或利,时腹自痛,背恶寒。

主方:苍术加附子汤。

苍术 30g　干姜 10g　茯苓 30g　甘草 10g　附子 10g

煎服法:上药 5 味,加水 500ml,煮取 200ml,将药汁倒出,再加水 300ml,煮取 100ml,两次药汁相合,煮沸,分 3 次温服,以空腹服为宜。

五十八、太阴病兼半表半里虚证

主证：腹满，或吐，或利，时腹自痛，心动悸。

主方：苍术加人参汤。

苍术30g　干姜10g　茯苓30g　甘草10g　人参10g

煎服法：上药5味，加水500ml，煮取200ml，将药汁倒出，再加水300ml，煮取100ml，两次药汁相合，煮沸，分3次温服，以空腹服为宜。

五十九、太阴病兼里热证

主证：腹满，或吐，或利，时腹自痛，发潮热，自汗出。

主方：苍术加大黄汤。

苍术30g　干姜10g　茯苓30g　甘草10g　大黄10g

煎服法：上药5味，加水500ml，煮取200ml，将药汁倒出，再加水300ml，煮取100ml，两次药汁相合，煮沸，分3次温服，以空腹服为宜。

六十、太阴病兼里实证

主证：腹满，或吐，或利，时腹自痛，大便硬。

主方：苍术加芒硝汤。

苍术30g　干姜10g　茯苓30g　甘草10g　芒硝10g

煎服法：上药5味，加水500ml，煮取200ml，将药汁倒出，再加水300ml，煮取100ml，两次药汁相合，煮沸，分3次温服，以空腹服为宜。

兼证的方证罗列，是根据仲景的学术思想而制定。仲景在《伤寒论》原文中，如厥阴病兼见太阳热证时，则选用桂枝加葛根汤；厥阴病兼见阳明热证时，则用桂枝加大黄汤；少阳病兼见少阴虚证时，则用白虎加人参汤；少阳病兼少阴寒证时，则用附子泻心汤；半表半里并病兼见阳明实证时，则用柴胡加芒硝汤。从上述各汤证所加药物可以看出，所加各药都是六病的主要药物。临床上有兼证存在时，一般都依据这个原则选药。选药如同选将，所选主药，药达病所，要疗效明显，治疗全面，副作用小。所以仲景在治疗兼证时，采用"病用方、证加药"的原则。六病中有六个主方，每个主方中各有主药、副主药作为统帅。六方十二主药分别概括了方剂学和药物学的不同性质，十二味主药分别代表着十二类药物的性质，并对基本病有着决定性的治疗作用，以致在每个病中有兼证存在时，看病证属何性质，即选用本病中主药或副主药针对其病性，有代表证选代表药的方法，组方以治之。兼证中六十个证方的列述就以此为根据，揭示兼证的证治规律。掌握其变化,无论临床病证多么复杂,都不外乎六病与十二证的范畴。知其常,知其变,辨证施治方不致误。

第六节
合证的证治

三部是整体中的具有独特功能的三个子系统。每部都有寒、热、虚、实的证候表现,各具有本部的表现特性。三部中的六病,是由各部许多有代表性的证候组成,实热构成阳性病变,虚寒构成阴性病变,从而形成六病辨证论治的主干。但是临床证候是复杂的,有时不以每病的全部证候表现,而是以两种以上病的个别证出现。我们把这种在临床上不同部位、不同证相互并见的各类证称作"合证"。

病与病相合,病与证相兼的证治在前已详述,本节重点论述证与证相合的合证证治。合证的证治,首先必须明确合证的概念,即同一部位阴阳属性不同的单证同时出现或不同部位的单证同时出现。这是区别合病、兼证的关键。合证根据仲景在《伤寒论》中证与证相合则药与药相合的原则。组成方剂,进行证治。

三部有代表寒、热、虚、实的十二单证,六病主方中有十二味主药、副主药,分别针对十二单证进行治疗,组成药证方。合证方就是药证方相合。因甘草具有协调诸药的功用,故合证方中均以主药加甘草组成。所以,合证的证治,有多少单证相合,就由多少主药相合,本节以十二单证之间一个单证与另一个单证相合的治疗为例,多种证相合时,则以此原则治疗,不再赘述。

一、表热与表寒合证

主证:头项强痛,发热恶寒,肢节痹痛。

主方:葛根桂枝甘草汤。

葛根 60g　桂枝 10g　甘草 10g

煎服法:上药 3 味,加水 500ml,煮取 200ml,将药汁倒出,再加水 300ml,煮取 100ml,去滓,两次药汁相合,煮沸,分 3 次温服。

二、表热与表虚合证

主证:头项强痛,发热恶寒,手足逆冷。

主方:葛根当归甘草汤。

葛根 60g　当归 15g　甘草 10g

煎服法:上药3味,加水500ml,将药汁倒出,再加水300ml,煮取100ml,去滓,两次药汁相合,煮沸,分3次温服,以空腹服为宜。

三、表热与半表半里热合证

主证:头项强痛,脉浮,心中热烦。

主方:葛根黄芩甘草汤。

葛根60g 黄芩30g 甘草10g

煎服法:上药3味,加水500ml,煮取200ml,将药汁倒出,再加水300ml,煮取100ml,去滓,将两次药汁相合,煮沸,分3次温服,以空腹服为宜,忌辛辣。

四、表热与半表半里实合证

主证:头项强痛,发热恶寒,胸满。

主方:葛根柴胡甘草汤。

葛根60g 柴胡15g 甘草10g

煎服法:上药3味,加水500ml,煮取200ml,将药汁倒出,再加水300ml,煮取100ml,去滓,两次药汁相合,煮沸,分3次温服,以空腹服为宜,忌辛辣。

五、表热与半表半里寒合证

主证:头项强痛,背恶寒。

主方:葛根附子甘草汤。

葛根60g 附子10g 甘草10g

煎服法:上药3味,加水500ml,煮取200ml,将药汁倒出,再加水300ml,煮取100ml,去滓,两次药汁相合,煮沸,分3次温服。

六、表热与半表半里虚合证

主证:头项强痛,发热恶寒,心动悸。

主方:葛根人参甘草汤。

葛根60g 人参10g 甘草10g

煎服法:上药3味,加水500ml,煮取200ml,将药汁倒出,再加水300ml,煮取100ml,去滓,两次药汁相合,煮沸,分3次温服,以空腹服为宜。

七、表热与里热合证

主证:头项强痛,日晡潮热。

主方：葛根大黄甘草汤。

葛根 60g 大黄 10g 甘草 10g

煎服法：上药 3 味，加水 500ml，煮取 200ml，将药汁倒出，再加水 300ml，煮取 100ml，去滓，两次药汁相合，煮沸，分 3 次温服，以空腹服为宜。

八、表热与里实合证

主证：头项强痛，发热恶寒，大便硬。

主方：葛根芒硝甘草汤。

葛根 60g 芒硝 10g 甘草 10g

煎服法：上药 3 味，加水 500ml，煮取 200ml，将药汁倒出，再加水 300ml，煮取 100ml，去滓，两次药汁相合，煮沸，分 3 次温服，以空腹服为宜。

九、表热与里寒合证

主证：头项强痛，发热恶寒，时腹自痛。

主方：葛根干姜甘草汤。

葛根 60g 干姜 10g 甘草 10g

煎服法：上药 3 味，加水 500ml，煮取 200ml，将药汁倒出，再加水 300ml，煮取 100ml，去滓，两次药汁相合，煮沸，分 3 次温服，以空腹服为宜。

十、表热与里虚合证

主证：头项强痛，发热恶寒，腹满。

主方：葛根苍术甘草汤。

葛根 60g 苍术 30g 甘草 10g

煎服法：上药 3 味，加水 500ml，煮取 200ml，将药汁倒出，再加水 300ml，煮取 100ml，去滓，两次药汁相合，煮沸，分 3 次温服，以空腹服为宜。

十一、表实与表寒合证

主证：头项强痛，无汗而喘，肢节痹痛，恶寒。

主方：麻黄桂枝甘草汤。

麻黄 10g 桂枝 10g 甘草 10g

煎服法：上药 3 味，加水 500ml，煮取 200ml，将药汁倒出，再加水 300ml，煮取 100ml，去滓，两次药汁相合，分 3 次温服，以空腹服为宜。

十二、表实与表虚合证

主证:头项强痛,无汗而喘,手足逆冷。

主方:麻黄当归甘草汤。

当归 15g　麻黄 10g　甘草 10g

煎服法:上药 3 味,加水 500ml,煮取 200ml,将药汁倒出,再加水 300ml,煮取 100ml,去滓,两次药汁相合,煮沸,分 3 次温服,以空腹服为宜。

十三、表实与半表半里热合证

主证:头项强痛,无汗而喘,心中热烦。

主方:麻黄黄芩甘草汤。

麻黄 10g　黄芩 15g　甘草 10g

煎服法:上药 3 味,加水 500ml,煮取 200ml,将药汁倒出,再加水 300ml,煮取 100ml,去滓,两次药汁相合,煮沸,分 3 次温服,以空腹服为宜。

十四、表实与半表半里实合证

主证:头项强痛,无汗而喘,胸满。

主方:麻黄柴胡甘草汤。

麻黄 10g　柴胡 10g　甘草 10g

煎服法:上药 3 味,加水 500ml,煮取 200ml,将药汁倒出,再加水 300ml,煮取 100ml,去滓,两次药汁相合,煮沸,分 3 次温服,以空腹服为宜。

十五、表实与半表半里寒合证

主证:头项强痛,无汗而喘,背恶寒。

主方:麻黄附子甘草汤。

麻黄 10g　附子 10g　甘草 10g

煎服法:上药 3 味,加水 500ml,先煮麻黄一二沸,去上沫,纳诸药,煮取 300ml,去滓,每次温服 100ml,每日 3 次。

十六、表实与半表半里虚合证

主证:头项强痛,无汗而喘,心动悸。

主方:麻黄人参甘草汤。

麻黄 10g　人参 10g　甘草 10g

煎服法：上药3味，加水500ml，去上沫，煮取200ml，倒出药汁，再加水300ml，煮取100ml，两次药汁相合，煮沸，分3次温服，以空腹服为宜。

十七、表实与里热合证

主证：头项强痛，无汗而喘，日晡潮热。

主方：麻黄大黄甘草汤。

麻黄10g 大黄10g 甘草10g

煎服法：上药3味，加水500ml，先煮麻黄一二沸，去上沫，纳诸药，煮取300ml，分3次温服，以空腹服为宜。

十八、表实与里实合证

主证：头项强痛，无汗而喘，大便硬。

主方：麻黄芒硝甘草汤。

麻黄10g 芒硝10g 甘草10g

煎服法：上药3味，加水500ml，先煮麻黄一二沸，去沫，纳诸药，煮取300ml，去滓，分3次温服，以空腹服为宜。

十九、表实与里寒合证

主证：头项强痛，无汗而喘，时腹自痛。

主方：麻黄干姜甘草汤。

麻黄10g 干姜10g 甘草10g

煎服法：上药3味，加水500ml，煮取200ml，倒出药汁，再加水300ml，煮取100ml，两次药汁相合，分3次温服，以空腹服为宜。

二十、表实与里虚合证

主证：头项强痛，无汗而喘，腹满。

主方：麻黄苍术甘草汤。

麻黄10g 苍术30g 甘草10g

煎服法：上药3味，加水500ml，去上沫，煮取200ml，倒出药汁，再加水300ml，煮取100ml，两次药汁相合，分3次温服，以空腹服为宜。

二十一、表寒与半表半里热合证

主证：肢节痹痛，心中热烦。

主方：桂枝黄芩甘草汤。

桂枝 10g　黄芩 15g　甘草 10g

煎服法：上药 3 味，加水 500ml，煮取 200ml，倒出药汁，再加水 300ml。煮取 100ml，两次药汁相合，煮沸，分 3 次温服，以空腹服为宜。

二十二、表寒与半表半里实合证

主证：肢节痹痛，恶寒，胸满。

主方：桂枝柴胡甘草汤。

桂枝 10g　柴胡 15g　甘草 10g

煎服法：上药 3 味，加水 500ml，煮取 200ml，倒出药汁，再加水 300ml，煮取 100ml，两次药汁相合，分 3 次温服，以空腹服为宜。

二十三、表寒与半表半里寒合证

主证：肢节痹痛，背恶寒。

主方：桂枝附子甘草汤。

桂枝 10g　附子 10g　甘草 10g

煎服法：上药 3 味，加水 500ml，煮取 200ml，倒出药汁，再加水 300ml，煮取 100ml，两次药汁相合，分 3 次温服，以空腹服为宜。

二十四、表寒与半表半里虚合证

主证：肢节痹痛，恶寒，心动悸。

主方：桂枝人参甘草汤。

桂枝 10g　人参 10g　甘草 10g

煎服法：上药 3 味，加水 500ml，煮取 200ml，倒出药汁，再加水 300ml，煮取 100ml，两次药汁相合，分 3 次温服，以空腹服为宜，忌生冷肉类。

二十五、表寒与里热合证

主证：肢节痹痛，日晡潮热。

主方：桂枝大黄甘草汤。

桂枝 10g　大黄 10g　甘草 10g

煎服法：上药 3 味，加水 500ml，煮取 200ml，倒出药汁，再加水 300ml，煮取 100ml，两次药汁相合，煮沸，分 3 次温服，以空腹服为宜。

二十六、表寒与里实合证

主证:肢节痹痛,恶寒,大便硬。

主方:桂枝芒硝甘草汤。

桂枝 10g　芒硝 10g　甘草 10g

煎服法:上药 3 味,加水 500ml,煮取 200ml,倒出药汁,再加水 300ml,煮取 100ml,去滓,两次药汁相合,煮沸,分 3 次温服,以空腹服为宜。

二十七、表寒与里寒合证

主证:肢节痹痛,恶寒,时腹自痛。

主方:桂枝干姜甘草汤。

桂枝 10g　干姜 10g　甘草 10g

煎服法:上药 3 味,加水 500ml,煮取 200ml,倒出药汁,再加水 300ml,煮取 100ml,去滓,两次药汁相合,煮沸,分 3 次温服,以空腹服为宜。

二十八、表寒与里虚合证

主证:肢节痹痛,恶寒,腹满。

主方:桂枝苍术甘草汤。

桂枝 10g　苍术 30g　甘草 10g

煎服法:上药 3 味,加水 500ml,煮取 200ml,倒出药汁,再加水 300ml,煮取 100ml,去滓,两次药汁相合,煮沸,分 3 次温服,以空腹服为宜。

二十九、表虚与半表半里热合证

主证:手足逆冷,心中热烦。

主方:当归黄芩甘草汤。

当归 15g　黄芩 15g　甘草 10g

煎服法:上药 3 味,加水 500ml,煮取 200ml,倒出药汁,再加水 300ml,煮取 100ml,去滓,两次药汁相合,煮沸,分 3 次温服,以空腹服为宜。

三十、表虚与半表半里实合证

主证:手足逆冷,恶寒,胸满。

主方:当归柴胡甘草汤。

当归 15g　柴胡 15g　甘草 10g

煎服法：上药3味，加水500ml，煮取200ml，倒出药汁，再加水300ml，煮取100ml，去滓，两次药汁相合，煮沸，分3次温服，以空腹服为宜。

三十一、表虚与半表半里寒合证

主证：背恶寒，手足逆冷。

主方：当归附子汤。

当归10g　附子10g　甘草10g

煎服法：上药3味，加水500ml，煮取200ml，倒出药汁，再加水300ml，煮取100ml，去滓，两次药汁相合，煮沸，分3次温服，以空腹服为宜。

三十二、表虚与半表半里虚合证

主证：手足逆冷，恶寒，心动悸。

主方：当归人参甘草汤。

当归15g　人参10g　甘草10g

煎服法：上药3味，加水500ml，煮取200ml，倒出药汁，再加水300ml，煮取100ml，去滓，两次药汁相合，煮沸，分3次温服，以空腹服为宜。

三十三、表虚与里热合证

主证：手足逆冷，恶寒，日晡所发潮热。

主方：当归大黄甘草汤。

当归15g　大黄10g　甘草10g

煎服法：上药3味，加水500ml，煮取200ml，倒出药汁，再加水300ml，煮取100ml，去滓，两次药汁相合，煮沸，分3次温服，以空腹服为宜。

三十四、表虚与里实合证

主证：手足逆冷，恶寒，大便硬。

主方：当归芒硝甘草汤。

当归15g　芒硝10g　甘草10g

煎服法：上药3味，加水500ml，煮取200ml，倒出药汁，再加水300ml，煮取100ml，去滓，两次药汁相合，煮沸，分3次温服，以空腹服为宜。

三十五、表虚与里寒合证

主证：手足逆冷，恶寒，时腹自痛。

主方：当归干姜甘草汤。

当归 15g　干姜 10g　甘草 10g

煎服法：上药 3 味，加水 500ml，煮取 200ml，倒出药汁，再加水 300ml，煮取 100ml，去滓，两次药汁相合，煮沸，分 3 次温服，以空腹服为宜。

三十六、表虚与里虚合证

主证：手足逆冷，恶寒，腹满。

主方：当归苍术甘草汤。

当归 15g　苍术 30g　甘草 10g

煎服法：上药 3 味，加水 500ml，煮取 200ml，倒出药汁，再加水 300ml，煮取 100ml，去滓，两次药汁相合，煮沸，分 3 次温服，以空腹服为宜。

三十七、半表半里热与半表半里寒合证

主证：胸中烦热，背恶寒。

主方：黄芩附子甘草汤。

黄芩 15g　附子 10g　甘草 10g

煎服法：上药 3 味，加水 500ml，煮取 200ml，倒出药汁，再加水 300ml，煮取 100ml，去滓，两次药汁相合，煮沸，分 3 次温服，以空腹服为宜。

三十八、半表半里热与半表半里虚合证

主证：胸中烦热，心动悸。

主方：黄芩人参甘草汤。

黄芩 15g　人参 10g　甘草 10g

煎服法：上药 3 味，加水 500ml，煮取 200ml，倒出药汁，再加水 300ml，煮取 100ml，去滓，两次药汁相合，煮沸，分 3 次温服，以空腹服为宜。

三十九、半表半里热与里热合证

主证：胸中热烦，日晡所潮热益甚，脉滑数。

主方：黄芩大黄甘草汤。

黄芩 15g　大黄 10g　甘草 10g

煎服法：上药 3 味，加水 500ml，煮取 200ml，倒出药汁，再加水 300ml，煮取 100ml，去滓，两次药汁相合，煮沸，分 3 次温服，以空腹服为宜。

四十、半表半里热与里实合证

主证:胸中烦热,或寒热往来,大便硬。

主方:黄芩芒硝甘草汤。

黄芩 15g　芒硝 10g　甘草 10g

煎服法:上药 3 味,加水 500ml,煮取 200ml,倒出药汁,再加水 300ml,煮取 100ml,去滓,两次药汁相合,煮沸,分 3 次温服,以空腹服为宜。

四十一、半表半里热与里寒合证

主证:胸中烦热,或寒热往来,时腹自痛。

主方:黄芩干姜甘草汤。

黄芩 15g　干姜 10g　甘草 10g

煎服法:上药 3 味,加水 500ml,煮取 200ml,倒出药汁,再加水 300ml,煮取 100ml,去滓,两次药汁相合,煮沸,分 3 次温服,以空腹服为宜。

四十二、半表半里热与里虚合证

主证:胸中烦热,或寒热往来,腹满。

主方:黄芩苍术甘草汤。

黄芩 15g　苍术 30g　甘草 10g

煎服法:上药 3 味,加水 500ml,煮取 200ml,倒出药汁,再加水 300ml,煮取 100ml,去滓,两次药汁相合,煮沸,分 3 次温服,以空腹服为宜。

四十三、半表半里实与半表半里寒合证

主证:胸满,背恶寒。

主方:柴胡附子甘草汤。

柴胡 15g　附子 10g　甘草 10g

煎服法:上药 3 味,加水 500ml,煮取 200ml,倒出药汁,再加水 300ml,煮取 100ml,去滓,两次药汁相合,煮沸,分 3 次温服,以空腹服为宜。

四十四、半表半里实与半表半里虚合证

主证:胸满,心动悸。

主方:柴胡人参甘草汤。

柴胡 15g　人参 10g　甘草 10g

煎服法:上药3味,加水500ml,煮取200ml,倒出药汁,再加水300ml,煮取100ml,去滓,两次药汁相合,煮沸,分3次温服,以空腹服为宜。

四十五、半表半里实与里热合证

主证:胸满,日晡潮热。

主方:柴胡大黄甘草汤。

柴胡15g 大黄10g 甘草10g

煎服法:上药3味,加水500ml,煮取200ml,倒出药汁,再加水300ml,煮取100ml,去滓,两次药汁相合,煮沸,分3次温服,以空腹服为宜。

四十六、半表半里实与里实合证

主证:胸满,大便硬。

主方:柴胡芒硝甘草汤。

柴胡15g 芒硝10g 甘草10g

煎服法:上药3味,加水500ml,煮取200ml,倒出药汁,再加水300ml,煮取100ml,去滓,两次药汁相合,煮沸,分3次温服,以空腹服为宜。

四十七、半表半里实与里寒合证

主证:胸满,时腹自痛。

主方:柴胡干姜甘草汤。

柴胡15g 干姜10g 甘草10g

煎服法:上药3味,加水500ml,煮取200ml,倒出药汁,再加水300ml,煮取100ml,去滓,两次药汁相合,煮沸,分3次温服,以空腹服为宜。

四十八、半表半里实与里虚合证

主证:胸满,腹满便溏。

主方:柴胡苍术甘草汤。

柴胡15g 苍术30g 甘草10g

煎服法:上药3味,加水500ml,煮取200ml,倒出药汁,再加水300ml,煮取100ml,去滓,两次药汁相合,煮沸,分3次温服,以空腹服为宜。

四十九、半表半里寒与里热合证

主证:日晡所潮热,背恶寒。

主方：大黄附子甘草汤。

附子 10g　大黄 10g　甘草 10g

煎服法：上药 3 味，加水 500ml，煮取 200ml，倒出药汁，再加水 300ml，煮取 100ml，去滓，两次药汁相合，煮沸，分 3 次温服，以空腹服为宜。

五十、半表半里寒与里实合证

主证：背恶寒，大便硬。

主方：附子芒硝甘草汤。

附子 10g　芒硝 10g　甘草 10g

煎服法：上药 3 味，加水 500ml，煮取 200ml，倒出药汁，再加水 300ml，煮取 100ml，去滓，两次药汁相合，煮沸，分 3 次温服，以空腹服为宜。

五十一、半表半里寒与里寒合证

主证：背恶寒，时腹自痛。

主方：附子干姜甘草汤。

附子 10g　干姜 10g　甘草 10g

煎服法：上药 3 味，加水 500ml，煮取 200ml，倒出药汁，再加水 300ml，煮取 100ml，去滓，两次药汁相合，煮沸，分 3 次温服，以空腹服为宜。

五十二、半表半里寒与里虚合证

主证：背恶寒，腹满。

主方：附子苍术甘草汤。

附子 10g　苍术 30g　甘草 10g。

煎服法：上药 3 味，加水 500ml，煮取 200ml，倒出药汁，再加水 300ml，煮取 100ml，去滓，两次药汁相合，煮沸，分 3 次温服，以空腹服为宜。

五十三、半表半里虚与里热合证

主证：心动悸，日晡所潮热。

主方：人参大黄甘草汤。

人参 10g　大黄 10g　甘草 10g

煎服法：上药 3 味，加水 500ml，煮取 200ml，倒出药汁，再加水 300ml，煮取 100ml，去滓，两次药汁相合，煮沸，分 3 次温服，以空腹服为宜。

五十四、半表半里虚与里实合证

主证：心动悸，大便硬。

主方：人参芒硝甘草汤。

人参10g　芒硝10g　甘草10g

煎服法：上药3味，加水500ml，煮取200ml，倒出药汁，再加水300ml，煮取100ml，去滓，两次药汁相合，煮沸，分3次温服，以空腹服为宜。

五十五、半表半里虚与里寒合证

主证：心动悸，时腹自痛。

主方：人参干姜甘草汤。

人参10g　干姜10g　甘草10g

煎服法：上药3味，加水500ml，煮取200ml，倒出药汁，再加水300ml，煮取100ml，去滓，两次药汁相合，煮沸，分3次温服，以空腹服为宜。

五十六、半表半里虚与里虚合证

主证：心动悸，腹满。

主方：人参苍术甘草汤。

人参10g　苍术10g　甘草10g

煎服法：上药3味，加水500ml，煮取200ml，倒出药汁，再加水300ml，煮取100ml，去滓，两次药汁相合，煮沸，分3次温服，以空腹服为宜。

五十七、里热与里寒合证

主证：日晡潮热，时腹自痛。

主方：大黄干姜甘草汤。

大黄10g　干姜10g　甘草10g

煎服法：上药3味，加水500ml，煮取200ml，倒出药汁，再加水300ml，煮取100ml，去滓，两次药汁相合，煮沸，分3次温服，以空腹服为宜。

五十八、里热与里虚合证

主证：日晡潮热，腹满。

主方：大黄苍术甘草汤。

大黄10g　苍术30g　甘草10g

煎服法：上药 3 味，加水 500ml，煮取 200ml，倒出药汁，再加水 300ml，煮取 100ml，去滓，两次药汁相合，煮沸，分 3 次温服，以空腹服为宜。

五十九、里实与里寒合证

主证：大便硬，时腹自痛。

主方：芒硝干姜甘草汤。

芒硝 10g　干姜 10g　甘草 10g

煎服法：上药 3 味，加水 500ml，煮取 200ml，倒出药汁，再加水 300ml，煮取 100ml，去滓，两次药汁相合，煮沸，分 3 次温服，以空腹服为宜。

六十、里实与里虚合证

主证：大便硬，腹满。

主方：苍术芒硝甘草汤。

芒硝 10g　苍术 30g　甘草 10g

煎服法：上药 3 味，加水 500ml，煮取 200ml，倒出药汁，再加水 300ml，煮取 100ml，去滓，两次药汁相合，煮沸，分 3 次温服，以空腹服为宜。

以上 60 个合证的规律，仲景在《伤寒论》中已为我们对合证方的证治作了示范，我们的方证罗列是仿效古人化裁而来的。如《伤寒论》第 301 条"少阴病，始得之，反发热，脉沉者，麻黄附子细辛汤主之"，本条文中，"反发热"属太阳证，"脉沉"属少阴证，一个属表实证，一个属半表半里寒证，两个简单的证代表着两个不同的病位的临床的合证表现虽不尽如前述，但按其剖析、论治必有法矣。不同病性，这两类病证依一定的条件共处于统一的机体之中，故用麻黄以发散，解太阳之实，用附子以温心阳，散半表半里之寒脉沉得愈，细辛协调表里，以作中间药物沟通内外，以达共治之目的，由此可见仲景对合证的治疗之妙。书中原文所列出的大黄黄连泻心汤，是里热与半表半里热的合证方，附子泻心汤是半表半里寒与里热的合证方。有证相合，就有药相加。两证相合，两药相加；数证相合，数药相加。这就是仲景提示的合证治疗规律。

第七节
六病的相互转化

恩格斯说："转化过程是一个伟大的基本过程，对自然界的全部认识都综合于对这个过程的认识之中"，这样一种认识构成辨证自然观的核心。机体三部出现的六病,代表着性质不同的六个证候群,这是按着客观事实给予的哲学性的划分。转化是事物的普遍规律,也是疾病发生、发展的基本规律。事物在转化过程中,正如《矛盾论》中所说:"被根本矛盾所规定或影响的许多大小矛盾中,有些是激化了,有些是暂时地或局部地解决了,或者缓和了,又有些是发生了,因此,过程就显示出阶段性来"。每一种病,是在某一阶段显示其病性,并不是永远保持其病性的。疾病经过时间的推移和治疗上的正确与错误,可以使病情治愈或恶化。这种治愈或恶化的过程,就是疾病的的转化过程。后世许多医家对张仲景的六病的相互转化这一论述没有很好地继承下来。无论是金元四大家还是温病学派,在著书立说时,都很少提及这个问题,因而人们在临证时也往往忽略了它。既然辨证是唯物论的核心,自然界就没有一成不变的事物,事物的发生、发展、激化、转化过程,才能显现出事物的阶段性来,具体到疾病来说,六病就是机体与病邪相斗争在各个发展阶段的具体反应。

六病之间的相互转化,有阳极似阴的转化,有阴极似阳的转化,有阳病转阴病的转化,有阴病转阳病的转化,有阳转阳的变化,亦有阴转阴的转化。转化是多方面的,形式是多样的,有单纯性的转化,也有复合性的转化。本节选用《伤寒论》的例子,分别叙述转化的内容和形式,以阐发仲景的六病转化规律。

一、阳极似阴的转化

物极必反是事物的发展规律,自然界冬至一阳生,夏至一阴长的消长过程,揭示着事物的辨证关系,临床诊治疾病,必须注意到这一变化过程,才能把握病情,主动治疗,不致延误治疗时机。

《伤寒论》第 350 条:"伤寒脉滑而厥者,里有热也,白虎汤主之。"本条叙述虽简,但论述很清楚。"厥"为手足逆冷,若为真厥,必为"脉微欲绝",绝不会出现"脉滑"。从"脉滑"一证,断为"里有热也",故用重寒之剂"白虎汤主之"。"厥"为里热达到极点,向阴转化的表现形式,但从"脉滑"断出尚未出现质的转化,因此,仍用白虎汤。

二、阴极似阳的转化

《伤寒论》原文第 317 条:"少阴病,下利清谷,里寒外热,手足厥逆,脉微欲绝,身反不恶寒,其人面色赤,通脉四逆汤主之。"第 389 条:"既吐且利,小便复利而大汗出,下利清谷,内寒外热,脉微欲绝者,四逆汤主之。"此二条是三阴合病的条文,三阴皆寒,从临床证候看,出现手足逆冷,下利清谷,脉微欲绝是其正常证候,可是病情发展到一定时候,就会出现阴极似阳的转化,身反不恶寒,其人面色赤、内寒外热等阴极似阳的表现,此乃阴寒内盛,格阳于外,虚阳浮越于表,用大热之剂四逆汤,回阳救逆,攻克内里沉寒痼冷,方可救逆回阳,否则用苦寒之剂以攻其热,必促命期也。对于阴极似阳,阳极似阴的证候,必须认真辨识,方不致误。对六病要知其常,知其变,掌握六病中反映的不同本质,才能辨证正确,施治恰当。

三、六病的单一转化

六病的单一转化,有阳病转阳病,阴病转阴病,阳病转阴病,阴病转阳病这四个方面的转化,它们之间的转化方式都是单一的,就是说,阳病转化只转化另一种阳性病,其余皆然,而不会出现多种变化,多种转化后面将陆续叙述。

《伤寒论》第 220 条"二阳并病,太阳证罢,但发潮热,手足漐漐汗出,大便难而谵语者,下之则愈,宜大承气汤",本条是太阳转阳明的例证。

《伤寒论》第 279 条"本太阳病,医反下之,因而腹满时痛者,属太阴也,桂枝加芍药汤主之",本条是由太阳转太阴的例证。

《伤寒论》第 82 条"太阳病发汗,汗出不解,其人仍发热,心下悸,头眩,身𥉻动,振振欲擗地者,真武汤主之",这是太阳转少阴的例证。

《伤寒论》第 296 条"少阴病,吐、利、躁烦,四逆者,死"为少阴转厥阴的例证。

《伤寒论》第 187 条"伤寒脉浮而缓,手足自温者,是为系在太阴。太阴者,身当发黄,若小便自利者,不能发黄。至七八日,大便鞕者,为阳明病也",本条文是由太阴转阳明,阴转阳的例证。

四、六病的复合转化

六病之间的相互转化,有单一的表现形式,也有复合的形式,一部一病在一定条件下,可以转化为多部多病,例如《伤寒论》第 357 条"伤寒六七日,大下后,寸脉沉而迟,手足厥逆,下部脉不至,咽喉不利,唾脓血,泄利不止者,为难治,麻黄升麻汤主之",从条文证候中可以看出,伤寒六七日,大下后而出现手足厥逆、下部脉不至的厥阴证,咽喉不利,唾脓血的少阳病,泄利不止的太阴病,皆由误治形成复合转化而来。

又如《伤寒论》第 149 条"伤寒五六日,呕而发热者,柴胡汤证具,而以他药下之,柴胡证仍在者,复与柴胡汤。此虽已下之,不为逆,必蒸蒸而振,却发热汗出而解。若心下满而鞕痛者,此为结胸也,大陷胸汤主之。但满而不痛者,此为痞,柴胡不中与之,宜半夏泻心汤",本条也是误治使病情转化,出现了心下满而鞕痛的结胸证,或但满而不痛的半夏泻心汤证。上述条文均提示了病变的复合转化。

六病的相互转化中，有自然转化，不需要什么条件的自动转化，也有被动转化，需要有条件来促成。这个条件一般来讲就是汗、下、吐。从前述阴转阳、阳转阴的病变例证条文就可以看出，不是使用发汗，就是使用攻下，致使阴阳不同的病性发生了转化的。

从《伤寒论》原文第 149 条可以看到，同为呕而发热，应当用小柴胡汤，虽经他药下之，柴胡证仍在，证不变，方不变，复与柴胡汤，使其蒸蒸而振、发热汗出而解。此种情况，临证屡见不鲜，如温热病后期发烧，多用小柴胡汤退热，服后先发冷，冷后发热，蒸蒸发热汗出，约三小时后，热静身凉，病证向愈。其作用在《伤寒论》第 230 条"阳明病，胁下鞕满，不大便而呕，舌上白苔者，可与小柴胡汤，上焦得通，津液得下，胃气因和，身濈然汗出而解"。指出了小柴胡汤的药理功用。另外，在第 149 条中，同一呕而发热，通过下后，出现了三方面的情况，一是没有引起转化，柴胡证仍在，可继续用小柴胡汤治疗；二是转化为结胸证，须用大陷胸汤治疗；三是转化为痞证，应选用半夏泻心汤治之。这就说明，病证的转化，一是取决于机体盛衰的条件，二是取决于治疗正确否。同一证，由于身体素质不同，应用下法后，出现柴胡汤证、陷胸汤证、半夏泻心汤证三种变化。仲景利用这活生生的事实，论述了六病的复合转化。

历代医家对病的转化谈及甚少，尤其是寒热的转化问题，未作具体论述。金元时代，战乱不宁，瘟疫流行，温病学派所处的时代亦正值瘟疫大流行，难道就不会遇到病情的转化吗？显然是会遇到的，只是未作记载，学习他们的论述，见不到转化，理解上就发生困难。如温病用桂枝汤，那是绝然不行的，温病开始阶段确有恶寒，但恶寒越重，体温越高，如用桂枝汤以热治热，岂不是火上加油，抱薪救火？本人初学医时亦有教训，温病处以桂枝汤，服后三小时则出现发热、谵语。再说《温病条辨》第 6 条，列玉女煎方，以治气血两燔。并未说明气燔何证、血燔何证、气血两燔又是何证，类似这种情况，本应将证候一一列出，但书中气血两燔，一证未列，无法得知何是气燔，何是血燔。证是病之外在表现，给人以感性认识，据证辨证，才好施治。同理，经过治疗，才好依证观察病的转化，无证则无法说明转化。转化有两种，一是由阴转阳，病情向好的方面转化。一是由阳转阴，病情向坏的方面转化。只有掌握病情转化，及时审时度势，才能使病情向好的方面转化。所以说，著书如不将转化写入，在辨证上就会带来困难，亦不符合病证的实际情况。

学习六病辨证论治，要把基础打好，必须从精读《伤寒论》下手。《伤寒论》是中医理论的核心著作。古往今来，哪家学说也不能担当全面辨证的重任，单去学习攻下法、健脾法、消火法、滋阴法等治温热病，都不是具有全面观点的中医，仲景的《伤寒论》，概括了中医的基本理论和辨证施治方法。真正称得起"经典著作"。

《矛盾论》中指出："人们认识物质，就是认识物质的运动形式，而物质的运动则必取一定的形式。对于物质的每一种运动形式，必须注意它和其他各种运动形式的共同点。但是尤其重要的，成为我们认识事物的基础的东西，则必须注意它的特殊点，就是说，注意它和其他运动形式的区别，只有注意了这一点，才有可能区别事物。任何运动形式，其内部都包含着本身特殊的矛盾，这种特殊矛盾，就构成一事物区别于其他事物的特殊的本质。"在疾病的各个发展阶段上，由于治疗方法的正确与否以及正气的强弱等因素使病情发生各种不同性质的转化，在这个转化过程中，医者的任务就是观察病情，针对其病性，采取相应治疗措施，使病体向痊愈转化。

仲景《伤寒论》学说，实为辨证论治之准绳，其以阴阳为纲，六病为目，三部列病位，寒热虚实定病性，凭阴阳之消长测疾病之进退，假阴阳之转化而知疾病之传变。当今医者从《伤寒论》而学，方为良医。

第八节
局部病辨证治论

机体的整体性表现在气血上，气血在全身周而复始的循行，通达四末，沟通表里，使机体各部不同的组织器官都得到气血的濡养，维持着各种组织器官的功能，达到整体动态的平衡。气血不停地运转，使人展现了生机。气血的盛衰盈亏，对机体病变的寒热虚实有着决定性的影响。故整体证有其易变性，这样也就体现了整体治疗的灵活性。

另外，在整体的三部中，把凡具有独立结构和特殊功能的部分称为局部。局部病证同样具有寒、热、虚、实的病理变化。但在临床上有时不能在整体上明显地表现出来，而是以局部的形态变化和功能障碍为主要表现。这种病理变化，一般情况下，多为慢性过程。因此，局部病有其相对的稳定性，在治疗也需要使方剂具有相对的肯定性。

一、局部病的证治分类
（一）局部病局部治疗
局部出现局限性病变，只需在局部使用各种疗法，就能达到治愈的目的。

叫局部病局部治疗,如对外伤、化脓创口,使用膏药外敷,洗剂外洗以及扎针、拔火罐、按摩、切割等,中医学在这方面的内容丰富多彩。李时珍在著述《本草纲目》时,书中例述了近两万个单方或验方,大部分属局部治疗的例证。目前现代医学中的外科手术学,就集中地体现了局部病局部治疗的方法。我们临证所应用的除风利湿汤、三核二香汤、攻坚汤、决渎汤等属局部治疗的方例,由于局部治疗涉及的范围很广,不再赘述。

（二）局部病整体治疗

局部病有时不表现为局部性,而在整体上出现了明显的寒、热、虚、实。需用前边叙述的六病辨证论治方法方能解决,我们把这种情况叫作局部病整体治疗。

（三）局部病局部整体治疗

局部发生病变,不仅反应在局部,而且影响到整体的正常功能,造成整体的不协调,反过来又作用于局部,使局部病变进一步恶化,这就需要局部和整体结合起来治疗,每个局部必须服从整体,只有整体的协调,才有局部的改善。协调整体的代表方剂是小柴胡汤,整体治疗使用整体协调方,结合局部方共同进行治疗,我们现在临床应用的许多协调方,就是根据"局部整体双观学说"的理论来组成的,立法用药的原则,就是协调整体,突出局部,把整体的治疗和局部的治疗有机地结合起来,如调心汤、调神汤等就是典型的代表方剂。

局部病具有顽固性,这种类型是局部辨证的重点内容,在治疗上,局部病的治疗体现稳定性,局部病变,由一个局部传变到另一个局部是少见的。所以在局部治疗上,处方用药有其恒定性。守方,就是要一直守方治疗,证不变,方亦不变。因其局部病变的发展过程中,有一个代表本病的实质,决定着病变的始终,非到病变的发展过程完结,疾病不会痊愈。治病必求于本,本者,本质也,本质未变,方不可变,更则无效。局部病的顽固性,决定治疗必须有肯定性,这就说明,在诊断明确之后,一病一方不愈不变,是针对病证本质而言。如果诊断不明,或判断有误,当须修正,更正处方是为了纠偏、改误,而决不是随症施治。治病之本,一方到底的正确性是无可非议的。例如,肝炎病,肝炎是一个局部病,无论肝炎的好转,还是恶化,病变仍是肝的病变,只是发生发展的程度不同,病的本质未变,方剂就不应变,我们的调肝汤治肝炎,无论急性、慢性、亚急性、迁延性均有良效就是一个有力的说明。所以说,病的本质未变,随便改方是没有道理的,局部病变的顽固性决定了局部用方的肯定性,不要随症变迁,否则抓不住治疗的实质。近代有些医者治肝炎,随症加减,无相对固定的方剂,别人怎能重复应用,怎能指导临床? 可以说,那种多变的治疗方法,不要说别人难以运用，就连他自己也难以再重复，不能重复就没有指导意义。近代有人曾说：临床研究病变发生发展的规律，要掌握其本质，才能找出其规律。这样，你研究的成果才能经得住实践的检验，应用所探求的规律，首先自己能重复，才能指导临床，指导他人，否则就是以其昏昏，使人昭昭，那是不现实的。

二、脉象在局部辨证中的意义

脉象学说，古往今来，许多医家做了发挥，是中医学中一门独特的技术。通过评脉可以得知疾病性质的真伪，揭示病变的真谛。脉评准确，有时一脉定乾坤，舍证而从脉，有时具有关键性的诊断价值。在局部病的证治中，脉象的诊评具有重要的意义。许多局部病变反映到脉象上，有其独特的表现形式。可以根据脉象得知患者病理变化的原委，病变的程度，病变的部位与性质。如临床常用的上鱼际脉，提示肝阳上亢，病位多表现在头，是脑的一种亢奋性反应；聚关脉则是提示肝气郁结，病位多在胸膈，是一种抑制性的病理变化，根据上鱼际脉、聚关脉等脉象的变化程度，就可以知道患者的病因、病理、病性、病程，如同体温计，温度的上升程度直接说明发烧程度一样，准确地说明了病情变化，给处方用药指出了道路。治疗原则就可以根据脉象而定。我常说，脉象如同航海家的指南针，风平浪静时，看不出指南针的作用，只有到风雨交加，大雾弥漫之时，才能看到指南针的作用，指明方面，救人之危。脉象的价值亦同此理，所以说，脉象在局部辨证中有重要的诊断价值。

评脉是一门技术，而不是理论。无论历代医家把脉象描绘的如何尽善尽美，形似神似，具体评起来往往是："心中了了，指下难明"，同一脉象，多人评之，结论不同难以说到一起，脉象混淆，而不能统一。根据本人多年实践，认为脉象应分三类，首先掌握脉象的分类，才能正确区别脉象，做出准确诊断，现就三类脉象的具体内容，做一分述。先应认识基础脉象，再认识复合脉象，在此基础上再评奇形脉，这样，病变通过脉象的反映，就有一个全面的了解，循序渐进，完成从必然到自由发展的过程。

（一）基础脉

基础脉分七类十四种，根据临床变化，脉象评诊时要注意七个方面。

1. 长度　以等身寸量之。正常人脉长一寸五分。按脉时，上不盈寸，下不及尺者，叫作短脉，主夭；反之，如寸尺两端有余，缓和者，为长脉，主寿。

2. 宽度　正常寸口脉宽如韭叶。评脉时，宽度以巨细分，超出正常宽度叫巨脉，比正常脉象窄，仅占三分之一宽者叫细脉。巨细之别，巨者主气盛，细者主血衰。

3. 深度 脉之深浅以浮脉、沉脉分,上为浮,轻取明显,按之稍减;下为沉,轻取不显,重按而明显;沉脉之弦滑而不断,多见怀孕,一般而论,浮脉主表,沉脉主病在里。

4. 硬度 评脉时以弦脉、软脉分。紧而有力谓之弦脉,柔而无力,谓之软脉。主要凭脉管的软硬度以察其详,弦主病久,软主病近。

5. 速度 评脉时,速度以迟脉,数脉分,一息四至以下为迟;一息五至以上为数。数脉主热,主病进;迟脉主寒,主病退,并以此观察心脏的功能情况。

6. 充盈度 评脉时以虚脉、实脉分,主要凭脉管内血液,脉管内血浆充实有力谓实脉,瘪而无力为虚脉,实脉病实,虚脉病虚。

7. 节律 评脉的节律以代脉、涩脉分,主要观察脉搏跳动是否规律。数次搏动,明显一停者,称为代脉;无明显停顿,而只表现脉跳大小不等,有力无力不等,快慢不等,三不等者谓之涩脉,提示心脏功能性变化与器质性病变。

上述七类十四脉是单纯脉,各代表着一个方面。按脉时,心中必须明确不能糊涂。每个患者就诊,在切脉时,都要仔细辨出这七个方面的不同情况,不能如仲景在《伤寒论》序言所说:"按寸不及尺,握手不及足,人迎、趺阳三部不参;动数发息,不满五十。"这样是学不好脉学的。在这七个方面中,最难评的是涩脉,初学者须认真体会。体察出三不等,需要医者沉下心来认真体会,否则,很难评出涩脉。实际上,这也是检验医者对脉象学习的程度的一把尺子。

(二)复合脉

复合脉是临床实际诊断中常遇到的脉象,患者的脉象多是复合脉,单纯脉较少见,故须认真对待。复合脉中,凡是七类基础中,除自身对立的脉象不能相合外,七类基础脉的任何一类都可以和其他种脉象相复合,构成多种多样的脉象,现举十余种复合脉,供大家参考,从中得出一定规律,以通过脉象对病证本质有所了解。

1. 洪脉 是浮脉、巨脉、实脉复合而成。浮为深度,巨为宽度,实为充盈度。

2. 滑脉 由弱脉、实脉复合而成。弱者,柔软也,为硬度,实为充盈度。

3. 紧脉 由弦脉、实脉复合而成。弦为硬度,实为充盈度。

4. 牢脉 由弦脉、沉脉、实脉复合组成。弦为硬度,实为充盈度,沉为深度。

5. 芤脉 由浮脉、虚脉复合而组成。浮为深度,虚为充盈度。

6. 革脉 由弦脉、浮脉、虚脉复合组成。弦为硬度,浮为深度,虚为充盈度。

7. 微脉 由细脉、涩脉复合组成。细为宽度,涩为节律。

8. 结脉 由迟脉、代脉复合而成。迟为速度,代为节律。

9. 促脉 由数脉、代脉组成。数为速度,代为节律。

10. 濡脉 由浮脉、细脉组成。浮为深度,细为宽度。

11. 弱脉 由沉脉、细脉复合组成。沉为深度,细为宽度。

12. 大脉 由长脉、巨脉复合组成。长为长度,巨为宽度。

13. 小脉 由短脉、细脉复合组成。短为长度,细为宽度。

评脉时,根据复合脉的组成,看来源于几个方面,依脉象的长短、巨细、浮沉、弦弱、迟数、虚实、代涩判断疾病的盛衰、久暂、虚实、寒热、表里以及机体的寿夭,治疗的难易,通过脉象对人体的正气与病邪变化有一个全面衡量,以便根据病情,随证治疗,方不致误。

（三）奇形脉

奇形之脉之所以谓奇,就是与正常的脉象不同,而形成其特有的形状。奇形脉有病理奇形脉和生理奇形脉之分,生理奇形脉一般在临床无特殊诊断意义,病理奇形脉对于局部病的诊断和认识有重要的意义,对于疑难病的诊断和治疗,病理奇形有时提供可靠的诊断依据,对治疗起决定性的指导作用。

1. 生理性的奇形脉

（1）双管脉:凭脉时,寸口脉初按始觉宽大,仔细体验,方能感觉到有两条动脉血管同时经过桡骨侧,两脉并驾齐驱,一般无诊断意义。

（2）神门脉:凭脉时,寸口无脉,而在神门穴有纵行通过的脉管,叫神门管,属生理变异,无临床诊断意义。

（3）反关脉:凭脉时,寸口无脉,脉管从尺部桡骨至手背侧,其脉搏显而可见,属生理性改变。

（4）六阴脉:寸口凭脉时,脉搏特别细小,难以摸到,其人表现如常,其人迎、趺阳脉搏动如常人者,称"六阴脉"。此类脉多与反关脉并见,属生理特异性。一般无临床意义。

2. 病理性改变的奇形脉

（1）上鱼际脉:凭脉时,寸口脉在腕横纹以上可以摸到。甚者,脉充皮下,可见其搏动,直到手掌大鱼际,故称"上鱼际脉"。多由肝阳上亢而致,病性多为交感神经功能亢奋,呈阳性病理反应。

（2）聚关脉:凭脉时,寸口脉,关脉独大,甚者犹如豆状,搏动明显,高出皮肤,寸尺俱弱其脉搏显于关部,故称"聚关脉"。多由肝气郁结所致。多与迷走神经兴奋有关,主阴性病理反应。

（3）长弦脉:以右尺多见,脉管见弦而长,超出尺部向后延续数寸,脉跳弦紧有力,多为腹满寒疝所致,根据其长弦程度,可判断腹满寒疝病变的程度,对消化系统疾病的诊断有重要意义。

（4）动脉：凭脉时，脉的搏动与正常人有别，指下切脉有纵行跳动之感，关前一下，关后一下交替跳动，摇摆不定，我们称为"动脉"。经过多年考查，提示患者受到大的惊吓，反映在大脑表层，影响到脉象，心中有惕惕不安之感。观察多例，验证正确。

临床根据病理性的奇形脉象，可帮助找到致病的本质及原因。有时能把患者隐藏很深的致病因素探出。见其脉可以用其方，均能收到良效，这也是平时舍证从脉的依据。如军区某司令，感到心烦不宁，脉见涩脉，脉形聚关，在几个医院均诊断不出其病变，我们则根据其脉象诊断为心脏病变，令其做进一步检查，后经双倍二级梯运动试验，诊断为隐性冠心病，处以调心汤，20剂症状大减，嘱其回部队认真用药而去。再如一患者来门诊就医时，疑心自己是心肌炎、肝硬化，思想负担沉重，评脉时，见聚关脉与上鱼际脉并见，提示自主神经功能紊乱，处以调神汤，令其服用80剂，脉复正常，而诸证自愈。所以说，掌握脉象对于局部病的辨证论治，实有纲举目张之功能。

三、局部协调疗法

局部病与整体有着密切的联系，局部病的治疗规律之一就是局部病整体局部治疗，其原则是："协调整体，突出局部"，一是调，二是治，局部的治疗亦寓意着调。所以说，局部协调疗法的重点就是"调"，通过协调使局部与整体达到有机的统一，维持一个动态的平衡，达到治疗的目的。在治疗中，只有整体的协调，才有局部的改善，协调整体的方子就是小柴胡汤，小柴胡汤是治疗整体证的第一方，同样也是协调局部的首选方，只有调整整体的方剂，协调治疗才具有权威性，如同国家首脑，有领导全国的本领，也有治理局部的才干，所以经过多年实践根据仲景的学术观点，认定了小柴胡汤的协调作用。

整体辨证中，已做了阐述，小柴胡汤的组方原则是以调和少阳、太阴为主体，组成协调性的代表方剂。《伤寒论》第379条："呕而发热者，小柴胡汤主之。"为何取少阳和太阴的治疗作为组方原则呢？因胸为阳，腹为阴，阴再盛莫过于腹，腹为至阴，故以太阴代表阴；胸为阳，阳再热莫过于胸，胸为至阳，故少阳为阳之代表。一阴一阳之为道。太阴少阳形成阴阳二性并举，协调阴阳，这就是小柴胡汤充任协调方的关键所在，整体病证不外阴阳二性，或寒、或热、或虚、或实，呕是太阴之证，发热是少阳之证，整体取阴阳，先找出其代表性的证候。方中通过黄芩以清热，柴胡以祛实，半夏、生姜以治寒，人参、甘草、大枣以补虚，四面俱协，呕而发热诸证自愈，七药为用，共同担负起协调阴阳、治疗整体的重任。病不变，法亦不变，此为定理。

选用小柴胡汤作协调整体的方剂，不仅是依据阴阳的理论来确定，更重要的是放在医疗实践中，反复验证，证明有明显功效，其作用是由里达表，由上而下的功效，诚如《伤寒论》第230条："……上焦得通，津液得下，胃气因和，身濈然汗出而解。"经过历代医家的反复实践，小柴胡汤被推为和剂之首，因此，选为协调整体的主方，这一切不是空洞的理论，而是其效果已在临床兑现。

有人曾问小柴胡汤证有没有整体治疗的证据，我们认为，《伤寒论》第148条就是一个很好的证据，原文就说："伤寒五六日，头汗出，微恶寒，手足冷，心下满，口不欲食，大便硬，脉细者，此为阳微结，必有表复有里也。脉沉，亦在里也。汗出为阳微。假令纯阴结，不得复有外证，悉入在里。此为半在里半在外也。脉虽沉紧，不得为少阴病，所以然者，阴不得有汗，今头汗出，故知非少阴也。可与小柴胡汤……"从条文中就可以看出，头汗出是少阳证，微恶寒是太阳证，手足冷是厥阴证，心下满不欲食是太阴证，大便难是阳明症，脉细是少阴证，六病证候俱在。何以治疗，仲景就为我们指出了路子，遇此情况，采取整体协调疗法。

小柴胡汤组成协调方，在此基础上，再选用现有的良方或有效药物组成局部治疗方。突出局部这个重点，这是普遍与特殊治疗的有机结合，体现"协调整体，突出局部"的原则。局部的治疗体现了机体与病邪的对抗性，对抗是事物发展的一种规律（不是一切规律）。对局部的突出重点采取相应治法，对整体非对抗的各部则采取调治。这就叫具体问题，具体分析。我们把这种调治法的理论称"局部整体双关学说"。即把整体的"调"与局部的"治"有机地结合起来。值得提出的是，局部治疗方的组成，正在逐步发展，有一个健全的过程。目前还不是尽善尽美，望同道携手共同探索局部治疗的良方，把协调治疗推向一个新的高度。其后所述的各种调理方，均本着"整体局部双关治疗"的原则，选药、组方、命名。

（一）调神汤

调神汤方：石膏30g、牡蛎30g、桂枝10g、大黄10g、车前子30g、柴胡15g、黄芩15g、党参30g、苏子30g、川椒10g、甘草10g、大枣10枚。

煎服法：上药12味，加水1 000ml，煮取300ml，倒出药汁，再加水800ml，煮取200ml，去滓，两次药汁相合，煮沸，分3次温服，以空腹服为宜，忌生冷、油腻。

证治范围：自主神经紊乱、癔证、精神分裂症、内耳眩晕症、头痛、失眠、心烦等，脉见上鱼际脉。

调神汤的辨证施治指征主要是上鱼际脉或上鱼际脉并见聚关脉者。从现代医学的角度分析其病理变化,结合实践推断,上鱼际脉的出现,是肝阳上亢的集中表现。经过几十年的观察验证,提示患者性格刚强、脾气急躁,至少在三年以上的时间内心情不畅,对自己的性格采取压制态度,用理智克制自己冲动的性情。我们知道,思维的冲动,导致大脑皮质的功能失调,引起自主神经功能紊乱,出现交感神经的兴奋,血管处于收缩状态。血管压力增加,血压增高。久而久之,在寸口脉上,使脉管向上移位,甚至达到掌侧拇指大鱼际。这就是临床见到的脉搏突破腕横纹以上,而取名"上鱼际脉"。见到上鱼际脉的患者,百分之九十以上有头痛、头晕、失眠多梦,目花耳鸣,记忆减退,胸胁苦满,心中烦躁,身重难转,周身乏力等证候,多为交感神经亢奋的一系列表现。

聚关脉的出现,经过观察,在中医属肝气郁结的范畴。从现代医学的病理推断,有这样一个变化过程,聚关脉者,性格内向,性情压抑,沉默寡言,至少在3年以上为一件事反复考虑,不能言之于口,不愿告之于人,反反复复百思不得其解,为其主观原因。长期的思虑,同样导致大脑皮质的功能改变,而引起自主神经功能紊乱,交感神经功能受抑制,迷走神经功能占优势,呈现一派抑制性证候。如心率减慢,血管扩张,血压下降,胸膈满闷,饮食不规律。反映在脉象上,由于迷走神经的兴奋,引起血管的收缩是纵行的收缩,两者交织在一起,反映在寸口脉上,就可见到。由于长期的血管扩张,使脉管增粗,形成横行扩张。正常血管的收缩,使扩张的脉管在关部相聚,逐渐增大,甚者关部如豆状,故称为"聚关脉"。聚关脉的出现提示迷走神经占优势,呈现抑制性的病变过程。

上述上鱼际脉与聚关脉的发生机理,仅是综合临床实践作病理学方面的推断。究系何因,其细微病理变化如何,尚缺乏科学根据。但这两种提示自主神经功能紊乱则是一个无可非议的事实。在临床有许多患者是聚关脉与上鱼际脉互见。由于两种脉象代表着不同的病理变化,二脉交织互见,病性就形成同一性改变。机体中,由于大脑皮质功能紊乱,使周身上下出现一系列紊乱现象,寒热不均,虚实互现,如嗜睡多梦,烦躁疲乏,心跳忽快忽慢,腹胀满,饥而不欲食。四肢困乏,出现上热下寒,区域性改变。有时让患者自述,而不能全部诉出,可谓"百病缠身"。但具体检查,无论心电图、脑电图、超声波、激光等现代设备检查,则无一改变,可谓难点。因实属整体的紊乱现象,并无器质性的病理变化,所以在治疗起来,不能单纯治某一方面,而必须讲协调,经过调整,达到动态的平衡,使紊乱的大脑皮质功能趋于正常,这样方可诸证尽消。如失协调主旨,则顾此失彼。

调神汤是调整大脑皮质功能紊乱的汤方,本方的组成是根据《伤寒论》第107条"伤寒八九日,下之,胸满烦惊,小便不利,谵语,一身尽重,不可转侧者,柴胡加龙骨牡蛎汤主之。"而化裁得来。其具体化裁是在小柴胡汤中,参考苏子降气汤之意,选用苏子降气化痰,以易去半夏辛燥有毒之弊,以大建中汤中选用川椒温中止痛,其热不伤阴之长,易去生姜性热伤阴,刺激发炎之短,使小柴胡汤,既保持其协调整体之功,又具有久服而不伤阴蓄毒之益。但在有呕吐证候时,仍取用生姜、半夏,取小半夏汤温胃止呕之功,而不用苏子川椒以代,其余诸证,均选用化裁后的小柴胡汤作基础,再以石膏之辛凉,清热生津而易去龙骨,使方中保持清热、凉血、镇静、生津的优势,以车前子补肾利尿之功取代茯苓,使集聚于半表半里的病邪,通过气血的运行,得以从小便排出,保持有一个除病邪的良好通道。同时方中不用铅丹,以除久服蓄毒之害。这样经过调整后组成的调神汤,在临证治疗中就具备了四个矛盾点,八个矛盾面,四方同调,八方共治,相反而又相成,使机体达到一个有机的协调,在方中具下列特点:

第一,寒热并用。石膏黄芩以清热,桂枝、川椒以温中,功能的紊乱证候寒热互见,如单纯以温热之品以治脾胃之寒,就会使上焦火热愈炽,脾胃虽得治,而上焦之热加重缠绵不得消,反之,单以寒凉之药以清热除烦,而必寒其中,使脾胃之寒愈剧。所以寒热并用,使热邪得清而不伤其中,脾胃得温而不助其胸中之热,故寒热并用,各免其弊,相得益彰。

第二,升降并用。整体的紊乱,寒热互见,虚实并存,一体之中往往上热而下寒,遇此之治,必须调中有治,治中有调,须将低于正常水平者扶到正常水平,高于正常水平降至正常水平,紊乱表现的证候虽有寒热虚实,但不是偏盛或过衰,须将上焦之热降至下焦以温其寒,把下焦之寒升至上焦以凉其热,上下交流,气血通达,使寒热并治,使其降中有升,升中有降。如同下楼坐电梯,降中有升提的因素,升中有降的意义。如果单纯或升或降,就会使机体的平衡进一步恶化,甚至崩解,如人想下楼,用电梯可以安然无恙,如果纵身下跳,则其命危也,协调治疗中亦同样寓有这样的哲理,所以方中柴胡的升提是使苏子更好的发挥降气的作用,二药为用,升降结合,令人回味。

第三,收散并用。方中牡蛎固涩以敛气,柴胡宣通以发散,上焦热积,气血淋巴周流不利,壅塞不通,必须用柴胡以散,疏通发散胸中之邪,而胸满烦惊诸证可解。但心是一身之主,心气宜收不宜散,如单用发散之品,必然耗散心气,尤以脉大者。如过用耗散之剂,必然招致不可逆转的危候,所以方中选用牡蛎收敛以固其气,使心气不得耗散。这样,二药共用,发散以除积聚之邪,收敛以固心阳之气,使邪得祛而正不得损,收散共济,以奏祛邪固本之功,非良医而不达此地。

第四，补泻并用。"邪之所凑，其气必虚"，患者之所以病，就是因机体抵抗力虚衰而被邪气侵及，故患者本该尽补。殊不知，虚之所以虚，自有其因，正邪相争，交织于内，气机不畅，气血痰食积聚，天阳之气不得用，水谷精微不得充，使机体易虚。如单用补剂，则助其病势反而对机体不利，壅补恋邪，病加一等，必须将壅塞之积滞，给予祛除，方能为补助机体铺平道路，故用泻法以寓其中，积滞得泻病邪易清，为除病打开道路。故在调神汤中补泻并用，泻中寓补，补中助泻使病邪除，淤滞清，正气充，气血畅，使机体的紊乱趋于协调。所以说，调神汤协调整体，具有双向调节的功能，一方之中，有病除病，无病的补正，运用一方，疗治始终，均收其效。八方分列，各司其职。只有这样，才能达到清热而不伐中气，气降而不致脱陷，宣通而不耗散正气，补正而不留病邪，邪得以除，正得以健。各方药味药量相互作用，相辅相成。

中医方剂学中，有大方、小方、急方、缓方、奇方、偶方、复方，各有所用。调神汤就是一个代表性的复方。临床应用，根据患者出现各种证候的程度，参考脉象的变化，从寒、热、虚、实的每个方面，进行辨证论治，而调整其中的药味与药量。根据每个患者的具体病情，掌握其本质。通过观其脉证，选定方药，使其保持相对的平衡，以发挥其协调作用。机体的病理变化，是错综复杂的，当病性向着相反的方向转化的时候，平衡受到破坏则显示出寒、热、虚、实不同的突出个性来。同样，调神汤作为一个协调方，只要变动方中任何一方面的药味或药量，就可以使方剂的个性发生改变。所以说，在应用协调方时，既要掌握原则性，又要注意其灵活性，以适应临床处治各种复杂病证的需要，其变动情况如：

石膏、黄芩与桂枝、川椒是维持方中药物寒热的。如果患者呈现亢奋优势，热象明显，可以加大石膏用量，由30g可增至60g，甚至可达120g；如寒象明显，可加大桂枝或川椒用量，由10g可增至20g；如见背恶寒者，可用附子以加大其温性。寒热二药的用量，均可视病情而定。关键是初诊时要认证准确，方剂拟定因人而异，一旦定方，则不宜更改，抓住本质，一方到底。

人参与川军是维持补泻的协调药物。有时人参价格昂贵，久服易燥，可用党参代替。应用多年，党参代人参不见其逊。根据患者虚实程度而调整其量。脉见弦象，腹胀满闷证候明显者，可加大川军用量以泻实；体质虚衰，气短心悸者，加大党参用量以补其虚。

这些证治上的灵活性，是需要知道的。但是，这种变动是有条件的，必须是病性的一方个性突出时，方可应用。一般情况下，必须维护其原则性，因每一个协调方是一个有机的整体，如果盲目乱调，则不收其效，反乱病情。这点同样是需要记取的，作为一个临床医生，只有真正了解组方原理，熟知药性，又善辨证，才能掌握方向，运用自如。

调神汤服用后，会出现各种不同的反应，这与患者的体质、情绪和环境有关。反应一是由于本方是治本为主，是协调。显效，见效通常较慢，多是用药数剂后症状才得以改善，20 余剂药后主要症状才得以好转。这就提醒我们，不要因服用两三剂无明显效果而更其方。二是有一部分人服药后，不是病情逐渐好转，而是感觉加重，如头晕、困乏无力、不思饮食等衰弱症状。遇此不必多虑，这是因为药到病所，调整过程中的激化反应。体质强壮，用药敏感者多见此种情况，痊愈较快，用药期短，约占调神汤证的 20%。三是服药后有腹痛，腹泻反应。许多患者怕其泻而惧其方，实乃差矣。调神汤是一个双向调控的方剂，有病除病，无病补体，药到病所，必须先除其邪，病邪被歼，不运至体外，病岂能根治？病情顽固者，开始并不泻，而到用药十余剂方泻，但是泻是为了除病，是治疗中不可缺少的阶段反应，不必多虑。四是少数患者服药后有嗜睡的现象。这是大脑皮质通过药物矫正后，功能由紊乱趋于正常的一种补偿反应。原来失眠日久，大脑过于疲惫。用药后，机体协调起来，转入恢复阶段，欲补其亏，故出现嗜睡不醒。这是病转恢复的标志，可缩短疗程，使身体很快复原。我 1973 年曾治一患者，服药 3 剂后，困倦嗜睡，其家人忧虑，找到门诊，询问其情。嘱其不必多虑，令其尽睡而不必唤醒，每天给予水饮即可。这样，此人连睡 6 日而醒。后来，到门诊诉说："自己如脱胎换骨，成了另一个人，神清气爽。"诸证尽然而清。后来又遇数例，均嘱其家属不必多虑。

医者开方，患者服药。主观判断与客观反应必须相符，治疗才能收效。但客观反应有两种，一是好的，二是坏的。好者加倍赞赏，坏者登门质询，是其常理。这就需要医者声明药效反应，尤其对坏的反应。通常要注意两种情况，一是药不对证，把病治差；一是方与证符，而是药病相争，反应出的不良感觉。所以说，医者必须做到"胸中有数，"既不可药不对证，固执己见，一错到底，贻害于人；又不可方本对证，是用药后的坏感觉好现象，尚做坏治，被假象迷惑。患者一诉，赶快停药更方，使药病相违，同样贻害于人。这两种都是过错，都应尽力避免。"人之所病，病疾多，医之所病，病道少"。医者对方药必须深钻细研，方不致误。

（二）调心汤

调心汤方：百合 30g、乌药 10g、丹参 30g、郁金 10g、瓜蒌 30g、牡蛎 30g、麦冬 10g、五味子 15g、党参 30g、柴胡 15g、黄芩 15g、苏子 30g、川椒 10g、甘草 10g、大枣 10 枚。

煎服法：上药 15 味，加水 1 200ml，煮取 300ml，倒出药汁，再加水 800ml，煮取 200ml 去滓，两次药汁相合，煮沸，分 3 次温服，以空腹服为宜。

适应证：冠心病、心律失常、心肌炎、心血管神经官能症、肝脾肿大、月经不调、不孕症、诊治时见涩脉者。

调心汤临床应用的主要指征是见涩脉。涩脉的出现标志着心脏功能的减低和有效循环血量的减少。涩脉向我们提示了使用调心汤的定位诊断。我们知道，局部病的治疗，首先定位，才能定性。"皮之不存，毛将焉附"，一个方子的应用，如果定位不准确，病性就无从谈起，无法把握病情的发展。涩脉的出现，经过长期临床观察，多为患者在主观上长期精神抑郁不畅，导致大脑皮质的功能紊乱，引起一系列病理变化，波及自主神经，引起迷走神经功能亢奋，抑制心脏的传导系统，使心肌收缩力和传导速度均受到抑制性干扰，而失去正常的功能。在客观上，有失血或病毒感染等因素，两者相合，使寸口的脉象表现出节律不齐、快慢不等、有力无力不等而出现涩脉。涩脉是应用调心汤的代表性证候，也是反映心脏功能病变的集中表现，也是经过治疗观察病情进退转归的依据。

"心者，君主之官"。心脏是人身的主宰，气血在人体内周而复始地循行，循环周身，由上及下，由里达表，无处不到。机体的任何组织器官，一旦失去气血的供给，立即就会失去其功能，而出现变性、坏死。人体各组织器官的功能都以气血为依托，故有"身有多大，心有多大"之说，气血沟通全身，使各组织脏器产生功能活动，所以治疗心脏病变不仅要考虑到心脏的本身，同时要考虑到和心脏气血运行有关的各个组织脏器，只有整个机体相互协调，气血循行畅达，心病才能被征服。故调心汤组方过程中，必须注意这样几个方面：

强心以健脑。心是气血的主宰，心脏的活动受脑的控制和支配，但脑的指挥功能是依靠气血的充养来实现的。没有充足的气血供给，脑的功能就会丧失。头部一旦缺血，就会发生晕厥，脑组织缺血过久，就会坏死，而形成不可逆的改变。所以说，人的精力充沛与否，决定于心脏，而不决定于脑。脑的思维、支配功能是心供血后的功能表现。同时，脑的思维又可直接影响心脏的正常功能活动。这是一个物质与精神的关系。由此可见，要想解决大脑皮质的功能紊乱状态，必须以强心作基础，故方中选用生脉散以强心，使心脏功能得以提高，心肌的自律性、兴奋性、传导性、应激性恢复正常。同时以小柴胡汤宣通气机，和解阴阳，协调整体，使处于紊乱状态的大脑皮质得以治。脑健则心安，心安则脑旺，相互为用。故方中以小柴胡汤作基础，实有强心健脑之妙。

宽胸以宣肺。心居胸中，两肺之间，胸腔的活动和肺脏的功能活动正常与否，直接影响到心脏的排血功能，又因大脑皮质的功能紊乱，使迷走神经功能偏亢，因而患者多有胸闷、烦满、叹息之证。心与肺通过动静脉组成小循环、心功能低下而致肺脏气血淤滞，出现气机不畅，而见咳喘、烦闷等证。在正常生理状态下，心肺关系密切，二脏共同担负着机体气体的交换。肺部吸入的氧气，通过血液循环输布到周身，同时心脏自身更需要氧的充分供给，以维持其正常的功能。组织产生代谢产物二氧化碳又经过血液循环到肺而呼出体外。心肺二脏共同担负着机体新陈代谢的主要作用。《素问·灵兰秘典论》说："肺者，相傅之官，治节出焉"，相傅之官是对"心者，君主之官"而言。心主血，肺主气，"气为血之帅，血为气之母"，气行则血行，气滞则血凝。肺是辅助心治理和调节血液循环的，只有心肺互相协调，才能维持人体的正常生理状态，以保障新陈代谢的正常进行。故治血先治气，气行则血行，必须把肺这个供氧的线路修好。肺的正常功能能得到保证，使心得到氧的充足供应，才能为祛除病邪奠定良好的基础。根据这个道理，在组方时，以瓜蒌薤白汤中，选瓜蒌一味，宽胸利气，清除胸腔这个外廓的影响，使胸腔通畅开阔，心肺得到更大范围的扩张，从而完成了更大的吸氧量和排血量，并选用《时方妙用歌诀》中的百合乌药汤。陈修园曾说是他"从海坛得来，用之多验"。原方两味，百合轻清，能润肺止咳，清心安神，养阴清肺；乌药行气止痛，二药合用为神经的强壮滋补剂，以保障肺的正常功能，心得到氧的充分供给，心病得以祛除，瓜蒌、百合、乌药三味为用，共同完成宽胸宣肺之功。

疏肝以健脾。中医认为"心主血，肝藏血，脾统血"。血的生成、贮藏、统摄与此三脏有直接关系，肝脏是一个大的血库，心血的充足与否，与肝脏调节血量的能力及贮藏血量的多少有关。血液的生成与脾的运化功能分不开，并且血液在周身的运行，而不溢于脉道之外，是靠脾的统摄作用来完成的。故在调治心脏病时，如不把肝脾二脏的功能调整好，就不能保持正常的有效循环血量和血液在脉道的正常运行。方中选用丹参、郁金，以丹参疏肝活血，素有"一味丹参饮，功兼四物汤"之称。郁金为气中血药，以活络止痛，为丹参行气开路，使血液循行畅达。同时借用小柴胡汤中党参、大枣健脾补气，共奏疏肝健脾之功，以达到气行则血行的目的，使心脏恢复正常的舒缩功能，保证正常的有效循环。

安神而止悸。心病的共同症状就是心烦、心动悸，失眠多梦。在协调整体的基础上，使心气得聚而不散，神安而悸消，诸证自愈。总之，在心病的治疗中，调心汤在调整整体的基础上，掌握脑、心、肝、肺、脾之间的调理通达，组方合理，药选精良，临证应用此方多验。如某部一女性患者，贫血，肝脾肿大，尤以脾大见著,每日饮食不振,周身困乏,心慌气短,而不能正常工作,先后在太原军区内外医院多处检查求治,一直原因未明,治疗无效。1984 年夏,来中医研究所门诊,见其脉涩,处以调心汤,令服 100 剂。患者遵嘱服至 80 剂,诸证全消,精力充沛,随即上班参加工作,后继续服足百剂而愈。

(三)调肺汤

调肺汤方:麻黄 10g、杏仁 10g、石膏 30g、瓜蒌 30g、沙参 30g、麦冬 15g、五味子 15g、罂粟壳 5g、柴胡 15g、黄芩 15g、党参 30g、苏子 30g、川椒 10g、甘草 10g、大枣 10 枚。

煎服法:上药 15 味,加水 1 000ml,煮取 300ml,将药汁倒出,再加水 800ml,煮取 200ml,去滓,两次药汁相合,煮沸,分 3 次温服,空腹为宜。

适应证:支气管哮喘、肺气肿、肺心病、慢性气管炎、肺大泡证、气胸等。

肺与皮毛相表里,肺病主要和宣气的功能失调有关。常见的肺结核、肺炎就是例证。肺结核在中医属于肺痨、肺痿的范畴。对于肺病的治疗,根据协调整体、突出局部的原则,调肺汤的组方初步设想是这样。

宣肺消炎以制止分泌。肺部受到外邪的侵袭,肺组织充血、水肿,引起炎性病变。支气管黏膜水肿,分泌增加,痰液形成,管腔被痰液阻塞变窄痉挛,形成咳嗽、哮喘。外邪侵体,首先犯肺,根据肺病的咳、痰、喘证多由外感六淫所致,选用太阳病主方的基础方,麻杏石甘汤加入调肺汤中。外邪侵肺出现炎性反应,红、肿、热、痛、功能障碍是炎症病理的五大变化。选用麻杏石甘汤治肺病,机理也符合。麻杏石甘汤具有消炎的作用,方中麻黄扩张气管,解除支气管平滑机的痉挛;石膏镇静降温,制止分泌,使痰液减少;杏仁宣肺透窍,使气机畅达;甘草止咳又化痰。四药为用,宣肺消炎,使停于肺部的痰液咳出,并通达表部汗腺,将侵及表部之邪一并祛于体外。

滋阴排痰、敛肺以镇咳。在应用麻杏石甘汤宣肺消炎的同时,加用沙参、麦冬、五味子、罂粟壳以滋阴排痰,敛肺而镇咳。肺属阳脏,多燥,应用沙参、麦冬具有双重作用。一方面滋阴,一方面排痰,阴液充足可使黏稠痰液变稀而易咳出,寓有扶正祛邪之意。加用瓜蒌亦具有宽胸利气、滋阴排痰之功以助其效。并根据陈修园治咳嗽,用干姜、细辛、五味子,干姜主开,五味子主合,细辛转输,开合互济,相反相成。调肺汤中多用扩张支气管药物,麻黄以升,多耗散肺气,借用五味子酸、涩以敛肺气,构成对立统一而不走极端,散敛结合共建其功,故择五味子加入方中。方中还选用罂粟壳 5g 以镇咳,用瓜蒌、杏仁、沙参等宽胸排痰。一再排痰则引起肺部的疲劳,必须加用罂粟壳以适当镇咳,以恢复肺的功能。如不用罂粟壳,临床疗效大减,但是在痰液分泌旺盛时则需令其排完,以防痰留肺中,引起他变。如痰不多,加用罂粟壳镇咳消疲劳,效果明显。

协调整体以治肺病之本。人之得病,首先肯定一个原因,即"邪之所凑,其气必虚"。人生活在自然界中,同样呼吸空气,有的感染肺病,有的则不感染,这主要取决于机体的内在因素。毛泽东的内因外因论,符合中医学的"邪之所凑,其气必虚"的哲理。肺部之所以感染病邪,必然有其受病因素在其中。从临床的经验看,肺病者,脉象多见聚关脉和上鱼际脉,尤其以聚关脉多见。上鱼际脉是肝阳上亢的见证,聚关脉是肝气郁结的表现。二脉的出现表明,体内有自主神经功能紊乱的因素,扩张血管是交感神经的作用,收缩血管是迷走神经的作用,对于肺病者,交感神经的兴奋性增强,使支气管扩张,引起肺燥,干咳而无痰。迷走神经兴奋性增强,支气管收缩,则表现肺湿。肺燥者可用陈修园的清燥救肺汤。一般情况下,迷走神经兴奋多见,故肺多生痰。以聚关脉者见著。由此而知,肺病多自主神经紊乱的指征。不解决自主神经功能紊乱现象,肺病不易治愈。要解决自主神经功能紊乱,必须用小柴胡汤以协调整体,作为治疗肺病的基础。

在掌握调肺汤三个方面的治疗原则后,还须注意的就是调肺汤多用引子,选用白萝卜二斤煮后,用其汤煎药,有条件时可用一个梨,捣碎,放入药中同煎。疗效可提高三分之一,另外切记,心功能不佳者,用苏叶代麻黄,以汗出涩脉为凭。用苏叶较为稳妥,麻黄兴奋心脏的传导系统,用后患者出现心悸、心烦,苏叶宣肺解表,疗效亦好。肺病者,秋去冬来加重,天要大变,死者较多,在治疗肺病的过程中,注意到心肺两脏的共同功能,在调整整体的基础上,注意宣肺、消炎、排痰、制止分泌四个方面。肺病就可得以治愈。省某医院某大夫久患咳嗽,由于对中医调肺的治疗不感兴趣,一直拒绝治疗,后咳甚无法,来此就诊,处以调肺汤,服用6剂而愈。

（四）调肝汤

调肝汤方:茵陈30g、川军10g、丹参30g、郁金15g、陈皮30g、白芍30g、车前子30g、柴胡15g、黄芩15g、党参30g、苏子30g、川椒10g、甘草10g、大枣10枚、栀子10g。

煎服法:上15味,以水1 000ml煮取300ml,倒出药汁,再加水800ml,煮取300ml,去滓,两次药汁相合,煮沸,分3次温服,空腹为宜。

适应证:急性肝炎、中毒性肝炎、慢性肝炎、肝肿大、肝硬化、单项转氨酶升高、多囊肝、胆道疾患等。

治疗肝病,必须注意五个方面:协调整体、清热利湿、调整脾胃、活血化瘀、通利二便。五项原则,缺一不可。据此调肝汤的组成是以调胃汤作基础,加用茵陈蒿汤，复加丹参、郁金、车前子组成。后因栀子短缺，以黄芩代之，方效亦不受多大影响，故调肝汤中可不用栀子，经过多年实践证明了组方的正确性。

协调整体是根据观察，肝脏病者，多见聚关脉，提示有自主神经功能紊乱的自身因素存在，这是肝炎病毒能够在体内孳生繁殖的重要条件。我们知道，肝炎病毒在五万倍的电子显微镜下才能看到，所以戴口罩是不能预防肝炎的，肝炎病毒进入机体并不是都可以发病。据多年观察，患肝炎者，多有长期的精神抑郁、恐惧，使机体的抵抗力下降，使肝炎病毒得以侵袭。外因是变化的条件，内因是变化的根据，外因通过内因而起作用。因此，必须选用小柴胡汤作基础，协调整体，使正气得充，这是治疗肝病的先决条件。

清热利湿，首选茵陈，茵陈是治疗肝病的局部用药，具有清热利湿，疏通胆管，加强胆汁排泄，消除黄疸之功，有病可治，无病可防，这是多年应用的结论。同院患者高某，患"黄疸性肝炎"，肝脏肿大平脐，时值 3 月，令其到野外采集鲜茵陈，单用一味，每服 4 两，服用 14 天，肝回缩至正常位置，黄疸完全消失。再用调肝汤善其后而愈。由此可见，茵陈如此有效，治肝不能没有茵陈。另外，茵陈可做菜食用，久服无副作用，可称治肝良药。所以在调肝汤中，一般茵陈可用 60g，有黄疸者，可用至 120g，药力强弱来源于量，没有一定数量作保证，祛除顽固病变就会力不从心。

活血化瘀。血液在肝内大量淤积，血多热盛，出现肝肿大。用什么药物可以使肝脏瘀血得散，炎症得消，肿大回缩呢？这是经过多次实践探索的。先以病例为证：晋东南医友，其女刘某某，患肝炎久治不愈，父虽是中医，但其不相信中医，此时刘某致函于吾，欲治女病，其女持信见吾。见其肝大，右胁下三指，告其用 7 剂药一试，无效则另请高明。当时方中用丹参四两，3 剂药肝回缩一指，7 剂药后，肝回缩两指，本人此刻方心悦诚服，遵方服药，尽愈而归。肝炎患者，肝细胞发生炎变，使门静脉血进入肝脏，郁滞其内而形成肿大。先用丹参治疗肝脏淤血，但其效力不是肝脏本身起作用，而是运用丹参加强右心回血量，使原来肝细胞肿胀，肝血回流障碍，门静脉受阻，右心回血量不足的病理改变得以改善。一旦右心回血量增加，使肝脏淤血减少，逐步恢复到原来的生理状态。一个器官只有恢复原来的结构，才能产生其应有的功能，增大或缩小都不能发挥其正常功能，如同手肿大或萎缩都影响把握东西。同时方中配以郁金，血中气药，除与丹参相合，具有行气解郁、活血祛瘀的功能外，并有促进胆汁分泌，促使胆囊收缩，而又有利胆的作用。据报道，大量应用郁金，还能增加血浆蛋白，纠正蛋白倒置，达到营养保肝的目的。所以说丹参、郁金二药为用，是治肝病不可多得的两味药。

调理脾胃。从方中看,调肝汤中含有调胃汤。因肝病均显脾胃不佳所以说治疗肝病必须要注意调理脾胃,方中选用枳实芍药散复其中,是因为肝是通过胆管排泄胆汁到小肠参与食物消化功能的。十二指肠最容易痉挛而阻塞胆汁的排泄,故用枳实芍药散以增强肠胃节律性的蠕动,增进消化功能,同时由于枳实芍药散能够舒张平滑肌,改善肝门壶腹区,疏通胆汁排泄的道路,又有利胆的作用,通过对肠胃的调理疏通,为肝病的治疗,开辟了通路。

通利二便。治病必须给予祛邪的出路,治疗肝病中有一个值得重视的问题就是:转氨酶升高。我们在治疗肝炎时,不主张用高蛋白饮食。因蛋白质进入人体,在正常生理状态下,由胃酸的作用,使蛋白质转化为蛋白胨和蛋白胩,再经过胰蛋白酶的作用,转化为二十余种氨基酸,吸收入体内,促进白蛋白、球蛋白、纤维蛋白原等的合成。如果肝脏出现病变,不能很好地接受、利用蛋白质,使其沿肠道下行,逐步转化为异性蛋白,分解出甲基酚、嘌呤、吲哚、氨、粪臭素等多种有毒物质,吸收入血,须经肝脏解毒,进一步增加肝脏负担,血氨升高,因此,转氨酶岂有不升高之理,所以说,西医的治疗就常有盲目性,既怕血氨升高,又令吃高蛋白饮食,岂不矛盾!故调肝汤中用车前子补肾利尿,以使血氨从尿中排出,净化血液;用川军荡涤肠胃,使肠道内异性蛋白的分解物从粪便中排出,以减轻肝脏解毒的负担,从而保护肝脏。故二便通利,推陈以布新。

调肝汤通过以调胃汤作基础,协调整体,调理脾胃,以丹参、郁金活血化郁,肝大得消;以茵陈清热利湿,炎症得退;车前子、川军二路并举,而使血氨得消,转氨酶得降。经过临床运用,其疗程估计是:急性肝炎 20 剂,慢性肝炎 60 剂,迁延性肝炎 120 剂,肝硬化 180 剂。有腹水同时加用金银花、丝瓜络、王不留行三药以利水攻坚,同时,服鸡甲散以加强破坚化瘀。另外,值得注意的是肝硬化腹水,不能放腹水,一旦放腹水就不易治愈。肝病出现腹水,不是肾脏病变,而是肾小管痉挛,可用白芍以平其痉挛,协助利水。如果一旦放腹水,使体内津液丧失,蛋白减少,加之肝脏合成蛋白的功能降低,必然导致抵抗力低下,水肿加重,积重难返而不治。再是肝硬化治疗出现反复者,多与恣食肉类等动物蛋白过多和情绪不畅,劳累过度有关,应当记取。

(五)调肾汤

调肾汤方:黄芪 30g、郁金 15g、金银花 30g、丝瓜络 15g、车前子 30g、白茅银 60g、柴胡 15g、黄芩 15g、党参 30g、苏子 30g、川椒 10g、甘草 10g、大枣 10 枚。

煎服法:上药 13 味,加水 1 000ml,煮取 300ml,倒出药汁,再加水 800ml,煮取 200ml,去滓,两次药汁相合,煮沸,分 3 次温服,以空腹服为宜。

适应证:肾脏疾患,水肿。

人体各组织器官，心、肝、脾、肺、肾出现病变，均可导致水肿的发生，而且互相影响。所以说，对于肾病的调治，一是要注意到肾脏自身的治疗，一是整体的协调治疗，对于肾脏本身的治疗，在开始用药治疗阶段，都不理想。后来究其原因，反复思索，认为有时体内出现原因不明的水肿，西医也检查不出属何原委，说明体内一定有一专门管水代谢的器官。《素问·刺法论》载"三焦者，决渎之官，水道出焉"，决渎之官指三焦，主诸气，气都由三焦主持，其作用是使"饮入于胃，游溢精气，上输于脾，脾气散精，上归于肺，通调水道，下输膀胱，水精四布，五经并行"。体内这一系列的变化过程是气的作用，气化则水能出。三焦气化失职，水液停留则出现水肿。由此而知，许多水肿究其原因，皆由此而来。据此原理，我们组建了决渎汤。在方中，补气选用黄芪，但补药一般都有湿滞壅满之弊，使气机壅塞不通，要想补益而不壅满，不影响补气的功效，加用郁金血中气药，又助黄芪行气补气之功，气行则血行。又吸取民间运用金银花、丝瓜络消炎利水，治疗水肿有良效的经验，复于方中，同三焦失职多因湿热阻滞，而形成水肿，金银花、丝瓜络相合而清化湿热，宣通气机，通调水道，下输膀胱，清化湿热而治游离之火。湿热通过肾的气化作用，渗至膀胱而利，欲利其湿，须选利水之药，补肾利尿以车前子为佳，凉血利尿首选白茅根为良。二药合用，阴水阳水皆能治。以此六味药共同组成决渎汤，在治疗急、慢性肾炎、肾盂肾炎等肾病的过程中，多年应用，疗效甚佳，又无副作用。

整体协调治疗，是根据临证观察发现，肾病患者多见聚关脉的表现，说明肾脏病的产生同样有机体自主神经功能紊乱的因素存在。用小柴胡汤调整整体，又突出局部的治疗。如果单纯出现水肿，用金银花、丝瓜络、车前子三味组成的半决渎汤即可。如肝硬化腹水者，用调肝汤合半决渎汤效果就很好，在这里以决渎汤组方中提醒大家注意，民间方很重要，要注意采纳，吸取各家所长，融为一体，学习技术要虚心。叶天士从师十七人，博采众长，而使其术精妙过其师，他创的方经过实践证实都是有良效的。

调肾汤根据具体病证，按着局部与整体双重治疗的原则，由决渎汤和小柴胡汤组合而成。这里值得提及的是，方剂的组成有一个技术问题。对于一个方子，不是抄录就能学到技术，如同一支笔，有的人用其笔能写出漂亮的字，有的则写不成。方剂学的应用同样也贯穿这一道理。其中有个熟能生巧的问题。铁匠打铁，右手拿锤，左手执钳，操作自如，看时容易做时难，这就是技术问题。需要长期的苦练潜模方可达到。另外，技术切忌繁琐，高超的技术往往在某一点上，有许多技术性的东西不易学，是因搞得太繁琐、太复杂，令人无所适从。研究技术首先本人能重复使用，别人才能够学取。一个方剂治疗某病，能否重复使用,是检验技术科学性的尺度。如果医者的创方连同他本人也不能重复使用的话,就很明显地说明其科学性的真伪,无法重复的技术,要想掌握,谈何容易。

调肾汤技术上的科学性就在于临床反复实践应用,均能取效,可谓我创方中第一良方。王某,女性,小学教员,于1972年始发现尿有异常,未加诊治。嗣后,腰背常有酸困,颜面浮肿,全身乏力,后服呋喃坦啶,症状缓解。1976年4月因浮肿,血尿明显而就诊。诊为"急性肾盂肾炎""尿毒症"而住院。检查非蛋白氮(NPN)104%,酚红排泄试验(PSP)减弱,第一小时5%以下。给予抗感染、利尿等疗法,无明显效果,且时有发热,呕吐,头痛。遂更中医治疗,来此门诊,处以调肾汤煎服,3剂后热退,诸症渐见好转64剂诸症全消。

(六)调胃汤

调胃汤方:陈皮30g、白芍30g、川军10g、柴胡15g、黄芩15g、党参30g、苏子30g、甘草10g、川椒10g、大枣10枚。

煎服法:上药10味,加水1 000ml,煮取300ml,倒出药汁,再加水800ml,煮取200ml,去滓,两次药汁相合,煮沸,分3次温服,以空腹服为宜。

适应症:慢性胃炎、胃黏膜壅塞症、胃痉挛,或病见聚关脉明显者。

调胃汤的应用指征是聚关脉,可以这样说,解决聚关脉的有效方剂是调胃汤。前面已做过有关聚关脉的叙述,聚关脉在脉学上没有明确论述。有短脉,但是短脉和聚关脉是有区别的。上不盈寸,下不及尺,为短脉,它的相反脉是长脉,一般来讲,常人出现短脉多主短寿,短脉与聚关脉相比是关脉不足,寸尺不及,虚衰之象。聚关脉者,是由于病理变化,使其关脉变宽,变大,形如豆状。寸尺脉长度不变,宽度较关脉为细,根据聚关脉的程度,可以基本推断出患病的程度与年限。大凡聚关脉的出现,特别是关脉膨大如杏仁者,患者心中多因一件挂心之事,多年来反复考虑而形成。通过一系列病理变化而出现心烦、叹息、易怒、胃脘胀满等相应的证候。1983年,门诊遇一范姓老者求医,年已70岁,其脉聚关如杏仁大,试问其有何不快之事,起初矢口否认,而后长叹一声,声泪俱下,道出独子于3年前车祸身亡,时年26岁,老来丧子,孤苦无依,耿耿于怀,悬念心中,而不愿与人言。处以调胃汤服用60剂。仍那样膨大,坚持服用130剂,方才消退。最终证明:调胃汤确能解决聚关脉,聚关脉是经过几十年临床摸索出来的,它提示我们,患者有不快之事,隐藏心中,不暴露,欲言不能,老年女性多有此脉。

肝郁不舒的准确诊断指征就是聚关脉。肝亢的准确诊断标准是上鱼际脉。调胃汤的治疗主要不是治,而在于调整自主神经功能紊乱。间接或直接起到调整胃病的作用,故称"调胃汤"。聚关脉的出现是一种病理变化,它的出现是自主神经功能紊乱引起迷走神经张力增高所致。迷走神经兴奋,可使心肌供血减少,又因迷走神经在夜间兴奋性增强,冠状动脉收缩,故心肌梗死多于夜间发生。同理,迷走神经兴奋性占了优势,作用心脏的传导系统,使心跳减慢,冠状动脉收缩,心输出量下降,各组织器官供血不足,功能低下,同时使平滑肌收缩,分泌增加,胃肠道均由平滑肌组成,收缩后,胃肠蠕动减慢,消化功能减低,食欲不振,加之胃酸分泌增加,日久损及胃壁而引起胃炎或胃溃疡。血管亦属于平滑肌组成,血管同时长期处于痉挛性收缩,使寸口脉由寸、尺二部向关部聚集收缩,而形成豆状。所以说聚关脉提示着体内的病理变化。

聚关脉与上鱼际脉可以客观地道出患者的隐曲,运用调胃汤治疗胃炎、胃下垂、胃黏膜壅塞证,冠心病者均能收到良效。我们用调胃汤的疗程,一般是70剂而愈。70剂药,聚关脉平复正常者,约占80%,70剂药而不开者,约占百分之20%。其原因有二:一是天长日久,积重难返;二是经常不断地受到精神刺激,病因得不到解除,必须坚持以治。当今太原,论我"百剂不更方"可谓名扬,是因不明真相,任何病证治疗都有其本质决定病程长短,世上没有超过程的事。证消不等于病好,痊愈与好转毕竟是两个含义。劝告治病者增强信心,不可中途停药,而招致前功尽弃。

调胃汤的组方,也可谓大柴胡汤加党参、甘草而成。是根据《伤寒论》第103条:"太阳病,过经十余日,反二三日下之,后四五日,柴胡证仍在者,先与小柴胡汤;呕不止,心下急,郁郁微烦者,为未解也,与大柴胡汤下之则愈。"大柴胡汤由柴胡、黄芩、芍药、半夏、生姜、枳实、大枣七味组成,是一个和解阴阳,兼清阳明里热的双解方剂。是治伤寒发热,汗出不解,心下痞硬,呕而下利的方剂。方中生姜半夏和胃止呕,黄芩、芍药抑邪热而止利,枳实消痞,大枣健脾行气,然后以轻量柴胡策外,大黄清内,使诸证可解,调胃汤取用大柴胡汤加党参、甘草化裁而成。调胃汤也可谓用小柴胡汤协调整体,平复自主神经功能紊乱,取枳实芍药散加大黄以解决胃的局部病证,白芍不仅有平肝缓急,解痉止痛之功,又有养肝血,益脾阴之效,枳实具有冲墙倒壁之功,能够增强胃肠的紧张度,以助消化,由于此药较缺,多以陈皮代之,枳实芍药是一对药,合用效果好,若单用一味,则不能收其功效。单用芍药,其作用重点在结肠,对结肠的病变可以选择它,芍药配伍枳实,作用就移至心下,可治心下满痛,故作用在胃,加用大黄,有推陈致新的功用。据药理研究,本品含结合性大黄酸类物质,能刺激大肠壁,引起肠管收缩,分泌增加,使大肠的内容物易于排出,达到泻下通便的作用,通便则陈除,陈除则新生。方中川军量不宜大,以10g为宜。量大则喧宾夺主，三药为用，在小柴胡汤协调整体中，枳实芍药散平痉挛，疏通胃肠，寓意芍药甘草汤以平痉止痛，使整体得调，局部得治，遥相对应，胃病得治，聚关脉亦不复存。如患者杨某，48 岁，主因呕吐反酸、上腹时痛而就医，患者于 1958 年始有上腹部疼痛，食欲不振，时现心口窝烧灼感，体质渐见消瘦，影响劳动，医院多次诊为"慢性胃炎"，常服胃舒平、乌贝散等尚不能根除，于 1973 年改服调胃汤，8 剂而愈。

（七）调肠汤

调肠汤方：川楝子 30g、小茴香 15g、川军 10g、陈皮 30g、白芍 30g、柴胡 15g、黄芩 15g、党参 30g、苏子 30g、川椒 10g、甘草 10g、大枣 10 枚。

煎服法：上药 12 味，加水 1 000ml，煮取 300ml，倒出药汁，再加水 800ml，煮取 200ml，两次药汁相合，煮沸，分 3 次温服，以空腹服为宜。

适应证：慢性肠炎、过敏性结肠炎、十二指肠炎、前列腺炎、腹满时痛而见脉长弦者。

调肠汤的应用指征，在脉象上见右尺长弦脉。在体征上十二指肠球部有压痛者，即可应用调肠汤，脉见长弦，指寸口脉弦紧而长，尤其在尺部以后，其长度延至寸许，弦硬应手，大凡见此脉象，患者多有腹胀，慢性消化不良的证候，在《金匮要略》上称此状为腹满寒疝，实际上本病的起因据观察是曾患过痢疾、肠炎未经彻底治愈，或者平素嗜食生冷，致使大量寒湿性黏液积于肠内，尤其以结肠袋的皱褶处。由于升结肠的蠕动是由下而上，违反地心吸引力，黏液得不到顺利的排空，而积聚升结肠内，中医称之为"痰饮证"。时常腹中雷鸣，辘辘有声，黏液贮留，微量被吸收于血，顺血循环而逐渐沉积于脉管壁上，年复一年，而使血管壁变厚，变硬，而呈现长弦脉形，成此脉，多有十年左右的消化道病史。更有甚者，肠内黏液滞留，天长日久，被吸收入血，而显于皮肤表面，皮肤萎黄，晦暗无光泽，颜面则出现色素沉着，黏液在肠道内贮留得不到清除，上可影响到十二指肠，引起十二指肠炎，下可引起前列腺炎，前列腺炎的形成就是黏液湿滞肠道，经久化热，湿热下结而累及前列腺所致。临床应用调肠汤均能收到良效，就是有力的佐证。

调肠汤组方是在调胃汤的基础上复半三核二香汤组成。在医疗实践中运用桔核、荔枝核、川楝子、广木香、小茴香、川军组成三核二香汤。主要治疗腹部怕冷、腹胀、时痛的腹满寒疝诸证。方中取川楝子以代三核，小茴香以代二香，和川军三味化裁为半三核二香汤，以治肠道之病。在治疗中同样运用整体协调，局部治疗的原则，运用川楝子、小茴香，寒热并举，疏肝理脾，温中散寒，使寒湿得化，川军用以荡涤肠胃寒湿之邪。由于肠道慢性炎症日久，其分泌黏液亦多积聚结肠皱壁处，以回盲部尤甚，覆盖于肠黏膜上，影响吸收功能，胃肠吸收功能低下，则出现食欲减退，身体消瘦，精神倦怠，腹泻时痛等症状。三药为用，治排结合，推除这些积聚之黏液，推陈才能生新，必须解决肠道病变，全身状况才能随之改变。通过枳实芍药散的调治脾胃，川楝子、小茴香的寒热共济，消炎以除湿，温中又散寒，使胃肠蠕动功能增强，辅以川军协同它药，一举将寒湿之黏液排出体外。整体之中，有小柴胡汤以协调作基础，双向调控，有黏液则泻，无黏液可止。

临证处方，如见长弦脉，可检查一下右锁骨中线处，胁下二指，深按是否有压痛点，如压痛明显，提示有十二指肠炎，如不经治疗有逐步发展为溃疡的可能，应用调肠汤中，有时用药开始并不腹泄与排黏液，而在数天或十余天后才开始排，这种情况往往是病久陈积，顽固难化，药之效力不足以一次摧垮，须达到一定程度之时，正胜于邪，才会出现腹中疼痛，有时是突然的，而且是疼痛剧烈，痛后便泻，便出的（脓）黏液有时成条，形似烂肉，用棍挑起长达尺余不断，黏液一般四十剂排完，也有用 100 余剂才能排完者，当黏液排尽后，患者全身轻松，精神畅快，腹泻随而渐止，机体日渐强壮，迅速恢复。

另外，临证见长弦脉者，还有一个肠外问题，就是患者虽见弦脉，但十二指肠球部触诊至回盲部均无压痛点与不适，而表现为脱发、牙龈出血、头痛、牙痛、周身酸困，这就告诉我们病位不在肠内，而在肠外。据此可选用桃仁承气汤复小柴胡汤组成，"理血逐瘀汤"，给予治疗，清利血液，荡涤肠胃，祛除病邪，使出血可止，脱发可生，疼痛可愈。这样，我们通过临床以长弦脉为标志，以有无压痛区别肠内、肠外病变，而对证施治，把整个消化系统的疾病包括其中。

病例介绍：患者余某，女性，49 岁，于 1960 年始，有全身乏力，腹部胀满，时痛难眠，常托枕而卧，经多方治疗，病仍日趋加重，体不负劳，被迫退职。在家养息。1967 年 7 月 5 日腹痛突然发作，状加刀割，大汗淋漓，而后住院，难以确诊，复转院，经多种检查，除发现左下腹有一鸡蛋大小包块，边界不清，触之则痛外，别无异常发现，调治月余，仍无著效，来此就诊，见其脉长弦，右上腹有压痛，处以调肠汤。服药后，微觉痛减而舒适，服至 8 剂，始有黏液裹干结大便而下，挑之黏液如丝，日便 3～4 次，40 剂后，黏液除尽，而愈。

（八）溃疡汤

溃疡汤方：川楝子 30g、五灵脂 15g、陈皮 30g、白芍 30g、川军 10g、败酱草 20g、柴胡 15g、黄芩 15g、党参 30g、苏子 30g、川椒 10g、甘草 10g、大枣 10 枚。

煎服法：上药 13 味，加水 1 000ml，煮取 300ml，倒出药汁，再加水 800ml，煮取 200ml，去滓。两次药汁相合，煮沸，分 3 次温服，空腹为宜。

适应症：胃溃疡、十二指肠球部溃疡、结肠溃疡和应激性溃疡。

溃疡汤，顾名思义乃调治溃疡病。溃汤这个病。在中医书籍中无此病名的记载，但现在是临床多发病，具体病位，通过X线钡餐造影和胃镜都能看到。患者自能陈述，医生不懂不行，不讲也不行。溃疡病的形成，现代医学多认为：由于大脑皮质高度兴奋，引起迷走神经兴奋，平滑肌收缩，导致胃酸、胃泌素等分泌增加，胃幽门处于痉挛状态。大量的胃酸滞留胃中，腐蚀胃壁，形成溃疡。对于溃疡病的治疗在整体协调的基础上，必须掌握理气消炎、活血化瘀、解痉止痛、推陈致新四个方面的治疗。据此原理，在调胃汤的基础上加用川楝子、五灵脂、败酱草三药组成，以担当溃疡病调治的重任。

1. **协调整体** 溃疡病者多以聚关脉多见，亦同时有上鱼际脉者。溃疡病的发生多与自主神经功能紊乱有关。所以在治疗中，首先要解决自主神经功能紊乱。如果这个问题不解决，就不能从根本上治好溃疡病。方用小柴胡汤就是此意。只有整体的协调，才有局部的改善，调整整体，突出局部，是治疗局部病变的大法。溃疡病在胃镜下看得很清楚，必须正视这一现实。这就要求我们中医要向现代化发展，不可忽视。溃疡病的顽固程度表现在三个方面：一是自主神经功能紊乱作为致病因素；二是溃疡创面的毛细血管闭塞，形成不易愈合的病理改变；三是有时溃疡面上形成假膜，使其疼痛减轻，形成假愈合，溃疡依然存在，如应用乌贝散、氢氧化铝凝胶一类药物就易形成假膜，其中间产物，影响愈合，故临床不主张应用此类药物。

2. **理气消炎** 在局部治疗上，加用了金铃子散中的川楝子。本方在宋局方上就有记载。后来刘河间肯定了其临床疗效，致后人多认为是刘河间的金铃子散。溃疡病的发病过程，是先通过胃炎，十二指肠炎的转变过程，胃炎这类的炎症是一个特定的炎症，是溃疡前期的病理改变，这类炎症不是一般消炎药所能治愈的。医学家费莱克尔在写《溃疡病》时说：十二指肠炎是溃疡的初期，炎症一旦破溃，就难以好转。川楝子作用于胃脘部，故将川楝子以金铃子散中择出，加入溃疡汤中，为什么只选用川楝子一味呢？因为元胡的作用远不如川楝子，川椒辛热温中止痛，适用于脾胃虚寒所致的腹中冷痛，有局部麻醉和止痛作用，是大建中汤的主药。元胡辛、苦、温，有行气止痛的作用，多用于气滞胸腹疼痛，痛经和疝痛。该药经实验，元胡属中枢兴奋剂，不利机体康复，二药比较，用川椒比元胡恰当，故舍去。川椒、川楝子相合具有疏肝泄热以消炎、理气止痛又解痉之功。共取理气消炎之效。

3. **活血化瘀** 溃疡病是由炎性充血，导致瘀血，局部抵抗力下降，经胃酸腐蚀，破溃而形成。破溃的溃疡面底部淤血，必须把淤血祛除，才能创造创面愈合的条件。解决瘀血阻塞是一个困难问题。因这不是一般活血化瘀的药能担当此任,经过临床多年治疗验证,选用失笑散中的五灵脂较佳。五灵脂活血化瘀,改善局部循环,使溃疡面中阻塞的小血管疏通,以利温通血脉,散瘀止痛。据报道:五灵脂不但可以解痉止痛,并能增加白细胞,提高机体抵抗力。所以说五灵脂为治疗溃疡的理想的活血化瘀药。同时可配用败酱草清热解毒,活血化瘀。溃疡患者不宜过用苦寒,败酱草是一味微寒的清热解毒,活血化瘀的药物。它即可帮助祛瘀消炎,又不致伐气凉人,故对于胃热者或夏季治疗,加用败酱草疗效较好。

4. 解痉止痛　方中调胃汤选用了枳实芍药散解痉止痛,胃脘疼痛是胃及十二指肠溃疡的共同症状,是由炎症刺激和平滑肌痉挛所致。对于这个证候,有的医者喜用良附丸,虽也能止痛,但是其性热而不可久服,久用则得热充血,不利于炎症的消失及溃疡的愈合。故本方不取良附丸而用了枳实芍药散以解痉止痛。另外,方中甘草也具有抗酸,消炎和解痉的作用,与芍药相合,具有平肝、解痉、止痛之功。

5. 推陈致新　溃疡面的出现是消化道功能改变的一个局部表现。其实整个消化系统功能都受到影响,肠胃运转失司,许多痰、水、食、陈腐之物滞于胃肠道内,影响着局部的治疗,须加用适量川军,清理肠胃,除旧以布新,使瘀滞得去,整体得安。这样方中四面相合,川楝子以消炎,五灵脂以活血,枳实芍药解痉止痛,川军除滞布新,复以小柴胡汤协调整体,共同组成治疗溃疡的有效方剂。

溃疡病患者在服用方药的同时,要配合饮食治疗。在饮食上应遵守严格的清规戒律,亦很重要。不吃肉、不喝牛奶、不吃鸡蛋、不食酸、不食辣、不过饱,是溃疡病饮食上的六大禁忌。能遵守者,可治;不遵守者勿服,如山西省建委一位领导干部,曾患溃疡病穿孔住院,不遵守饮食六禁忌,鸡蛋、牛奶尽情恣嗜,住院 140 天,病情未见好转。同病室李某、王某遵守禁忌皆痊愈出院。其人见此状,方才忌口不食,3 个月后,检查溃疡面愈合。世间一切事物依一定条件而成功,依一定条件而失败。临床许多溃疡病患者由于不能遵守其饮食戒律而造成穿孔丧命。

溃疡为什么吃肉会引起穿孔呢？因肉类含大量蛋白质,食入后,刺激胃酸、胃泌素大量分泌,使肉才能转化为蛋白质,经过一系列转化变成氨基酸被吸收利用。如果患有溃疡,食用肉类食物以后,使胃酸分泌增加,进一步刺激溃疡面,加重病情,以致穿孔。所以我一直奉劝溃疡病患者要搞建设,不要搞破坏,就是这个意思。有一次在西学中班,我讲到溃疡病不宜喝牛奶时,曾引起学员哄堂大笑。当我讲完"佛雷克尔"有关溃疡病的论述时,全场默然。必须知道牛奶饮入胃中,经过凝乳酶的作用,使牛奶变成块状,在消化过程中,促使溃疡边缘出血、充血,牛奶进一步在肠道内发酵,引起腹胀腹泻而加重病情。有关这方面的研究,在西方医学界,有的人不主张溃疡喝牛奶,有的人主张喝。故一直争论不休。东方医学界多不主张喝,如日本就多不主张喝牛奶。东方医学接近中医。我们历代医学家不主张疮科患者,食用腥膻之物,认为可以引起疮疡加重,属"发性之物"就是证明。治疗溃疡必须讲条件,否则不治,不掌握饮食上的清规戒律就治不好。

溃疡病在胃小弯处易治,在十二指肠球部难治。这与胃酸的刺激程度有关。十二指肠溃疡多在发病三四年后出现穿孔等病理变化,必须引起重视。调治溃疡,不仅治好溃疡,其他胃肠道疾病往往相随而愈。根据我们的经验,溃疡面封口须40剂,痊愈平均70剂,有的人长一些,有的人短些,其治疗过程中服药不认真,不遵守禁忌者,疗程长;配合得当,遵守禁忌者,疗程短。服药必须足疗程,疗程如里程,百里之程,行至九十九里,都不能到达目的地。疗程如建设计划,既是努力的目标,又是实践的总结。计划虽是概数不一定十分准确,但不能因此而不要计划,治疗也不能不观察疗程,用药后的反应也是需要记取的,以便掌握其变化规律。

绝大多数服药后,有腹泻,泻是机体除病的一种手段,病除则泻止,通常日泻三四次,最多七八次,多是黏液软便,少有稀水者。一般泻一周左右,但也有泻至月余至五六十天者,泻之久者,说明体内陈腐积聚多,当泻之。推陈以布新,机体将病除尽,有一个渐变至突变的转变过程,逐步出现食欲增进,身体康复。再是开始用药,一部分患者有腹痛、腹胀、脘满、纳差等证候,这是药入病所,使整体病邪相争的必然过程,是坏感觉,好现象,不必多虑。还有胃痛症状消失缓慢,服药后只有当机体功能有较大转变时,诸证才能逐渐消失,这种情况多在四十剂左右,随着胃痛的消失,食欲、精神显著好转,越在此时,越要告诫患者不可"犯禁",要坚持,否则前功尽弃。

溃疡病具有"四大犯":即变天感冒犯,过度劳累犯,吃得不好犯,生气着急犯。注意掌握这四个方面的反复,做好预防,可以加快治愈时间,不要轻看反复,感冒一次,疗程就会向后推迟20~30天。所以说,避免溃疡病反复,遵守禁忌,配合饮食,是一件困难的事,效果与疗程往往取决于这四方面的因素。

在溃疡治愈后,为巩固其疗效,配制复健散,每料服用百天,通过理气理血理脾和生肌以使疗效得以巩固。通过东参扶正,鸡内金含胃激素,使胃黏膜的功能重新建立,以助消化。不服用复健散,3年后复发者占50%,服用复健散者,反复率占2%～3%,特殊病例可服用两料。

病例介绍。患者杨某,男性,36岁,军人,主因胃脘疼痛反酸而就医。经钡餐造影,发现十二指肠球部有一黄豆大龛影,诊为十二指肠球部溃疡。经服中西医药均无著效。处以溃疡汤七十剂,服后症状消失,查龛影不见,遂给复健散以善其后。

(九)调滋汤

调滋汤方:竹叶10g、石膏30g、麦冬30g、半夏10g、粳米一把、瓜蒌30g、五味子15g、柴胡15g、黄芩15g、党参30g、苏子30g、川椒10g、甘草10g、大枣10枚。

煎服法:上药14味,加水1 000ml,煮取300ml,倒出药汁,再加水800ml,煮取200ml,去滓,两次药汁相合,煮沸,分3次温服,以空腹服为宜。

适应证:各型肺结核、胸膜炎、肺空洞、肺脓疡和支气管扩张症等证候者。

调滋汤是针对肺病伤阴诸证而设。在肺病中,肺结核、肺脓疡病因肺热伤阴,多出现阴虚内热的证候。欲治之法,即滋阴清热。我们经过临床实践,在调肺汤之外,又组成“调滋汤”,调滋者,调治滋阴之意,整体的协调在调肺汤中已作了陈述,此处不作重复,仅就结核等病的治疗滋阴问题作一探讨。

调滋汤的组方是以竹叶石膏汤加瓜蒌、五味子,复小柴胡汤而组成。选用竹叶石膏汤以治肺结核病变,其目的有二:一是竹叶石膏汤是清热滋阴之方,石膏辛凉可清少阳之热,竹叶清凉可消心中之火,胸居有心肺二脏,亦有同性之理,热灼伤阴而耗气,方以人参、麦冬、粳米以扶助正气而滋阴,“壮水之主,以制阳光”,而使热可清,虚可补,阴可滋。再是结核杆菌之所以能在胸中繁殖生长,是本身适应热的环境,与腰椎结核迥然不同,故治则悬殊。骨结核治以温,肺结核治以寒,重用石膏,改变胸中热的环境,使肺结核杆菌得以灭。为结核杆菌创造一个死亡的条件,如同把热带动物移至寒带,就可使其不能适应环境而自灭。所以说,取用竹叶石膏汤治肺结核病变既有药理之效,又有物理之功,方中佐以瓜蒌、五味子以宽胸利气,敛气滋阴,即可使肺结核收到良好的效果。

对于肺结核形成的肺空洞,亦可选用调滋汤,有胸膜炎者,加用王不留30g,桔梗30g,以攻坚破瘀。如有肺脓疡存在,可用甘桔汤,甘草、桔梗二药在方中甘草60g,桔梗30g。说到这里,就要讲用量,不了解、不调查,就没有发言权。用方有大、小、缓、急、奇、偶、复七种。对某些疾病就须选方以绝对优势治疗,用量是一个值得研究的问题。药力来源于量,甘、桔二药用到如此量,才能将痰排出,甘草量大似芒硝,其作用是类似醛固酮,可阻止小肠的吸收,用二至三剂就可排完脓痰再用调滋汤善其后。肺部脓疡病忌食辛辣,不宜用热性药物,最好食梨。曾有一肺脓疡患者,在省肿瘤医院检查,怀疑肺癌,后来此门诊,处以甘桔汤复竹叶石膏汤,同时买一筐梨置室中,尽食而愈。

选用调滋汤以小柴胡汤整体协调,竹叶石膏汤以清热滋阴,瓜蒌、五味子宽胸敛气,使肺热伤津的病尽可得治,佐以王不留以攻胸膜炎之积聚,加用甘桔汤以排肺中之痰,本标共治,以建其功。

(十) 调经汤

调经汤方:丹参30g、郁金15g、百合30g、乌药10g、瓜蒌30g、牡蛎30g、五味子15g、当归15g、桂枝10g、白芍30g、通草10g、柴胡15g、黄芩15g、党参30g、苏子30g、川椒10g、甘草10g、大枣10枚。

煎服法:上药18味,加水2 000ml,煮取300ml,倒出药汁,再加水800ml,煮取200ml,去滓,两次药汁相合,煮沸,分3次温服,宜空腹服。

适应证:月经周期错乱、月经量色改变、痛经等。

子宫是女性生殖器官,是机体的奇恒之府,在神经、激素的作用下,子宫内膜发生着周期性的变化,以完成其生殖功能。月经则是周期变化的客观反应,通过月经的颜色、血量,以及时间的变化不仅可以反应生殖器官功能的变化,同时也可以反应整个机体的健康状况。月经的各种异常反应,提示着机体的功能变化,所以调治整体不但要注意到子宫的功能状况,更重要的是观察治疗整体的病理变化。通过临床实践,对于月经病要进行协调整体、强心壮阳、温通血脉三个方面的治疗。

子宫是机体的一部分,机体的情志变化,可直接引起月经周期的反常。"女性多郁证",情志的抑郁多导致大脑皮质长期处于紊乱状态,出现头痛,头晕,失眠多梦,怔忡健忘,月经提前或错后、量过多或量少、色深或色浅等一系列紊乱现象。其脉多见聚关脉或上鱼际脉,提示自主神经功能紊乱。经过多年临证观察,月经不调患者,多有自主神经功能紊乱的基础,逐步使月经周期发生改变,所以调经汤以小柴胡汤作基础,以协调整体治疗。

强心壮阳、活血化瘀是治疗月经的重要治则,治病治其本,心功能如何,对月经周期有直接影响。心脏功能旺盛,气血充盈,则月经量多色鲜,反之则量少色淡。许多体弱多病,心血不足者,月经多血少色淡或月经周期发生变化,赶前错后,滞涩不畅,故调经汤以调心汤作基础,通过丹参、郁金活血化瘀,改善右心回血量,使心血得以充盈。百合、乌药调肺滋阴,瓜蒌以宽胸利痰,牡蛎固敛安神,党参、五味子以强心益气,使心脏得以调理,气血得以充盈。子宫得到气血充养,月经的周期变化规律就有了保证。

温通血脉。子宫虽居少腹之内,有阴道与外界相通,属表的范畴。外感寒邪,血脉遇寒则凝,郁滞不通,同样可影响月经的周期变化。许多女性有痛经之证,就多与感受寒邪有关,因子宫内膜毛细血管丰富,对外界各种致病因素异常敏感,无论是外感病邪,还是气血虚衰,都可导致子宫内膜毛细血管的变化,易出现痉挛或闭塞不通。欲治之法,须温通血脉以治其本,方选当归四逆汤,以当归活血补血,桂枝温通血脉,各药共奏通经活络、调补阴阳之功。

根据女性患者发病特点,和影响月经周期变化的因素,采取协调整体、强心活血、通经活络三个方面调治措施。以调心汤与当归四逆汤的合方,组成调经汤,以治疗月经方面的异常变化。但是妇科的病变,毕竟是一个独立的学科,本人不敢冒然阐述,以病变归类来看,妇科病大致分经、带、胎、产四个方面的病证。今积数十年之实践,谈一下自己对妇科经、带、胎、产的看法与治疗尝试。

经证:前已述及。月经方面的变化可由局部和整体各个方面的变化引起。一般月经周期改变的证候,可还用调经汤调治。但是临床有时亦可遇到一些特殊证候。如崩漏带下,淋漓不断,则须详其病因,根据临床经验,患者多见脉上鱼际脉,是肝阳上亢的病理反映。从现代医学角度看,多因交感神经兴奋、毛细血管扩张、血流加快,最终借用月经来潮之机,冲破小动脉,而造成出血不止或大出血。据此,我们选用调神汤复四物汤组成"降气四物汤"以治。通过调神汤重用石膏,协调自主神经功能紊乱,降温以止血,使亢奋之气得降,加用四物汤,壅滞之血流得调,诸证可解。曾有一患者,30余岁,每次月经来潮出血不止,致使身体虚衰,久治不愈。我们处以降气四物汤,十余剂而愈,可见其月经证的整体与局部治疗的联系性和重要性。月经规律的改变,亦与整体变化有关。

带证。带为子宫的分泌物,在体内属痰的范畴。女性带证根据临床观察脉象,多见聚关脉,本脉的出现,提示有迷走神经功能亢奋,使黏膜、腺体分泌增加,具体到子宫内膜,则子宫内膜分泌增加,故白带增多,根据此理,我们以调胃汤为基础,协调自主神经功能紊乱,使迷走神经的亢奋现象得以平复,加用川断,白果以温经通阳,利湿止带,而组成"解郁完带汤",临床使用,多有效验。

胎证:指怀孕期间发生的证候。不外死胎、小产之类。临证多年,溯其根源,观其脉证,多见涩脉,提示患者机体虚衰,气血不能濡养胎儿,随着胎儿逐渐长大,则气血反日趋减少,胎儿岂有不死之理。小产多系血不养胎,半途而落,根据此理,选用调心汤试治,结果一试成功。通过调心汤协调整体,改善右心回血量,活血化瘀,提高心脏功能,心乃气血为主,主壮则众安,气血流畅充盈,胎位可得安然无恙。曾有太原工学院一讲师,每至怀孕6个月而小产,而立之年,膝下无子,痛苦不堪,后来门诊,见其涩脉,遂处以调心汤服用60剂而怀孕,足月而生,后连生二子均健康活泼,实践证实了推理判断的正确性。

产证:多系生产后出现各种证候,如阴道出血不止、腹痛、头晕、心悸、乳少等证。亦有关节疼痛,汗出不止,肢体麻木者。查其原委,多由气血两虚引起。生育之后,气血丧失,加之营养补充不足,哺乳婴儿失多得少,身体渐见不支,详其脉多见微细,是气血衰微的集中表现,必须补养三阴之虚,根据临床治验,选用《济生方》中的归脾汤,复《金匮要略》的生姜羊肉汤,组成"归脾羊肉汤",治疗多例,取效甚佳。

(十一) 理消汤

理消汤方:黄芪 120g、茵陈 60g、丹参 30g、郁金 15g、花粉 30g、熟地 30g、山药 30g、石膏 60g、车前子 30g、五味子 15g、柴胡 15g、黄芩 15g、党参 30g、苏子 30g、川椒 10g、猪胰子半个。

煎服法:上药 15 味,加水 1 200ml,猪胰切碎入内同煎,煮取 300ml,倒出药汁,再加水 800ml,煮取 200ml,去滓,两次药汁相合,煮沸,分 3 次温服,以空腹服为宜,方中去甘草、大枣,是减其糖性。

适应证:糖尿病。

消渴症产生的根源在大脑皮质。大脑不能支配内脏器官的原因,多因交感神经的亢奋,迷走神经抑制,致使胰岛素分泌下降,血糖升高,同时因交感神经亢奋,肝糖原被动员出来,使血糖浓度进一步增加,胰岛素的分泌降低,使调整血糖的浓度的功能失调而形成糖尿病。糖尿病属于中医学的消渴病,我国记载远比外国早 1 000 多年。早在《黄帝内经》即有"消渴""消瘅"的记载,且有详细的论述。

在论述病因方面的,如《素问·奇病论》云:"肥者令人内热,甘者令人中满,故其气上溢,转为消渴。"《灵枢·五变》云:"怒则气上逆……血脉不行,转而为热,热则消肌肤,故为消瘅。"在症状的论述方面,《金匮要略》云:"男子消渴,小便反多,饮一斗,小便亦一斗。"《外台秘要》云:"消渴者,原其发动,此则肾虚所致,每发即小便至甜,虽能食多,小便多,渐消瘦。"

中医学对糖尿病的论述是符合近代医学理论的。现代医学认为:大脑皮质、皮层下中枢、下视丘、第四脑室之功能紊乱或器质性病变均可引起或加剧糖代谢紊乱。通过高级神经中枢影响代谢的途径有二:一是经过下视丘,脑垂体及其周围腺体而影响糖代谢,这个作用是重要的。二是通过皮层下自主神经中枢及自主神经作用于各脏器中的糖代谢过程,由于神经中枢的功能失调,致使血糖超过肾糖阈,血中糖由肾外排,肾小管和集合管无法回收大量血糖最后导致肾疲劳,肾功能下降,出现恶性循环。治疗糖尿病必须根据这些原理组方，方剂才能合理。其组方原则包括强壮中枢、调整整体、补益肝胰二脏和补肾四个方面。

强壮中枢，是首要的，消渴病是神经功能紊乱，由于大脑皮质关于对皮层下中枢的调节失常，所以在组方时，黄芪应用四两，在各种中药中，大脑中枢的强壮药只有黄芪为好，黄芪具有能发汗，又能止汗，既能治多尿，又能利尿，治疗上具有这样的双向性。实际上起到调节大脑皮质兴奋与抑制的双重作用。黄芪用量的确定应归功于王清任，在补阳还五汤中，黄芪用至四两，十分令人崇拜。因每一味药在治疗中用到适当的量是一个很难的事。王清任三代业医，子承孙继，最终得出四两，是黄芪疗效的标准，否则，杯水车薪，无济于事，疾病如同顽石，百斤重，必须有超过这个重量的力才能搬走，减少则不行。用药治疗病证，同样喻此理。王清任在用黄芪强壮中枢方面为我们走出了一个路子。后人陆仲安就用黄芪四两治糖尿病，路仲安是光绪年间太医院的院长，当时胡适得了糖尿病，治疗一两年无效，后请路仲安治疗，给胡适处方黄芪四两而治愈糖尿病。故当时美国人大批进口黄芪，就因此病例引起。我们在组理消方时，也是首用黄芪四两。

协调整体。解决糖尿病患者的自主神经功能紊乱，是其基础治疗。选用小柴胡汤以调整整体，机体自主神经功能的紊乱，以交感神经的亢奋占优势，迷走神经受抑制为其病理变化，故同时选用石膏抑制交感神经，花粉扶植迷走神经，因消化道内分泌由迷走神经支配，一旦受到抑制，则出现口干舌燥，糖原由肝脏贮存。如果交感神经亢奋就会把糖原从肝脏内动员出来。故糖尿病初期，脉见洪大，所以选用石膏，一般二两就可改善症状。如上鱼际脉明显者，可用至四两，花粉的应用在《备急千金要方》中就有治消渴症的记载，应用后可通过扶植迷走神经，使胰岛素分泌增加，这对于协调纠正糖尿病是很重要的。

补益肝胰二脏，也是不可忽视的治则。因交感神经的兴奋，导致肝功能，胰脏功能出现异常，贮备糖原和分泌胰岛素的功能均下降，这是本身虚弱的一种表现，故方选茵陈清利湿热以治肝，丹参活血补血，郁金行气活血以疏泄肝胰之滞，用猪胰血肉之品，以脏补脏，本法治疗在《备急千金要方》中有记载。选以药用，这样就把从大脑皮质到肝胰二脏都动员起来，修复使胰岛素分泌正常的路线，使其达到动态平衡。

补肾是理消汤的最后治则。糖尿病患者多死于肾功能衰竭和动脉硬化。糖从尿排，必须健全肾功能，加强调节、回收。治肾选以六味地黄汤，其方来源宋代钱乙的《小儿药证直诀》，实际是继承金匮肾气丸而来。根据实践应用情况，将山萸肉更为五味子，丹皮更为丹参，车前子补肾利尿以代茯苓、泽泻，取其六味之实,更其方药,这样,通过在强壮中枢,协调整体的前提下治肝、治胰、治肾,共同组成理消汤。

太原驻军某医院张某,曾患糖尿病,以西医外科见长,每次手术后,尿糖(+++),本院陈军医是中医班学员,请吾给予诊治,服至 7 剂,尿糖定性降至(±)。其人还患室上性心动过速,复加用调心汤,服药 60 余剂,尿糖(-),心律正常。

(十二) 理目汤

理目汤方:桃仁 30g、桂枝 10g、芒硝 10g、川军 10g、甘草 10g、石膏 60g、知母 15g、白蒺藜 30g、草决明 15g、车前子 30g、柴胡 15g、黄芩 15g、党参 30g、苏子 30g、川椒 10g、大枣 10 枚。

煎服法:上药 16 味,加水 1 000ml,煮取 300ml,倒出药汁,再加水 800ml,煮取 200ml,去滓,两次药汁相合,煮沸,分 3 次温服,以空腹服为宜。

适应证:青光眼、玻璃体混浊、视网膜炎、翼状息肉、白内障等一切眼内疾病。

眼是神的窗口,通过目而察神,眼睛与颅脑相通。其神经调节与房水循环都与大脑皮质和脑脊液有联系。由于血液相通,颅内压升高后,伴随眼压升高,首先在视网膜视乳头出现充血水肿,病主在眼,为整体之病。经过多年观察,得出"好脾气不得眼病"的结论。其发病机制是这样:外界的刺激,情绪的激动,交感神经的亢奋,使颅动脉压升高,引起基底动脉压也升高,使血液在脑组织扩散增强,但血液回流并不加快,这样使颅内压越来越高,视网膜出现充血、水肿,而致使各种眼病的发生。不把脑组织充血与颅内压升高的问题解决,眼病就不能治愈。

眼病具有一定的顽固性,治疗比较困难,如青光眼、玻璃体混浊等,西医治疗毫无成效,许多青光眼患者各地求医,最终以失明告终。根据其病理变化,还是用小柴胡汤协调整体,用桃仁承气汤把颅内压增高诱导利下,使其颅脑血回流加快,其他方剂则不能担当此作用。但是方剂内桃仁承气汤中有桂枝,小柴胡汤中有川椒,均属热药,充血本性属热,故眼病忌用热药。但川椒、桂枝是维持小柴胡汤、桃仁承气汤平衡的,不宜去掉,又必须使方剂变凉,故又将白虎汤加进去,三方共济,这样眼病的整体治疗得以解决。局部使用白蒺藜、草决明清肝明目,使眼睛有排陈布新的作用,白蒺藜养肝凉血明目,草决明可将眼睛的代谢产物排出体外。这样整体局部治疗,双管齐下,对所经治的青光眼,视网膜出血等病,选用理目汤后,均收到良好的效果。

(十三) 消斑解毒汤

消斑解毒汤方:苍耳子 30g、苦参 30g、浮萍 30g、土茯苓 30g、金银花 30g、丝瓜络 15g、车前子 30g、石膏 30g、柴胡 15g、黄芩 15g、党参 30g、苏子 30g、川椒 10g、甘草 10g、大枣 10 枚。

煎服法：上药 15 味，加水 1 000ml，煮取 300ml，倒出药汁，再加水 800ml，煮取 200ml，两次药汁相合，煮沸，分 3 次温服，以空腹服为宜。忌食肉蛋辛辣。

适应证：红斑狼疮。

红斑狼疮一病，中医书籍少有记载。但是在事实上，西医通过化验检查，已能找到体内的狼疮细胞，这就构成了诊断的事实，红斑狼疮有局限性和系统性的不同类型，可影响到心、肝、肾等组织器官。其状在颜面部如蝴蝶形或盘形，颜面和体表均可发生。

在治疗上，西医无特殊疗法，仅用激素，氯喹等治疗，我所门诊治疗的多数红斑狼疮患者，由山西医学院第二附属医院皮肤科检查后介绍而来。对于红斑狼疮，中医书中无记载，查出只言片语亦记载不详，治疗亦是空白。洋为中用，西医诊断明确，属结缔组织病变，近年研究认为属变态反应，与免疫反应有关。许多学者目前倾向于变态反应性病变，我们据此来用协调整体，祛除风湿，降湿排毒三原则，组成此方剂。

经过临床观察，凡得红斑狼疮者，都有聚关脉和上鱼际脉的出现。外因是变化的条件，内因是变化的根据，首先找出内因，就是自主神经功能紊乱，外因是风湿病邪。两个原因相合，构成红斑狼疮的病因。其病理变化，一是黏液性水肿，二是类纤维蛋白变性。这些因素，中医都归于风湿的范畴。内因和外因的两个致病条件给我们指出一条治疗的路子。据此创方，以小柴胡汤为基础，协调整体，为祛除风湿奠定基础。

祛除风湿选用除风利湿汤，方中浮萍、苍耳子辛温发散以解表祛风，苦参、土茯苓苦寒以燥湿利湿，四药合用对于治疗结缔组织病变收到良效。复于方中，消除风湿病邪，祛风以利湿。

降温排毒。风湿目前虽找不到病原体，但见风湿因素则加重，以同气相求的道理就可推断，西医也认为有风湿因素，同样这样称呼，似有道理。起码风湿也是造成红斑狼疮发病的条件。选用除风利湿汤就是解决风湿。大量风湿因子侵及机体，通过血循，损害各组织脏器，整体组织发生病变，呈炎症反应则出现高热，必须通过肾脏将风湿因素排出体外，才能达到彻底治愈的目的。为此，我们首选石膏以清热降温，以金银花、丝瓜络、车前子组成半决渎汤，清热、通络、补肾利尿以保肾排毒，使风湿得祛，病毒得排，热毒得清。三方相合，共建其功。临床应用多年，疗效较好。1973 年，某设计院一女性患者，48 岁，湖南籍，在山西医学院第一附属医院住院，曾诊为系统性红斑狼疮，高热持续不退，影响肝肾。化验肝肾功能出现异常，服用激素月余，均无显效。后请我会诊,处以消斑解毒汤,服用2剂,热退体安,本人要求出院服中药治疗,后在门诊服用60剂而愈。

(十四)解郁攻坚汤

解郁攻坚汤方:王不留100g、苏子30g、夏枯草30g、牡蛎30g、金银花30g、白花蛇舌草30g、半枝莲30g、黄药子15g、柴胡15g、黄芩15g、党参30g、川椒10g、甘草10g、大枣10枚。

煎服法:上药14味,加水1 200ml,煮取300ml,倒出药汁,再加水800ml,煮取200ml,去滓,两次药汁相合,煮沸,分3次温服,以空腹服为宜,忌油腻。如药量大,可用纱布包起,置锅中煎,以防粘锅。

适应证:膀胱癌、乳腺癌及各种良、恶性肿瘤,均可以本方攻治之。

解郁攻坚汤是治疗癌瘤之方。寓有解除郁滞、攻除癌瘤之意。癌瘤在临床上,随着医学科学技术发展,已成为常见病。但在治疗上则时明时暗,此通彼塞。对待癌症的治疗有个思路,通过实践,初步证明了认识的正确性,这就是治癌的原则。

癌症本病在中医古籍中早有记载,这是肯定的。但是浩如烟海的古籍中,记载散乱、论述不详,若明若暗,对于癌变的理论是一个新起的学说,现代医学对癌症做了大量的研究,但仍不深刻,未真正弄清其发病机制,我们知道,西医在治疗上采取化疗、放疗、手术三大疗法,对于这一条,现代医学的理论虽然清楚,对三大疗法我有不同的看法。三大疗法的结果,是使正常的细胞和癌变细胞两败俱伤,同归于尽,如同在军事上,敌我双方展开肉搏战时,派飞机轰炸一样,这样治疗的结局是病去人亡。所以说这种方法不好,作战不能采取这样的战术,治病不能搬用这种方法。战争的目的是为了保存自己,消灭敌人,治疗上也是保护机体,祛除病邪。如果正常的机体同样受到摧残,就失去了治疗的意义。从现代医学对癌的研究来看,癌因子是与生俱来,人类怀胎时就带来的,为什么有的发病,有的不发病呢?因人体从骨髓的干状细胞产生了T淋巴细胞和B淋巴细胞,机体通过两种细胞消灭癌因子,其方式就是吞噬。这两种细胞都在胸导管的淋巴管内成熟尤其是T淋巴细胞吞噬能力特强大,一般都能将癌细胞吞噬。人体内一旦T淋巴细胞产生减少或吞噬力下降,就失去了吞噬癌的能力,这时癌细胞就会找到一个薄弱环节停留下来,生长繁殖,逐渐增殖成一个肿瘤。这时T淋巴细胞还继续和肿瘤细胞战斗。由于敌众我寡,只能将肿瘤包围起来,形成一个外包围圈,加之T细胞的自动死亡,变成异体,构成癌瘤的围墙。在用药及治疗肿瘤时,它反成了保护层,形成一种抗体,更给癌的生长繁殖创造了有利条件。当整体的抵抗力下降到一定程度,癌肿一旦破溃,癌细胞顺血循环扩散,弥漫到各个组织脏器,形成转移,这就是现代医学对癌的基本认识。我们针对其发展变化过程,初步制定了和其相应的治疗措施。

协调整体。癌肿的发病,首先要知道,为什么出现 T 细胞、B 细胞的产生减少呢?根据几十年的观察,原因是肝郁不舒,发病前有这样一个因素,最短四个月,也有人达 3 年以上的情志抑郁,而出现胸胁满闷。肝郁不舒、遏遇胸中,产生小柴胡汤证,导致了 T 淋巴细胞和 B 淋巴细胞的生成减少,抗癌能力下降,这就是产生癌证的根本原因。必须用小柴胡汤解除胸满,协调整体,疏泄淋巴管的阻滞,使 T、B 淋巴细胞增生旺盛,达到抗癌的目的。

攻除肿瘤。在治疗中具体涉及肿瘤病灶,不消除就会继续增殖影响机体。病灶如同贼巢,不剿窝不行。所以治癌的第二步就是攻除病灶,使其不易增殖。彻底攻除其病灶,根据实践找到的线索,就是用攻坚汤以攻除肿瘤。选用王不留、夏枯草、苏子、牡蛎,相互为用,组成汤性,而无坚不攻,无坚不摧。自 1970 年以来,经过反复实践研究,应用很得力,方中王不留的发现和应用给我们攻坚,提供了有力的武器。开始应用王不留下奶,有疏通作用,用于治疗乳腺炎,发现效果很好,用量由 1 两升到 4 两,亦无副作用,效跟量相应递增,后用于肿瘤的消除,一试成功。组成攻坚汤后,先后治疗刘某的甲状腺瘤,郭某腰部肿瘤,李某的卵巢纤维瘤,皆服百余剂而愈,充分肯定了攻坚汤攻除肿瘤的可靠性。临证应用数例,皆有成效。

清理血液。在肿瘤破裂后癌细胞通过血循环、淋巴播散,通过血液而引起转移,所以引起癌转移,治疗必须清理血液。目前根据实际情况,对败酱草、金银花、黄药子、连翘、山豆根、蒲公英、半枝莲、白花蛇舌草进行筛选,但均感不称心,相信清理血液的满意药是有的,有待于实践寻找。

治癌的另一个方面,就是忌口,禁食高蛋白的食物。许多病例证明:如果癌肿消退后,再吃肉类食品,易复发,招致治疗失败而死亡。某制革工厂一患者,在左侧腹股沟处长出一拳头大肿瘤,服用解郁攻坚汤 1 个月余,肿瘤缩小,体重增加 2 斤,精神倍增,其不听劝告,后食鸡肉而恶化,月余而死。实践证明,高蛋白食物可以明显使癌肿增剧、恶化。其机制是基因薄层导生素的作用。薄层导生素是一种高蛋白的物质,正常时帮助组织增生,患癌症时,可以帮助癌肿增殖。治癌的机制如同使用抗生素杀菌的原理,用青霉素压抑肽聚糖的生成,细菌缺乏食物来源而饿死。使细菌失去存活的条件,而达到杀菌的目的。同理,限制高蛋白的摄入,薄层导生素作用减弱,癌瘤则难以增殖,从而达到治愈的目的。反之,如果不断补入高蛋白饮食,则帮助癌症的发展。在治疗中,饮食上多以水果类、小米类饮食较好。给大家提此思路,供参考体验。

清理血液的药都是清热解毒药,谁能在实践中找到合理的清理血液药,谁就能成功。目前创制的解郁攻坚汤对良、恶性肿瘤均能取得可观的成效。如省统计局,魏某之父,患膀胱癌,服用解郁攻坚汤230剂而愈,随访3年,身体依然健康。经过多种病例治疗,对霍奇金病、乳腺癌、膀胱癌效果好,对肝癌效果不好。因来此门诊者,肝癌多至晚期,山穷水尽,而不可救药,因而实践机会少,不敢冒论。对乳腺癌正在观察其确切疗效。如患者郭某,患左乳腺癌,曾在某医院手术,术后4个月,两腋下均出现淋巴肿大,癌转移,两次进京都无法治疗。以后来此就医,处以解郁攻坚汤,服用120剂,肿块皆消,180剂后,体重增加40斤,目前每半年来省肿瘤医院复查一次,至今已11年矣,仍健在。

(十五) 理心复脉汤

理心复脉汤方:当归15g、桂枝10g、芍药30g、细辛5g、川椒10g、通草10g、甘草10g、大枣10枚、玄参30g、鸡血藤30g、金银花30g、王不留30g、牛膝10g、桃仁10g、芒硝10g、葛根60g、大黄10g。

煎服法:上药17味,加水1 000ml,煮取300ml,倒出药汁,再加水800ml,煮取200ml,去滓,两次药汁相合,煮沸,分3次温服,以空腹服为宜。忌肉类,忌房事。

适应证:脉管炎、静脉炎、雷诺病。

脉管炎的主要症状是足手厥冷,脉微细,属厥阴病,主要由于寒邪侵袭,影响末梢的血液循环,使血脉凝滞,不能荣于四末所致,据《伤寒论》337条:凡厥者,阴阳气不相顺接,便为厥,厥者,手足逆冷是也。所以按厥阴论治,结合其他致病因素,采用温通血脉,解毒祛瘀,清理肠胃,消除风湿四个方面的具体治疗。

方中以厥阴病当归桂枝汤作基础,温通血脉,以治理体表的寒,加用四妙勇安汤(玄参、当归、金银花、甘草)(见《验方新编》)加王不留、鸡血藤、川牛膝以清热解毒,活血祛痰,通络以止痛,以治其气血瘀滞,热毒蕴结诸证。三是合用桃仁承气汤,清理腹部黏液的积聚,不推陈就不能布新。胃肠得以清理,黏液不随营养物质吸收入血,血液得清,血管阻塞,也可得以纠正。加用本方,用到临床,符合事实,使疗效增加,疗程缩短。四是消除风湿因素,通过观察雷诺病,虽系末梢小动脉痉挛的病变,同时受风湿因素的干扰有关。脉管炎合风湿因素,在理心复脉汤中,加入葛根,消除风湿,治疗多例,效果颇佳。四方合用,共奏温经通脉,活血祛瘀,通泄表里,消除风湿之功。脉管炎、静脉炎、雷诺病,尽治。驻军王某男性,50岁,患血栓闭塞性脉管炎,右足发冷,时麻木不能行,偶有疼痛,遇冷加重。在某医院确诊后,来此求方治疗,检查跗阳脉消失,足部肤色湿冷苍白,处以理心复脉汤,服用180剂,而足温脉现,诸证尽消。

（十六）排石汤

排石汤方：金钱草 120g、海金沙 10g、鸡内金 15g、川军 20g、芒硝 10g、茵陈 60g、丹参 30g、郁金 15g、陈皮 30g、白芍 30g、柴胡 15g、黄芩 15g、党参 30g、苏子 30g、川椒 10g、甘草 10g、大枣 10 枚。

煎服法：上药 17 味，以水 1 000ml，煮取 300ml，倒出药汁，再加水 800ml，煮取 200ml，去滓，两次药汁相合，煮沸，分 3 次温服，以空腹服为宜。

适应证：胆道结石。

排石汤是由调肝汤加芒硝、金钱草、海金沙、鸡内金组成，用以治疗胆道结石或泌尿系结石，临证对肝胆系统的病变，最好是借助西医学的检查，如常见的隐性肝炎，中医凭脉就难以诊断，必须借助西医学的化验检查。在治疗中，肝胆系统的病变都可用调肝治疗，调肝汤的组方前已叙及，是采取局部整体双关治疗的原则论治，如果出现结石，是提示在原有病变基础上出现的，其基础未变，故在应用调肝汤的基础上，重点攻除结石，加用芒硝，促使胆管平滑肌扩张，蠕动，使其结石顺流而下，合用芒硝、金钱草、海金沙、鸡内金化坚软结，利胆排石。四药为用，共奏其功。对于泌尿系结石，亦可选用调肾汤作基础以治。

值得指出的就是，用排石汤治疗胆结石，必须定证、定方、定疗程。做不到此"三定"，疗效就不能最后确定。如大同市一胆结石患者来此就诊，服用排石汤 80 剂，症状好转，疼痛消失。但胆囊造影，结石仍在，令其继续服用 120 剂时，再以造影，结石则全部消失。说明疗程很重要，任何疾病都由其本质决定着病程的始终，非到过程完结之日，病证是不会消失的。有许多临床患者吃不足疗程，症状好转，结石仍在。实际并不等于病愈。一旦停药，前功尽弃，故提出"三定"以达到彻底治愈的目的。

上述十六方证是局部病，整体局部协调治疗的例子。其原则就是：凡局部病复有整体因素者，均可采用协调整体，突出局部的治疗方案。机体证候万千，均可以此类推，组方以治。

四、局部调治疗法

局部发生病变，病变范围局限，不影响整体的功能活动，或者没有明显的整体改变因素，仅一个局部脏器出现病变，证候单纯，通过局部调治就可达到治愈的目的，我们就采取局部病，局部调治法。通过局部的自调能力，使患者康复，既可减少患者经济负担，又可节约药材，局部调治方是我多年实践，根据局部病变的病理反应特点，探索组建的。久用多验，属验方的范畴。应用于局部调治,祖国历代医家所创举单、验方甚多,在此不再抄录。各家所长,尽可采纳。局部方的使用,如轻骑取关,有单刀直入之效。在复有整体因素时,可加入协调方中以治局部。上节协调方的许多局部治疗都是由局部方延伸而来,故局部方在局部病的治疗中,既可单用,又可复用,临证可灵活掌握,各取其妙。

(一)解肌汤

解肌汤方:葛根 30g、党参 30g、黄芪 30g、丹参 30g、郁金 15g、金银花 30g、丝瓜络 15g、车前子 30g。

煎服法:上药 8 味,加水 800ml,煮取 300ml,将药汁取出,再加水 500ml,煮取 200ml,去滓,两次药汁相合,煮沸。分 3 次温服,以空腹服为宜。忌盐。

适应证:风湿病、风湿性心脏病、末梢神经炎。

按语:解肌汤即决渎汤去白茅根加葛根、党参、丹参而组成。方中葛根解肌以除肌中之邪,葛根的应用在《伤寒论》原文中第 31 条之"太阳病项背强几几,无汗恶风者,葛根汤主之"。本条葛根作用于机体横纹肌,可缓解肌肉的痉挛。第 34 条:"太阳病,桂枝证,医反下之,利遂不止,脉促者,表未解也,喘而汗出者,葛根黄芩黄连汤主之。"本条述葛根作用于平滑肌,解肌汤则是取二方之义,合而用之。心肌是横纹肌与平滑肌的结合,用葛根解肌不但取其解横纹肌以治风湿,而且用解横纹肌和平滑肌的共同作用,治风湿性心脏病,取得令人满意的效果,这是葛根在解肌汤中挂帅的根据之一。其二是以临床观察和报道材料看,风湿病与感冒有一定关系。一是感冒后易患风湿性心脏病,特别是心肌炎;二是原有风心病者,感冒后常加重病情,葛根对感冒的治疗,可治可防,依同理,葛根移来治风心病,同样收到疗效。其三是葛根含有异黄酮类成分,大豆黄素既能扩张脑及冠状动脉血管,又治急性心肌缺血。风心病是一种心肌的炎性病变,扩张心肌血管,对于营养心脏,消除炎症,也有相当益处,故而用之。

党参强心补虚,"邪之所凑,其气必虚"。心脏感受风湿之邪,功能下降,选用党参补益心阴,与黄芪相互为用,共建强心补气之功。

丹参活血又祛瘀滞,丹参对风心病的治疗,通过临床观察证明,解肌汤对于风湿性心瓣膜病变有较好的疗效,对改善症状非常显著,由远期疗效的情况来看,似乎对瓣膜有修复作用。曾有一位姓费的男性患者,患二尖瓣狭窄,时晨起咳血,遂来求治。诊后令其买丹参 30 斤,加红糖熬成浸膏服,每日 3 次,每次一调羹,服完后,咳血止,身体康复,以此来验证了丹参的明显疗效。

决渎汤复入作基础方在于消除水肿。风湿病变多数有风湿性红斑,风湿因子侵及心脏瓣膜,引起瓣膜病变,导致心功能下降,而出现身体困重或水肿出现。选用决渎汤以补气补肾而利水消肿,消炎通络以解肌。

（二）决渎汤

方剂组成：黄芪30g、郁金15g、金银花30g、丝瓜络15g、车前子30g、白茅银60g。

煎服法：上药6六味,加水500ml,煮取200ml,倒出药汁,再加水400ml,煮取200ml,去滓,两次药汁相合,煮沸,分3次温服,以空腹服为宜。

适应证：一切水肿、急性或慢性肾炎、膀胱炎、泌尿系统感染。

按语：本方名据《素问·灵兰秘典论》"三焦者,决渎之官,水道出焉",决渎即疏通水道之义。故由此而将方命名为"决渎汤",决渎汤的组成,方中金银花、丝瓜络是民间验方,二药配伍有明显的利尿作用,丝瓜络味苦除湿,性寒清热,善于宣通经络而除湿火,金银花清热解毒,凉血又消炎。黄芪具有健脾、补气、强心之功,可行三焦之气以加强利尿。通过动物实验,黄芪对肾消炎,恢复肾功能,消除NPN有一定的作用,和郁金为伍,郁金为血中气药,黄芪补气,郁金行气,可防止黄芪的壅滞。车前子补肾利尿,据药理分析：车前子具有利尿保钾的功用,是理想的利尿药。白茅根甘寒,能够凉血止血,清热利尿,尤以治热证尿血为佳。本品的特点是甘而不腻,性寒而不伤胃,利水而不伤阴。六药为用,健脾补气,补肾利水,凉血消炎,气行水则行,气得充,水得利,肾得补,诸肿自消。

决渎汤可单独应用治疗水肿疾患,也可和其他方剂合用,配伍小柴胡汤组成调肾汤,亦可择取金银花、丝瓜络、车前子三味,组成半决渎汤,配伍其他方剂应用于临床。

（三）医黄丸

方剂组成：硫酸亚铁50g、白术30g、茵陈60g、神曲60g、鸡内金60g、陈皮60g、山药30g、大枣10枚。

配制法：上药8味,研极细末,过筛后,炼蜜为丸,每丸10g,每服1丸,每日3次,温开水送下,忌用茶水。

适应证：各种贫血。

按语：贫血之病需注意心、肝、脾三脏的调治,重在健脾益气以使水谷精微来源旺盛,则血可生。《灵枢·决气》言："中焦受气,取汁变化而赤,是谓血。"故方中选用治缺铁性贫血的现代医药硫酸亚铁加入方中,以提供造血原料。选用白术、鸡内金、陈皮健脾以行气,补益脾胃以充生血之源。茵陈治肝要药,疏肝利湿以健藏血之脏,甘草、大枣以补气生血,神曲消导脾胃积滞,车前子以通利血中积滞,八药为用,三方共治,以达血生体壮之目的。

（四）降压汤

方剂组成：黄芪 50g、苏子 30g、茺蔚子 30g、夏枯草 30g、黄芩 15g、红花 15g、槐花 15g、车前子 30g、牡蛎 30g、川椒 5g。

煎服法：上药 10 味，加水 1 000ml，煮取 300ml，倒出药汁，再加水 800ml，煮取 200ml，去滓，两次药汁相合，煮沸，分 3 次温服，以空腹服为宜。

适应证：高血压病。

按语：降压汤方中，黄芪强壮中枢，降低血压，实验证：黄芪能扩张冠状动脉及全身末梢血管，并有中度的降压作用，尤其治疗虚性高血压更好。黄芪与牡蛎为用，益阴潜阳，可治阴虚阳亢引起的烦躁、失眠、头晕、头痛、耳鸣目眩等，形成一对拮抗药，牡蛎具有协助黄芪降压的作用。苏子降气化痰，茺蔚子清肝明目，调节血液的生新和分配，并可溶解血栓，以治脉管硬化。车前子补肾利尿，又清利血液，有釜底抽薪的效果。川椒可温中止痛，无寒不用。十药相合，从五面治疗，共奏强壮大脑中枢，潜阳降气，疏肝解郁，清热凉血，利水通便之功，使整体得调，血压可降，诸证自解。

（五）利肠汤

方剂组成：白芍 30g、甘草 30g、威灵仙 10g、芦荟 5g。

煎服法：上药 4 味，加水 500ml，煮取 200ml，倒出药汁，再加水 300ml，煮取 100ml，去滓，两次药汁相合，煮沸，分 3 次温服，空腹为宜。

适应证：习惯性便秘。

按语：习惯性便秘多由胃肠平滑肌痉挛而致肠蠕动减慢或胃肠功能低下，自主神经功能紊乱所致。如用传统的大黄、芒硝通便，易便多伤阴，另外，大黄内含鞣酸，先泻后涩，久用而使大便难，故更其法。方中芍药甘草汤解除平滑肌痉挛，使平滑肌松弛，蠕动增快，加用威灵仙透窍通络以行气，使胃肠气机畅达，加用芦荟以解川军有鞣酸之弊，四药同用，胃肠气机通利，蠕动增强，干结阻滞粪便一涌而下，应用多例，疗效甚佳。

（六）三核二香汤

方剂组成：川楝子 30g、桔核 30g、荔枝核 30g、小茴香 15g、广木香 15g、川军 10g。

煎服法：上药 6 味，加水 500ml，煮取 200ml，倒出药汁，再加水 400ml，煮取 100ml，去滓，两次药汁相合，煮沸，分 3 次温服，以空腹服为宜。

适应证：腹满寒疝、腹中雷鸣、慢性腹泻。

按语：本方 6 药，寒热并用，川楝子、桔核、荔枝三核燥湿消炎，广木香、小茴香二香温中散寒，健脾行气，五药为用，寒热并施，使积聚消化道内痰涎水饮借助川军之力,排出体外。三核二香汤者,临证多见于右尺长弦脉,平素恣食生冷,以致经常驻腹中雷鸣辘辘有声者中医称之为腹满寒疝,服用本方排出大量胶冻样积聚物,与小柴胡汤合,组成调肠汤,具有局部整体双关治疗之效。

(七)鸡甲散

方剂组成:鸡内金30g、炮甲珠30g、鳖甲30g。

配制法:将上述3种药物焙干,研极细末为散,配合调肝汤或解郁攻坚汤,每服3g,每日3次。

适应证:肝硬化、各种肿物。

按语:方选三药为散,取鸡内金消食化结为效,炮甲珠通经攻坚之能,鳖甲滋阴潜阳、软坚散结之功,合为一体,攻补兼施,滋散合用,对组织硬化,肿瘤积聚有消解溶散的功用,和解郁攻坚汤或调肝汤合用,如虎添翼,大建其功。

(八)清喉汤

方剂组成:葛根30g、薄荷10g、金银花30g、连翘15g、桔梗15g、玄参30g、郁金15g、芦根15g、甘草10g。

煎服法:上药9味,加水1 000ml,煮取300ml,倒出药汁,再加水500ml,煮取200ml,去滓,两次药汁相合,煮沸,分3次温服,以空腹服为宜。

适应证:急慢性喉炎、白喉初期、猩红热、扁桃体炎。

按语:咽喉肿痛,是炎性病变,实系太阳与少阳合病,方中选用葛根、薄荷、芦根,以治太阳,发汗解表。肺热上蒸,殃及咽喉,实为太阳之热源。肺居胸中,胸中之热亦助肺热,两热相并,热入少阳,故选用金银花、连翘、玄参、郁金以治。咽喉病位在上,故加桔梗引药上行,使药达病所,桔梗甘草相合,以排痰宣肺,众药为用,咽喉诸证可愈。

(九)攻坚汤

方剂组成:王不留100g、夏枯草30g、苏子30g、牡蛎30g。

煎服法:上药4味,加水500ml,煮取300ml,倒出药汁,再加水500ml,煮取200ml,去滓,两次药汁相合,煮沸,分3次温服,以空腹服为宜。

适应证:一切肿瘤、囊块、肿物、顽固疮疡。

按语:本方经过临床选药四味,夏枯草辛苦寒为清火散结的要药,牡蛎咸涩微寒,软坚散结,二药相配,祛瘀以治瘰疬结核,引用此理,治疗肿瘤,以取散结之功。王不留是近年发现的攻坚要药,本药入血分而功专通利,以通经散结祛瘀消肿为治。配以苏子降气化痰,取其"痰生怪病"之理。四药相合,清火散郁,软坚散结,祛瘀消肿,化痰理气,各种肿物用此法,应用多年,疗效甚佳。

（十）祛风利湿汤

方剂组成：浮萍 30g、苍耳子 30g、土茯苓 30g、苦参 30g。

煎服法：上药 4 味，以水 500ml，煮取 300ml，倒出药汁，再加水 500ml，煮取 200ml，去滓，两次药汁相合，煮沸，分 3 次温服，以空腹服为宜。

适应证：湿疹、荨麻疹、各种皮肤病等。

按语：湿疹、癣症皆痒，风之故也，搔破流黄水者，湿气也，所以说，一切皮疹、癣症，多由风湿所为。组方以治，一是祛风，一是利湿，方中选用浮萍、苍耳子解表祛风，浮萍轻浮升散，善开毛窍，有发汗解表、泄热利水之功，苍耳子辛苦温，祛风化湿以止痒，二药为用，祛风利湿消疹。苦参苦寒，祛风化湿，清热利尿，杀虫止痒，对许多皮肤真菌有抑制作用，配用土茯苓能清热利湿以解毒，二药相伍，皮肤湿疹，癣证瘙痒可治。四药合用，祛风利湿并治，许多湿疹，癣症皆收良效。

五、局部复健疗法

局部组织脏器发生病变，久治不愈，形成顽固症。查其病性，不外虚实二种。追其病源不出三个方面：一是热证变证，热灼津液，运化失司，痰、水、食之物积于体内，阻塞脉道、肠道，经久不去，形成病变而象虚，医者不查其详，妄用温补，形成实实之误，致使难治。二是病久体虚，脾胃功能低下，水谷精微得不到充分的吸收运化，机体各组织器官得不到水谷精微的濡养，则出现一派虚弱征象，"脾胃乃后天之本"，脾胃不得健，整体不得充，则病体不得愈，致使病邪留体，缠延不愈而难治。三是"心者，君主之官，神明出焉"，主明则众脏安，主衰则整体乱。病程日久，必累及心脏，致使心功能低下，气血周流减少，各组织器官得不到气血的充养，而功能失去常态，发生功能紊乱，病邪侵本，诸证蜂起，以方调治则顾此失彼，逐步形成难治之证，根据临床实践，对于这三个方面出现的病变状况，采取相应的复健疗法，取得较好的效果。

（一）复健散

方剂组成：黄芪 60g、党参 60g、郁金 30g、神曲 60g、丹参 60g、五灵脂 30g、川楝子 60g、陈皮 60g、川椒 30g、甘草 30g、东参 30g、鸡内金 120g。

配制法：将上药 12 味，焙干，研极细末，每 10g 一包，尽数包完，每日 3 次，每服 1 包，服完为 1 疗程，温开水送服。

适应证：消化道溃疡愈合的巩固治疗及其他消化系统虚寒性疾患的复健疗法。

按语：复健散是由原来治疗身体虚弱性的溃疡汤衍变而来，以本方组方，包含了四项调治原则。即理气、理血、理肝、生肌止痛。

理气 方选黄芪、党参以补气，凡补多滞，故用郁金活血行气，川楝子疏肝理气，"气行血则行，欲补须行气。"以免补致壅滞之苦。

理血 方选丹参，活血化瘀，"丹参一味，功兼四物"，活血以补血，仙鹤草收敛以止血，五灵脂活血行气。

理脾 方选陈皮芳香健胃以行气，神曲内含淀粉酶，消食除积，二药为用，脾胃之积得消，运化之能得健。

生肌止痛 方中黄芪，中枢强壮之品，补气以生肌，五灵脂行血祛瘀，使溃疡局部小血管得通，活血以生肌。川椒、川楝子寒热并用，温中消炎而止痛。方中川楝子药属凉性，川椒药属热性，党参、黄芪补益类中性。整个方剂组成了寒热并用的调治方。临床长期使用，绝无"温久化热，凉久寒中"的弊病。

在此方基础上加用东参、鸡内金以强心补气，益脾健胃，大补其虚，使机体在和调的基础上充实正气，心脾得健。里部消化系统诸虚证指日可愈。临证对脾胃虚弱、溃疡病反复发作者，在调治后处以复健散，均收到良好效果，虚甚者，给予二料连服，大大减少局部虚寒性病证的复发率。

（二）大黄附子汤

方剂组成：大黄 10g、附子 10g、细辛 5g。

煎服法：上药 3 味，加水 500ml，煮取 200ml，分 2 次温服，每服 100ml。

适应证：腹痛腹满、胀闷不适、大便不通、脉弦诸证。

按语：本方选自《金匮要略·腹满寒疝宿食病脉证治》。原文中，机体染病，病程日久，缠延不愈，如见腹痛、胀痛，大便不通，脉象弦紧，舌苔黏腻者，多因久病伤阴，热结在里，痰、水、血、食积于中，阻塞气机，故而腹胀满而大便不通。有形之物滞于胃肠，形成顽固病灶，热源刺激机体，逐渐使机体由盛变衰，但实仍不去，必须攻去积滞之实，方可挽救整体之虚。故方选用大黄，阳明主药，以荡涤胃府，泻食、泻血，使血痰水积聚尽去。附子少阴主药，以强壮心阳，补益整体，因病久之虚衰，二药相合，借用细辛转输内外，沟通上下表里，透窍达表，内外皆清，机体诸证自愈。此乃以泻为补之法。大黄附子汤可谓一以攻为补的代表方。

（三）团鱼丸

方剂组成：团鱼 2 000g、蛤蚧 1 对、东参 60g、鸡内金 120g。

配治方法：先将团鱼去头洗净、蒸熟、焙干，研为细末，再将余三药焙干研末，四药调均，如复有其他协调方，可一共研末，炼蜜为丸，每丸 10g，丸制好后，将丸剂装入一瓷罐内，内置白酒一小瓶，约两许，敞口放入罐中，然后密封，随吃随取,常保药鲜。

适应证:机体各组织脏器虚劳证均可配服。

按语:方中选药四味,以治各组织脏器的虚衰之证。机体之中,各病的最终结局都会影响到心脏,心脏一衰,其他各脏皆衰,病证万千,无一不是。许多疾病,久治不愈,正不胜邪,多因心虚所致。心是气血的主帅,心之如何,将决定整个机体功能的盛衰和转归。故历来有"久虚不愈取少阴"之说。组方选用团鱼,以血肉有情之体,补益人体,滋阴以潜阳。蛤蚧补益肺脏,肺者,相辅之官,肺主清气,气行则血行,蛤蚧补肺以疏通气之来源。东参强心益气,补心以生血,血盛而正气充,鸡内金健脾消食以化气,四药为用,心得东参以补气补血,肺得蛤蚧补气以益阴,气道通调,脾得鸡内金健脾消食,水谷精微得输,后天之本得固,配以整体协调方,应用于各脏病变善后,百用百效。此方虽小,实乃补益整体的总方,复健之根本。

(以上内容为刘绍武先生弟子宿明良医师根据刘绍武先生在 1983 年为山西省中医经典著作学习班讲课时的录音整理而成,这是刘绍武先生第一次系统讲授三部六病,也是目前主要传承版本《三部六病》的主要内容。)

注：本部分内容主要根据刘老口授、讲述、授课、讲座等资料整理，为体现刘老独特的学术思想和文笔，故我们在整理时，力争保留刘老的语言风格和原貌，请广大读者阅读时注意。

一、漫谈"八要素"与"三大疗法"

张仲景的学说在中国有个弱点是"只读张仲景的书，不用张仲景的方"。而在日本则是用了张仲景的方，但又废弃了他的学说。《伤寒论》的大问题是书编乱了，寒证、热证、虚证、实证混在一起，如少阴病是虚寒证，却把大承气汤泻药用进去了，又把黄连阿胶汤之大凉药用上，弄得人认为这书好是好，就是不敢用。所以，咱们定了"八字诀"：立纲、归类、正误、补缺，解决《伤寒论》混乱的问题。

第一要紧的是要重立纲，立起纲才能归类，归类后才正误、补缺，这是咱们的归类法。敢动《伤寒论》的纲领，现在咱们是头一家，历史上就无人敢动《伤寒论》纲领，条文敢动，不敢动纲领。咱们是接受了孟子对古代书籍的态度，即"尽信书，则不如无书"。《书经》是六经之一，六经即《诗经》《书经》《礼记》《乐经》《易经》《春秋》，六经是最受尊重的著作，谁敢反对？孟子认为《书经》上的话可以反对。《书经·汤史》上说武王伐纣的时候，"血流漂杵"。即指流血之多，把杵稻子的杵漂起来了。孟子说武王伐纣的时候，顺天应人，完全爱护老百姓，怎么能血流漂杵呢？于是孟子说："尽信书，不如无书。"因此，咱们也是这个态度。少阴病用大承气汤和黄连阿胶汤，这不是杀人吗？少阴病是心衰，人就快死了，再泻不就杀人了吗？所以，我们采取孟子的态度。

咱们的治学态度是"在实践中兑现的，一概继承；在实践中若明若暗、此通彼塞的，一概打入研究对象；在实践中证实错误的，一概舍弃。"不管是古人的还是今人的。欲知古者，必先验之于今，即要知道古代的，必先在现在验证。所以，我们要采取"欲知古者，必先验之于今"和"尽信书不如无书"的态度，这是我们的治学态度。

整体的内容就是这"八要素"，若把"八要素"拿掉，整体只是个抽象名词，空洞的名词。现在，传统医学说整体性但无内容，还不是个空洞名词？"八要素"放在整体中，整体才有内容，算个真正的整体，去了"八要素"，整体是空架子，算什么整体？整体必须用"八要素"充实起来，"八要素"既有它的共性也有它的独立性。"八要素"有共性，相互渗透，相互依存，相互制约，相互促进。同时，也有它的独立性，如意志的主导性，除了意志不能产生主导作用。

气血的统一性：神经、骨骼、肌肉都是框架，骨骼安在这儿，肌肉安在那儿，这儿不能去那儿，怎么能统一？身体统一完全靠机体的 10 斤血，每分钟在全身走一圈，周而复始，这才形成机体的统一性。若形不成统一，比如修房子原材料彼此连不到一块还谈什么整体？整体首先得连在一起，连在一起靠气血，除了气血，骨骼、肌肉、神经谁也做不到，那些是框架。所以说，统一性表现在气血上。这样 10 斤血的作用有其独特性，其他不能代替，当然与骨骼、肌肉、神经等都有联系，是它的共性，但气血也有个性。

生态的自主性：生态人家该长骨、长肉、长血、长皮、长毛，没有与人的思想商讨，人的意志主导不了。没有与意志商量，而是机体自主的。机体自主是通过两个过程：同化与异化。把不同的东西集中起来形成"同化"，把相同的东西经过分化变成废物，从大便、小便、汗腺排出去叫"异化"。机体该生则生，该长则长，该报废则报废，从不与意志商量，意志的主导性也不和生态商量，它有其共同性也有其独特性。

层次的有序性：如盖房子，该安砖安砖，该上瓦上瓦，该上梁上梁，从最大的器官到最小的细胞，一点也不差，层次分明，次序一点也不紊乱，像工程师画了蓝图，照蓝图建造房子一般，有序性很惊人。

结构的功能性：结构和功能是关联的。如眼，结构正常看东西也正常，结构不正常看东西也不正常，有什么样的结构才有什么样的功能，手也是同样，有完整的结构就有完全的功能。如一位姓陈的姑娘，卵巢萎缩了，身体也垮了，在某医院看了两年，一点办法也无，卵巢一直在萎缩，最后到了威胁性命的时候才找咱们看。这就是结构出问题，卵巢只有结构正常才能排卵，萎缩了，结构不正常，当然也不能正常排卵，月经也不来，这个治疗该怎么办？必须恢复结构，结构若不能恢复就别想正常排卵。结构和功能成正比，咱们在治疗上用了三大疗法之一的复健疗法。咱们的复健可不是普通的补虚，对于再生不能的病情，我们用复健疗法。对这位患者咱们用团鱼丸，吃了一料就恢复了，月经就正常了。咱们看来，对机体有新生作用的就是鳖，即团鱼，对卵巢萎缩起到了治疗作用。还有肺气肿，肺泡没有了，吃团鱼丸就能长起来，根治肺气肿。还有再生不能的贫血，只要需要再生作用，我们都用团鱼丸。团鱼丸也治身体虚弱，另有一位女患者身体垮了，吃了100多颗团鱼丸，恢复了，那只是起辅助治疗作用。团鱼丸治再生不能问题，关于临时的身体衰弱，我们一般都放到纠偏疗法里了。三阴病通过纠偏能很快地恢复，对于再生不能我们才立了一个法，叫复健疗法。我们要自信，只要我们是真实的，不是虚假的，总有一天会得到别人的信任。历史上不少正确的新生事物在开始总不能得到多人的赞扬，只有在曲折斗争中向前发展。虽然过了整整300年，最后还是被承认。我们有这些情况，我们不着急，我们自信。

动态的平衡性：这个容易理解，身体一不平衡，当下就出了问题。法国生理学家伯尔纳说："所有的生命机制尽管多种多样，但只有一个目的，就是保持内环境生活条件的稳定性。"不稳定怎么能生存下去。

形神的一致性：诚于中形于外，里头有什么，外头体现什么。你喜了、怒了，都体现外面。喜怒哀乐外头都有表现，这是形神一致。若勉强压制，其实人也能看出，"有诸内必形诸外"。

天人的合一性：天和人不能分家，最重要的事物是空气，如果不呼吸人就没法生存，你说怎么能分开呢？这就是合一性；第二个是阳光、温度；第三个是湿度。天是如何，人也是如何，这是合一的，根本不能分，谁也不能给它划界限。

意志的主导性：若无意志主导，你们怎么能坐到这里听我讲？

八要素既有共性，又有独立性。所谓共性，彼此靠气血把它连成一个整体，这才发挥了整体作用，如汽车，一个个零件摆到那里，必须形成一个统一性装配起来，才能起了汽车的作用。一个钟表也是，把零件装起来才有报时性，所以我们的身体若不经过这八要素结合、配合起来形成统一性，整体性就不存在。实际上，气血确实起到重要作用，如大脑3分钟得不到血的供应就死亡，全身组织如果没有血供应就坏死。所以说，气血的统一性有很大的权威，这样才形成了人的整体。

现代医学认为大脑第一，心脏若给脑供血太多，脑子清醒不清醒？人会立刻昏厥，发生脑出血；给脑子供血不足也立刻昏厥，发生脑缺血。只有不多不少地供应血液，脑子才能有思维。青蛙把心脏摘出来3小时还有自动跳动，身体的自动化都在心脏，生命的起点在心脏。先有了生命，脑子都是被动的，它不能孤立存在，唯有心脏才能孤立，才能自动化，它跳动一明一夜可以射出5吨血，这么个东西它的力量有多大。心脏自动化的开始从窦房结。《素问·灵兰秘典论》讲："心者，君主之官，神明出焉。""神明"即"生命"，从那有了生命扩散、分化，一分二，二分四……形成五官百骸，分化满足了数字以后，再来个反馈作用，叫事物"定象"。《易经》说"积其数遂定天下之象"。事物有定数，数满足了就定象，既定了象，事物就不能再动，就这个样子了。事物发展不够，不能定象；发展过头，也会限制，这就叫"定象"。世界无论动物植物够一定数都"定象"。否则就无万物了，什么也没有，如果事物一直发展还有万物？关于定象作用，定象要依据其数字，预定数字是多少，到了数字后经反馈作用事物就不能再发展。整个身体就在八要素的作用下，尤其是通过气血的统一性连成一个整体，最后产生意志的主导性作用，意志如司机的方向盘，前进、后退、左移、右摆，都在那上面，这是意志的主导性，必须把它同气血配成一个整体，然后意志才能起作用。要配不成整体意志也不行，如半身不遂的人，偏瘫了，它就支配不了，想动也不能。所以，必须把身体配成一个整体，一点缺陷都没有，然后意志发挥作用。如果偏瘫不正常，意志也不能起作用。

因为整体不是绝对完整，时常出偏差，像汽车经常出故障，必须修理。怎么修理？这个整体出了问题，必须整体修理。不管那个地方出了毛病都得会修，这就叫整体疗法。咱们的协调疗法前无古人，"身体有多大，治疗面就多大"，若治疗面不够，就有一部分身体修不了。那么协调疗法怎么起整体作用呢？中医治病只有八大类药，凉药、热药、补药、泻药、收药、散药、升药、降药，这八类药协调疗法都用了，这就全了。咱们身体为什么能保持健康呢？这个健康也是靠修补，用什么修补？用饮食。饮食可解决这些问题，饮食进入人体完全搞自动化，通过自动调控维持身体正常。但是，饮食的作用只能维持生理状态，不能维持病理状态。

身体生长需要的饮食，只能是万种植物中的几种，因为就这几种原料全，能长骨、长肉、长皮、长毛。否则，巧妇难为无米之炊。关于生长，饮食进入胃里，经过胃酸、胃泌素作用消化第一次，把蛋白质分解成蛋白胨等，之后再加工成球蛋白、白蛋白、纤维蛋白原，然后这三种蛋白才能供全身利用。淀粉必须变成葡萄糖，供身体氧化作用，剩下一部分变成糖原储存起来。脂肪要变成脂肪酸、甘油，经过这样的消化，才能构成身体五官百骸的所需，生血、长骨、长皮、长毛，若不变成这样，吃进饭去没办法起营养作用，这种办法并不是意志主导性的作用，完全依靠生态的自主性。所以，咱们的协调疗法是跟着这条路线形成的，身体走这条线生长，我们的治疗也走这条线治疗。饮食把营养、蛋白质、脂肪、维生素原料都供应全了，我们把治疗的原料也都供应全了，包括凉药、热药、补药、泻药、收药、散药、升药、降药都得用，假如你不够用，就纠不了身体偏差。我们顺着"饮食机制"这条线来进行治疗,药物也是先通过胃酸、胃泌素的加工,第二也通过胰蛋白酶、脂肪酶、淀粉酶分解。因为是植物药,药食同源,身体需要物质咱们的药里都有。然后再到肝脏加工,关于肝脏的机制,现在知道的是这么些情况呢?肝脏是消毒、合成、贮存器官,现代医学不知道的是肝脏中的2 000多种酶的作用是啥,这说明现代医学对饮食的推断还是模糊的。这2 000多种酶干啥了?身体上就没有无用的东西,2 000多种酶一定有2 000多种作用,所以,现在我们认识还很粗浅,实际上,生理反应要经过2 000多种酶的酶化作用。关于这些,目前的认识就不清楚了。

我们的协调疗法也要经过这么一个机制,首先我们的药物是异性东西,要在肝脏解毒。第二,药物进去非常粗糙,与机体需要差远了,必须经过2 000多种酶的酶化作用,然后能达成治疗目的。第三,有些物质机体没有,需要肝脏合成,那里需要啥就合成啥。第四,需要配供,需要多少,肝脏供给多少,不需要的贮存,肝脏不光是贮存糖原。物质经过肝脏加工后进入血液,先过门静脉回到右心,再经过心脏运到肺里,在肺里先排痰,返回来才成了治疗的元素。饮食是如此,药物也是如此。

由此可见,药物从肝脏是起源,信息论上叫"信源",从门静脉过去后到右心,再肺里,再返回来到心脏,从动脉送到组织。组织逐渐分化,通过毛细动脉到了组织间,叫"信道",这是信息之路,饮食也是如此到了信路之后。毛细血管最末梢接触的是细胞,细胞膜上有受体,受体接受药物在其上,饮食也是这样经过受体,通过"信道"到达目的地,把药物卸到那地方停留下来,停在受体,与受体结合。受体要对药物重新编码,与肝脏出来的码不同,肝脏的码是混合送出去的,非常粗糙,到了受体后,亿万种受体各取所需,不是我的我不要,药物还随着血液走,是我的我才接受。接受下药物这个东西,受体结合还不能直接用,再次重新编码,这个过程叫"复制"。复制只能复制出两种情况:兴奋或抑制,即阳性反应或阴性反应。因为病的反应不是阳性就是阴性,因此复制出东西必然是阳性或是阴性。如果病为阳性,受体为阴性;如果病为阴性,受体为阳性。一般药物作用有3小时,3小时后就被其周围的酶代谢转化排出体外了,药物在体内就是这么一个作用。

对于协调疗法,我们是盲目用药,我们真不知需要药物起作用的那个地方是该兴奋还是该抑制,所以,我们今天用药和饮食一样,是盲目性的。药物进入体内,直到经过加工后,一些信息才变成清晰的,最终定局还是在受体。所以,我们把凉药、热药、收药、散药、升药、降药、补药、泻药一起输进去,到了受体后要啥算啥,这就得靠机体自动化,药物作用和吃饭一个机制。这个自动化的机制远远超过了纠偏疗法。纠偏疗法的弱点相当大,比如,对于热性反应,你用凉药,到底到了热的地方药起多少作用? 经过消化道后有无改变? 它的量是不是恰当? 这些都带盲目性,这样取得的疗效只是个概念上的疗效,因为六病是机体上明显的反应,有个很大的整体反应,给用药提供了参考,如太阳病的发热,发热同时有恶寒;阳明病的发热,发热同时有恶热;少阳病持续发热或寒热往来。我们看到这些身体反应后,把我们的药用进去,恰当否? 不恰当,只是大致而已,像救火灾一样,火一下子扑灭下去了,但水用的不一定恰当。因此,纠偏疗法带有盲目性,不清楚接受的量有多大,也不知道药物进去用多大的量。相比之下,协调疗法无需你考虑这些,药物进入体内,该热则热,该寒则寒,该补则补,该泻则泻,完全搞自动化。

咱们每天在门诊看病,就是根据这四个脉把药用上去,让机体搞自动化,到时候病就是好了。而且出现四个优点:安全性高、治疗面广、双向调控、利于久服,咱们没想到的协调疗法也治疗了。如某陈姓患者,有冠心病、高血压,咱们用了调心、调胃、调神汤,吃了16剂药,肾石头排下了,咱们也没用排石药,各医院也没检查出来结石病,而吃了16剂就排出了石头。所谓双向调控,同一种药高血压降下来,低血压升上去,这说明协调疗法不起降压、升压作用,而是修理血压中枢,中枢修好后,血压该降则降,该升则升。所谓利于久服,如一位患者患脂肪肝,肝有两个正常肝脏大,在北京看认为绝死无疑,吃了700剂左右,完全好了。她在太原这里检查,不信,又去北京三家大医院检查,证实完全好了。我们始终不换方,吃了100剂之后她没有再到门诊来看病了,回家后继续按照原方吃,700剂后她来门诊告诉我们治好了,一方面是因为患者对治疗有信心。另一方面,她的病被认为绝死无疑,不吃怎么办? 还有鱼鳞病的女患者,20多年在各地治疗效果不好,心脏也不好,咱们用调心、调胃、除风利湿汤,定疗程120剂。服120剂后,病情原样存在,只是前臂皮肤有鸡蛋大小一块好转,那女人问我还需吃多少,我说这个病120剂不见效,我没办法了。后来有一天她又抱着小孩来找我看病,我说我不看小孩病,她说相信我。我问怎么回事? 她说:"你把我的鱼鳞病治好了,我看了20年没治出一个效果来,吃你的药120剂总算好了鸡蛋大一块,我推断总要好,于是整整吃了420剂,现在病灶一点也没有了,病完全好了。"我说:"可惜你是个女子,你要当大军事家一定不得了,从这一点推断出了病能全好,你是我的老师。"她那判断力相当高啊。

咱们今天的权威是协调疗法。咱们现在没有遇到艾滋病,但咱们敢于治,并且相信能完全拿下。咱们有六病的纠偏疗法、四脉的协调疗法,这样的武器我们自信能拿下艾滋病。咱们治癌都是这样的办法,艾滋病也在身体里,它还不是气血的偏差吗？所以我们应该有信心。我计划列出一个治艾滋病的方，也是把四脉和六病结合起来，我想总逃不出这些，内因是四脉，外因是六病，我们要拿出我们的方案。

协调疗法前无古人，和饮食机制一样，完全搞自动化，咱们的方子也不修改，按四脉用进去，最放心，安全性高。治整体病，只有一个整体的学说不够，还必须有一个整体的方法，否则就是一个空洞、抽象的整体学说。今天若无协调疗法，八要素是个空洞的八要素，今天既有八要素的整体学说，同时又有解决整体病的方法。

三部六病是个框架，框架里边总要有一个东西，它包着什么？八要素不是完整的，是咱们纲要性的、概念性的提出这八个方面。三部六病是人整个身体的一个外架子，三个部位，有六种病，它里边总不是这样，框架里总要有一个内容才行，就定出八个内容作代表，也不只是八个，但若细分就无边无沿了，咱们是"只要准确无误，越简越好。"咱就先简化到这八个方面。

关于气血的统一性，在1972—1973年才提出来的，骨骼、肌肉、神经都是框架，它不能来回走，是静的而不是动的，固守在机体的某个地方，当然不能形成统一性，身体就这10斤血，在中医称"气血"，"血之于气，异名同类"，"动态为气，液态为血"，都是通过血管。《素问·六微旨大论》讲："气，脉其应也。""应"就是脉上的反映，除了脉上，别处反映不出气来。血和气是一个东西，如光和电是一个东西，物质两个面，异名同类，血和气在《素问·五脏生成》上讲："肝受血而能视，足受血而能步，掌受血而能握，指受血而能摄。"没有一个地方不需要血。周而复始，心脏一天喷5吨血，血就一直进行统一性，把整个身体统一起来，所以整体性表现在气血上。今天讲整体，拿掉气血就没有整体。像一部汽车有许多部件，你必须把它合在一块形成一个整体，才出现整体性，分散则不行。身体就是通过这10斤血把它连在一块的，大脑3分钟不供血就死了，其他组织也是不供血就坏死，整体的维持必须把它连成一个，通过气血达成机体的统一，统一了才能成整体。汽车各部件必须统一起来，形成一个整体，才是汽车。任何器皿都是这样，尽管部件多，形成器皿必须统一起来，所以把身体的统一性放在气血的循行上。

关于统一性，恩格斯讲是"神经"，认为"神经是统一性"。但神经也是个框架，它是一条线，按着一定的位置，也不能随便移动。不能移动，就不能互相交流了，我们把神经列到框架中，只有10斤血周而复始循行，无法分家，谁能说是哪里的血？1分钟在全身走一圈，一天喷5吨血，机体的统一还是10斤血形成的。所以，咱今天说统一性与恩格斯不一样，恩格斯说是神经，它是以支配来说的，咱把"支配"列到"意志"上，意志是主导作用，列到"八要素"的第八位上，神经列成框架范畴。意志的出发点是大脑皮质，发号施令，支配这些神经。像太阳照到屋里，是太阳到了屋子里呢？还是太阳所发的光到了屋子里？是光而不是太阳。对于意志的支配，大脑皮质像太阳一样，神经如太阳的光一样，光是从太阳放射出来的，神经是大脑意志支配出来的，命令干啥就干啥，神经不能动，反映意志的命令，它有一定的岗位，岗位就是空间性，始终占一定的空间性，占有一定的坐标，它还是框架。所以，意志的支配作用是通过神经反映出来。神经、骨骼、肌肉等都受意志的支配，不光是神经，框架是受到意志的指挥的。形成统一性也只能是气血，气血不将身体连起来，就不是个整体，所以把"气血的统一性"列到第一位上。人身体的组织自主性是怎么来的呢？生态的自主性怎么产生的？从生命起源看，单有精子和卵子都不能变成生命，必须精子进入卵子，切掉像蝌蚪一样的尾巴，完全被卵子包起来，这叫"阴平阳秘"，精子为阳，卵子为阴，"秘"的意思是必须把它保密起来，完全保密，就是蝌蚪形尾巴也得完全切除，才能包严。从这一包呀，"精神乃治"，生命才出来了。生命是把两个东西变成一个，如 H、O 形成水，很难说哪是 H，哪是 O，生命成一个，也很难说哪个是精子，哪个是卵子，因为变成一个了。一个才是整体，水分子虽然小，但是是一个，像一杯子水、一缸子水一样，也是一，虽小，也是个整体的。从有了整体才有了生命，有了生命，才算是生态，才开始长，生态的长不是通过意志作用的，都是顺从它自然的一个定律，自主性、自动化，通过一分为二，二分为四，四分为八，逐渐形成五官百骸，等到了一定数字，"极其数遂定天下之象"，"象"就出来了，人这个"象"就再不能发展了。从有了生命，"一阴一阳之谓道"，"道生一"，一就是生命出来了，"一生二"，二就是一分为二，二分为四，四分为八，一直到五官百骸都有了，极其数了，就定象了。"一生二，二生三"，定数就是三。人整体就是这么一个过程，就是从一个生出来形成整体，由一个小整体生出个大整体，如一个榆树籽生出一个大榆树，数量是扩大了，但小的和大的"数"是一样的，成分是一样的，分化分得大了，即空间性占的比例大些。

生态自主性就是整体性的第一步了，从自主性以后就出现了层次的有序性，层次来了后形成五官百骸时功能就出来了，大了就有了眼、耳、手，各有各的功能，结构越完整，功能越完整；结构不完整，功能也不完整，两者是成正比的。有了功能才有动态，动态以平衡为主，不要太过，平衡以后才出现形和神，精神和身体合作得很好，诚于中，形于外。到这步，还不能说你到宇宙来就能生存下去了，在此时还必须天人合一，人里的空气和宇宙的空气是一致的，阳光、湿度都得一致,空气出去是空中的空气,到你身体上是你的空气,是合一的,最后完成这些后,才发挥出意志的主导性,才真正是一个标准的人。意志在那时完全当家了,起主导作用。你们从医学院来听我讲,并不是身体无意识跑到这里来,是你们的意志支配身体来这里的。直到死亡,意志对身体的主导作用都在。看来要讲整体去掉哪一步也不行,它有它的阶段性,整体加起来是八个要素。到人临终时意志始终在作主导,五官百骸都完整,发育的正常,越发育的完全,意志的主权越大。所以,它们都是整体里的内涵,不是外头加进去了,是与生俱来的,不是人给它添上的,里头就含着这些东西,拿掉这些东西,能不能成完整的一个人?拿掉哪一样也不行。所以,八要素哪一个要素都是顶天立地的,拿掉哪一个都不行,这些都是关乎全身的,都不是说一点一画的细节之处,所以它们成为构成人的内部的一个要素了,是与生俱来的。

生态的自主性与意志的主导性也得列成两门。生态的自主性在没有意志时,在精子和卵子结合成生命时,生态就开始工作。当然,那时谈不到什么意志,所以《易经》上讲,"生生之谓易",两个"生"。第一个生是"潜生",看不见的生,出胎后明显看见是"显生",两个生就叫"易",现代人也得把它分成两个,胚胎的时候的"生"和出胎后到成人时期的"生",我们现在也得分成两个,两个绝对不相同。胚胎的时候,那个"生"完全是生态的自主性,不通过意志,出生后生态的自主性继续工作,因为身体没有长大,还不够标准,等长成一定的标准即成象以后,维持还是靠生态的自主性,维持让人继续活下去,这时生态的自主性的主导作用就降到第二位上。大脑皮质产生的意志发展成最高,生态被列到第二位,即次要地位,它仍然存在,但受人家意志的主导。"诸种矛盾存在,只有一个矛盾作主导",在胚胎时就有的自主性的主导地位让位给意志,这两者不能混为一谈,必须列成两个要素。出胎后虽让位,但人家的生态自主性还存在,意志也当不了家,还是人家自主。你看骨骼的生长,肌肉的生长,这些都不通过意志,还是自主的,但此时有一个主导性,就是服从了意志主导性的指挥,自主性还是存在,所以要到两项。《易经》也是两项,"生生",两个生,一个潜生,怀胎时意志不当家,没有发育成,意志是从出胎以后逐渐形成的。等到二十多年后成年时代,是意志发挥作用的黄金时代,意志就完全掌权了。生态自主性在人"定象"以后就服从了意志的主导性,像你们来这里绝对不是生态自主性的作用,它服从了意志的主导性。生态自主性与意志的主导性虽在一个共同体内,但各是各的,很清楚。如果混为一个,谁也弄不清楚了。

关于气血统一性和生态自主性。气血的统一性单管统一,就像派你当联络员,你就单管联络。生态要自主,它总需要原料,"巧妇难为无米之炊",原料总得向人家血中采取，而且代谢产物也得通过血排出去，生态自主但它不能把原料搬来，也不能将废物排出，所以要生态自主首先需要有搬运队、材料的供应部、总后勤。有材料供应才能发挥其生态的自主性，没有原料不行，代谢物也得搬走。原料的供应需要把整个身体的路线都得通开，要搬运，道路不修怎么行？把肢体连成一片也是气血。如脑中一个栓子堵住了，自主性就没办法，就得靠气血的搬运，搬运队要把它搬走。脑中的栓子是纤维蛋白原，只有气血把溶血素搬来，将其破碎，溶化成小分子。谷氨酸、赖氨酸、精氨酸、色氨酸都能产生溶酶，可有时不是这个缺，就是那个缺，你没有，我气血就赶紧拿来，从精氨酸、谷氨酸那儿拿来。只要有就行，反正栓子这个地方需要用，纤维蛋白原就溶解了，这都是靠气血的作用。整个成为一个系统了，很灵活。供应原料，有时这里不够了，就从身体另外找，如果谷氨酸没有，就找精氨酸；精氨酸没有，就找赖氨酸；赖氨酸没有，就找色氨酸。反正这里急需用，必须要供应，像军队无粮草了，如果长治征不了粮食，就从太原征粮食；太原征不来，就从晋北征，反正军队不能缺粮，这都是气血这个后勤部的作用，只有这样，生态自主性才能发挥。当然，生态自主性发挥的是活性因子，生态是靠活性因子起作用，没有活性因子不行。可单靠自主性而没有原料不行，原料常常不是一个样，这样若不行就取那样，反正要让纤维蛋白原溶解开。气血的统一性，气血统一调配，整个身体哪里都能调动，血一分钟全身走一趟，那里没有就从别处运来，来完成这个任务。看来，气血统一性很重要，只有统一才形成整体，否则，就没法全部调运了，缺了啥也没办法了调运了。调动全部都由气血掌握着，这里没有那里拿，反正你得完成这个任务。只有气血才能调动，因为气血是动态，才能形成统一性，统一性后再形成整体。如汽车，必须把部件连成汽车，才能有运载功能；形不成整体，汽车没法运载。身体只有形成统一，整体性才能暴露出来，所以"气血的统一性"列为第一要素。不过，我们的这些看法也可以修改，最后研究发现哪些不妥，可以更换，不是板上钉钉，学说暂且这样定下来，发现不合适，可以置换一下，不过确实有必要置换才换，没有必要也不轻易换。学说是个整体，那就是一发不可动，动之动全身，把全身都影响了，所以也不轻易动，我们都把它看成相对的。动可以，但不是随随便便的动，如果确实需要动，完全可以动，咱们的学术态度就是永远以先进代替落后。

生态的自主性很难得，那就是生命，现代科学家不管怎么本领大，也无处问津，对生命一点门儿也不知道，也不能叫没有生命的变成生命。生态绝不能把活人和死人一样看待，活人有活人的生命，科学定理是物质不灭，能量不灭，生命就应该是个能量了，既然不灭，它上哪里去了？有这个物质不灭定理，却找没有物质不灭这个事实，到底生命是个啥东西，怎么就找不见？一点也不能掌握，一点也摸不着线索。

二、关于三部六病及"思辨的框架"

三部六病这个名词是咱们写书的一个名词，也是给我们学说定的符号，书总得有个标记，三部六病就是咱们书的标记，就是要给书起个名，像《红楼梦》《西厢记》等给书起的名字，说起来就是一个书的符号。同时，三部六病成了咱们学说的名称。有的书名不能完全代表书的内容，看古代的很多书名就不是完全代表书的内容，只有"易"是名副其实的，"易"字就把《易经》里面的内容提示出来了。"易"就是"交易""变易"。一个字代表两个意思，"交易"是对立，"变易"是变化。"交"就是对立，一阴一阳对立，一阴一阳对立以后就产生第三者，即交易以后就产生第三者，第三者出来就是"变易"。宇宙虽然复杂，就是相交、相变形成的，无论动物、植物都是在"交易""变易"之中。"易"字虽简单，《易经》的内容逃不出"易"这个字眼，不是交易，就是变易。我们觉着我们三部六病的名字就比不上《易经》简单，但是我们名字也包括了我们学说，人家一个字，咱们多出三个字，但《三部六病》书名反映其内容，还是和周易一样，书名是顾名思义，把里头的内容反映出来，三部六病现在就成了我们的书名。

"易"的意思是说，不是交易，就是变易，"一阴一阳之谓道"。"交"就要产生，"生生之谓易"，两个生，一交以后产生出个第三者，即"变易"。交易的时候就产生"生"了，生就是变，原来没有生，因为交而产生出来。如一个精子和卵子，雌雄相交以后才产生出"生"，通过交才产生出"生"，"生"是从交而来。两个变成一个才叫"生"，这是第一生，叫"潜生"，如种子在芽孢中，动物在胚胎时，这是第一生。种子出芽孢，动物出胎以后为第二生，叫"显生"。这就叫"变"。没有对立就没有"生"，就象精子和卵子，一阴一阳之谓道，没有对立就不能产生出"生"，阴阳合合了才产生出"生"，"生"是以一阴一阳合到一块才产生出来，两个单的时候看不到生，一阴一阳合到一块才产生出生，这就是"生"的起源，所以"易"就是一阴一阳先相交，相交以后产生第三者，也就是"生"，以后就是交－生－交－生才演化出宇宙。严格来讲，宇宙就是一阴一阳相交以后产生第三者，非交则变，非变则交，这样产生的。所以"易"这一个字就反映了《易经》的全部内容，《易》这部书的内容就反映了这个"易"，这一点可以从规范化、规律化、规格化这三个原则说明。先有宇宙的规范化，即八卦，什么也逃不出八卦去。其次是规律化，非阴阳的结合不能产生"生"，这就是规律化，成了定理了，规律化就是定理。六十四卦就是规格化，宇宙就是这六十四卦，生成的东西都在这六十四卦里,这就规格了,六十四卦就是一个规格,这样就完整了。设计《周易》的时候,就设计出这三个原则,通过三个原则把"易"加以说明。

咱们也是这样,咱们三部六病学说也是"三化"。"三化"要写的东西都在这里面,这就是写作三部六病的三个原则,就靠这三个原则。学说总得有个设计吧,就像盖五间大楼要有个蓝图,将来建造时就要根据这个蓝图来建造,我们的理论在设计要领时必须依据这个原则。规范化,写的时候要合乎规范,下面连同规律化、规格化也不只是医学有,《周易》也是这样,盖这五间大楼是这样,再另外盖五间大楼也是这样,根据一个原则,你没有原则写出来的东西就不是条理化了,《周易》就是用八卦先写出了规范化,"一阴一阳之谓道"是规律,孤阴不生,独阳不长。你离开阴阳这个规律就毫无办法,从这个规律生出六十四卦,太极生两翼,两翼生四象,四象生八卦,十六、三十二、六十四,这就完成了,最终就是六十四卦,这就是规格化,咱们的"定证、定方、定疗程"即是规格化。规律化是"非此方不能治此病,非此病不能用此方",这就同一阴一阳"孤阴不生、独阳不长"一样。

这是我们写书时提出的一个原则,我们写这部医书以何处开始?第一步必须把我们对"疾病"的要领都得包容进去,像《易经》上"易"一个字就把所有的宇宙观都概括无遗,"病位不出三部,病性不越六病"是我们三部六病的起源,不是内容,内容是"三纲六要"。

三部六病这个概念像《易经》上"易"一样成为书名,只是一个记号,你要想了解实际情况,得从三纲六要这个内容上得知。"易"这个名,只是一个记号,你要想知内容,就必须从"八卦""一阴一阳之谓道""六十四卦"上才能知道,这个"易"太简单了,所以只能以它作为一个书名、记号。三部六病就是书的记号,就和《易经》一样,有些书名不包括里面的意思,你看《西厢记》《红楼梦》《三国演义》这些,只是做个记号,不包括里面内容,咱们这个就和《周易》相似,一个"易"字把这个内容反映出来,这个记号是名副其实的,把里头的要领揭示出来。你要把三部六病这个名词和《易经》中"易"当书的内容,那就说不清问题了。它只是一个书的名字,作书的名字合适,当内容则不合适,你看《易经》中的"易"当一个书名合适,当内容则不合适,所以今天我们只把三部六病当成个书名。我叫刘绍武,不要一个字一个字去说什么意思,要当作一个记号,我们今天也要把三部六病当成一个记号,我们就不再纠缠三部六病这四个字,而要了解它的内容。你要了解刘绍武这个人,就不要注意名字,而要注意什么相貌,多大年龄等,就不去注意这个名词,名词就是代表事物的一个符号,今天我们把三部六病代表我们学术的一个符号,你就不要纠缠这四个字。其余的内容都在三纲六要，可是重要了，就像刘绍武名字只是符号，而相貌年龄等这可要代表我了，现在就是怕把这个名字纠缠到内容中去。

三纲是纲领，六要是里面详细的内容。《周易》画八卦时，也不是一下就蹦出个八卦来，《周易》说："古者包牺氏之王天下也，仰则观象于天，俯则观法于地，观鸟兽之文，与地之宜，近取诸身，远取诸物，于是始作八卦，以通神明之德，以类万物之情。"意思是，天下有象，地下有法，看地宜农则农，宜牧则牧，宜于打猎则打猎，地宜于搞啥我们就搞啥，近再看看自己的身体、生活的状态，这才作出八卦。用八卦概括这一切，就形成高度概括了，八卦就是八个纲领，宇宙观就是八个纲领了，这就相当于咱们说的八纲了。

八纲是最后出现的，不是先有八纲后才有《周易》，而是对宇宙先有了全部的了解，最后用八卦形成一个高度概括，用八个纲领概括了宇宙，这就叫执简驭繁了。所以我们也应当遵循这个规则，看了一辈子的病，研究了一辈子中医、西医、古医、今医，最后我们也应当集中起来，找出了一个纲领来，执简驭繁，和写八卦一样，让"三纲"概括出刘绍武的东西，不是预先有三纲，是通过把这84年的一切临床经验概括出来个三纲，是通过高度抽象而成的。这三纲就应像八卦一样，把刘绍武研究的中医、西医、古医、今医，以及84年行医的一切一并概括起来，所以，这三纲就是把一生的经验、观点、临床、学说高度概括，抽象出来的三个纲领，是从事实方面高度概括出来，是把这八十四年的一切高度归纳抽象出来。当然，抽象出来的东西就和事实有一定的距离，可是这个抽象是通过实践，从感性认识上升到理性认识得出来的"三纲"。

现在，你们要研究"三纲"是不是把我所有的学说都包含了，总是要从这里出发考虑问题，刘绍武的学说能不能把他的说法等所有的东西都包进去，如果包进去了，就不需要增添了；如果包不进去，就还要增加四纲、五纲等，否则就画蛇添足了。包不进去，非添不可，不能遗漏，这个三纲必须能把我的学说、临床等全部包进去，所以你们学习时就要看看是否能包进去，如果你们之前觉得包不进去，而我解释后又能包进去，那就不用再说了。

你看我们的框架三部六病，就像杯子里倒水，杯子是框架，可不是水，但如果没有杯子这个框架，给我倒的水就都得倒到地下，只要有这个框架，它就能收拢着，倒的水就保留下了。思辨的框架就是思辨的载体，没有它，内容就不能存在。佛教上把"佛、法、僧"列为三宝，僧就是那个人，为什么称三宝？僧也称一宝，法虽好，佛虽好，没有僧这个人，这个载体，你就找不到佛，也找不到法，没个载体就像水没有杯子就没有个收拢处一样。思辨要有一个框架，不管你弄多少样内容，总得有个框架，这就装到里头了。你没有这个东西，它就不存在,佛法虽好,可你没和尚这个载体,你就什么也看不见,倒水没有杯子就什么也不存在。如果没有三部六病这个框架,我说的这一切就一点也找不着,没有个收拢处。所以必须有个框架,框架就是载体,这个载体很重要。

三个部位——表部、里部、半表半里部,要拿去这三个部位,不要它,还有载体没有?不管什么病,整体病还是局部病,拿走这三部还能找到整体病和局部病吗?没有三部能找到整体病、局部病吗?不论整体病、局部病,它都在三部里,在这个框架里包含着,找整体它有,找局部它也有,就如表部里有眼、耳,没有表部就找不到眼,找不到耳,所以这些表部的局部都在表部的框架里,表部没有了,这些就都没有了,只要表部在,眼、耳这些局部才都在。

什么是个整体呢?把这三个部加起来就是整体。每部的局部,咱们局部的定义是这样的:凡有独立的结构并有特殊的功能(眼能看、耳能听)这才称局部,不具独立的结构或不具特殊功能的都不能称是局部。身体上就是若干局部加起来,在表部的叫表部,在里部称里部,在半表半里部称半表半里部,加到一块,它的总和人为地给它一个名词就叫整体,因此,这就完全了。整体是"大而无外,小而无内",它的大就没有其外,小就小的再也没有内了,这就叫个整体。如《周易》上的宇宙观,时间和空间加起来就叫宇宙,除了时间、空间,哪还有个宇宙?上下四方为宇,古往今来为宙,时间和空间加起来就叫宇宙,除了时间和空间,还有个宇宙?就没有了。所谓整体,就是表部、里部、半表半里部加起来,除去这三部,就再也没有整体了,这也可以说是大无不包,小而无遗。构成身体的组织,就没有一个是没有独立结构和特殊功能的,所以都有它的个体,这些个体都在三部里存在,三部以外没有,这是小而不遗,虽然小但不遗漏。

什么叫纲?什么叫目?《伤寒论》398条,纲是各条文的共性,各条文是纲中的个性,这就是独立性,就像眼和耳不是整体一样的。凡局部都具有独立的结构和特殊的功能,只有眼能看,耳不能看,它没有雷同性,虽然在同一个整体上,但是不雷同,不雷同就要不雷同的治疗,把眼和耳一样对待那不行,虽然都在一个整体上,有共性,都是这10斤气血周而复始地循行发生关系,这是它的共性,但是它也有个性,个性就独立的结构,特殊的功能,就如同虽然中国那么大,都是中国人,但每一个人总有它的个性,都是中国人这是共性,都是男女是共性,但每个男女都有个性,既有它的共性,也有它的个性,不能把共性和个性一样看待,否则就一团糟,既是个性,就需区别对待,共性你可共同对待,个性还是要区别对待,这就是共性和个性的不同,这些问题在《矛盾论》上讲得很清楚,你要把《矛盾论》上的八大纲要学习好,这就很容易分。

个性是越分越细,越分越个性,分析得越细,小里面也有个性与共性,像器官、组织、细胞、亚细胞，从细胞来说，细胞核是个性，细胞核还可以再分，它再分出东西，这细胞核就成了共性了，你看整体是一个共性，一划分三部就成了个性了，单个组织就又成了个性了，如眼在系统里是个性，眼里分出眼球、睫状体等，这样眼又成了共性了。

四类是"合病、并病、合证、兼证"，这样归类是为了合在一块治疗。合病我们按合病治，并病我们按并病治，合证我们按合证治，兼证我们按兼证治，我们这一分类法，是为了便于治疗。如果三部的病都有，我们就三部都治，这是合病；若三部病分不清，我们也一起治，这就是并病了；有时只出现证，没出现病，病必须寒热或虚实并存，证是只一个寒或热或虚或实，有时不涉及寒热，只有虚或实，我们就不管寒热，我们就只治虚实，这时就不构成一个病，热实一块才构成个病。两个因素在一块合着，才形成病。两个证合在一块就为合证，一个病同时又兼着一个证，就称兼证。

二十三证中"整体证"，是整个身体出了毛病，就按整体来治了。一个身体有阳证，有阴证，阳证就按阳证治，阴证就要按阴证治，不和三部一样，它是整个身体的，三部里头分成四个寒热虚实，这个只是阴阳，是两个。每部有寒热虚实四个，寒热是整体的，虚实是局部的，部证里头才有虚实，整体没有，如太阳病的无汗是实，阳明病的胃家实是实，少阳病的胸满是实，它带着部性，只在部中有；半表半里部的心动悸是虚，里部的腹满是虚，表部的脉微细、手足逆冷是虚。虚实一到了部位里，不是同一的，是按部位出现的虚实，所以，六病是按部出现的六病，整体中没有六病，整体就是阴阳二证，寒和热，阳盛则热，阴盛则寒，这是两个，既是热就不是寒，既是寒就不是热，同时间同空间不能并存寒与热。所以，这二十三证就又是一个四类，二十三证就是"整体证两个、三部证三个、六病证六个，十二单证"。一个部位产生两种病、四个证，两个证合起来构成一个病。十二单证就是在一个部位的寒或热或虚或实，三个部位共十二单证，单证只在这个部位出现，是部位中的局部。

十二单证中的热和整体热不同，整体热是体温，单证的热是局部的热，是炎症，西医是两个名词，中医也是两个名词。西医体温高是热，红肿热痛叫炎；中医是一个叫热一个叫火，火是局部的，就是红肿热痛的炎。寒热虚实的热是局部的，就是那个"炎"，其中，寒热都在局部，是这个部位的局部。对病证的划分到了十二单证就是最基础了，不能再分了，再分就琐碎了，十二单证就是一个部位出现的四个证，三个部共十二个证。

所以，整体证、三部证、六病证、十二单证，这又是一种归类法，也是"四类"，与合病、并病、合证、兼证"四类"并称"双四类"。两种归类法，都是方便辨证论治。为了便于认识,这些证的归类不是天然的,而是人为的,归类就是为了"便于认识,便于掌握,便于应用"。

二十三证都是从"阴阳"两个系统里分出来的,"一阴一阳之谓道",整个身体是个阴阳,三部证中寒、热、虚、实界限不清,是模糊证,不能分。事物就有一模糊性,氢气是自燃烧,氧气是助燃烧,合成水以后就分不清哪是氢气,哪是氧气,这算不算模糊?部证就是寒、热、虚、实共存于统一体中,哲学上称同一性,矛盾双方共存于一个统一体中,是统一的。人是由精子和卵子构成,精子清楚,卵子清楚,合成受精卵后就分不清哪是精子、哪是卵子。这是模糊逻辑,什么事物都有模糊性,没有一个没有,水是水,土是土很清楚,形成泥后你说哪是土?哪是水?就分不清。

模糊逻辑是普遍存在的,一形成模糊我们就不要求清楚,要求也弄不清楚。水中哪是氢?哪是氧?就说不清。受精卵中哪是卵子?哪是精子?一形成模糊我们就说不清了,我们也不去追问它,分析问题从水开始,不去追问氢和氧。部证就是寒、热、虚、实共存于统一体中,我们就直接从部证开始,不去追问寒、热、虚、实,像不去水中追问哪是氢哪是氧一样。我们就把它列入模糊逻辑的范畴,不去追问它。除了部证是模糊的以外,其余都是清楚的。如病证,热和实构成一个阳病,虚和寒构成一个阴病,分析问题就要从这个病开始,不再去追问其中的虚和寒或实和热;如氢和氧形成水,就不再去追问这个氢和氧的性质,氢是自燃烧,氧是助燃烧,水却能灭掉火;硫黄是小毒,水银是大毒,而朱砂毒性减弱,所以,不要想朱砂是否具有硫黄的性质、水银的性质,这不符合事实。虚和寒形成病就要从病开始研究,不再追究虚和寒,这是模糊逻辑,就得模糊对待,二十三证中唯部证不清楚,其余都清楚,形成了模糊性,看谁能分得清?寒、热、虚、实共存于一个统一体中,我们就一起治,不再分,我们就以部论治。就和水一样,形成水就不再追究氢和氧,而是直接从水开始研究,水的功效是啥就是啥。一部汽车,由若干部件构成,行驶是汽车的功效,不是部件的功能,我们从部件的功效推汽车的功效能不能推出来呢?不能。我们追问汽车的功效就不能从部件的功效得出,再追究也是徒劳无功,枉费心机。所以,我们今天的做法是,病证是模糊的,我们就按模糊的对待;病证是清楚的,就按清楚的对待。

二十三证中有两个复合证,六病是同一性的复合,热和实是同性的,虚和寒也是同性的;部病是非同一性的复合,寒热虚实共存于一体而形成。关于整体证有两个,一阴一阳,阳证就用白虎汤,阴证就用通脉四逆汤。四个单证也很清楚,在三个部位各是各的。

这是我们对病的认识，有二十三个，有利于运用数学概率来统计证。要统计，重点是证的数字。在临床上，分成四类，并病、合病、合证、兼证，是我们具体辨证论治上用的，真正看病都是用并病、合病、兼证、合证来诊治的。

合病、并病、合证、兼证，这是为了治疗用的，分成四类，统计证的数字是二十三个，再没有了，统计证的时候，证到底有多少个？这得用二十三证来统计，我们要辨证论治的时候，就按四类来治，就是合病、并病、合证、兼证。

你们对三部六病，从表面看来好像是熟了，但是深入研究还是生疏，因为从前都没有考虑过这些问题，还是生疏。你们今天问的问题就体现出你们不熟悉，包括对单证、复合证的认识，从前就没有进行过多考虑。你看你们要写作了，你们的思想开始接触这些问题，才开始问这个问题。在你们没写这个的时候就没有发现它，现在要写了，就要懂得这些问题了。但这个生疏是一个好现象，要不多会儿都不懂得，那咋办呀？一触及这方面，都得弄得一清二楚，可是除非你们写作，不然就不能触及这些问题，写的时候才能触及，才发现是个问题，这就显出你们的生疏。

自古都是这样，不是从你们才开始，你看那些写书的人，都是在战争中学习战争，在游泳中学习游泳，在写作中学习写作。非到这时候，这才能涉及真正的基本问题，这才是真正懂得。从前那个懂得，问三个问题就答不上来了，这就不是真正懂得。我跟东红说，你们再拼这半年左右，虽然你们做难了，可是是大好现象。你要写下这本书，你看是什么样子，再回头想一想，从前我们了解的三部六病和我们写了1年以后，可不一样，认识深入得多了。

咱这个学说导源于《周易》，《周易》移植到《黄帝内经》上，《黄帝内经》就是"阴阳"，"阴阳者，天地之道也，万物之纲纪，变化之父母，生杀之本始，神明之府也，故治病必求于本，本于阴阳。"这里《黄帝内经》根于《易经》，《伤寒论》又根于《黄帝内经》，张仲景"撰用《素问》《九卷》《八十一难》《阴阳大论》《胎胪药录》并《平脉辨证》，为《伤寒杂病论》，合十六卷。"三部六病是从《黄帝内经》上来的，这个学说是以哲学为主，不是以科学为主，科学是越分越细，哲学是高度概括，这都是带有高度概括性的，根据实践进行高度概括。正如列宁所说："从生动的直观到抽象的思维，并从抽象的思维到实践，这就是认识真理、认识客观实在的辨证途径。"它是从哲学这条线上来的，你们写作就要遵循列宁所说的从生动的直观到抽象的思维，并从抽象的思维再到实践，不通过这个如何认识真理？如何形成真理？这就是辨证途径，认识飞不过这个去。所以你们这次写，对你们帮助是最大，提高最快了。这一写可得了，你弄不清就无法写下去。三部六病就是再容易，你们学习的时间也不过是两年左右，要想学会还能那么容易？因为咱们学习的都是些大纲大要的东西，没有从里面分开细细的考虑，你们这不是一分析就分析出问题来了，这个是大好现象。通过这一分析，才算对三部六病彻底了解了，虽然是付出些代价，却很有益处。

现代医学是从科学入手，科学这个东西是很有缺陷的，因为它是局限的，它说的不是整体。人是个整体，不是局限的。你看一个汽车，把它分成多个零件以后，哪个零件也不具备汽车的性质，只有结合起来才能形成汽车，缺哪个零件都不能形成汽车。所以，这就是"系统论"上所说的"系统质"。贝塔朗菲的《系统论》形成才30年，为什么这么受人推崇？因为分析得啥也不知道了，科学是分析，越分越细，离整体现实越远，越不像本来的样子了，就如汽车，哪个零件都不能代表汽车，分析得越细，离现实越远，所以科学都感到这个困难了，贝塔朗菲的"系统论"又把它重新结合，一结合就符合了事实，所以现在"三大论"很吃香。

所以，形成系统以后，再不能以部件来判定整体。汽车的性质就是能载东西、能驾驶。这个性质绝不同于部件的功效，这就叫"系统质"，综合的这个质就叫"系统质"，用汽车是用它的系统质，而不是部件质。咱们今天用水，不是用的氢氧的作用，是用的水的质。水虽然是氢氧形成的，可不是氢氧的性质。系统虽是部件形成的，可不是用的部件的质。把多少部件结合起来，形成一个统一性，变成一个质，这才是那真正的质。我们用汽车就是用它的那个系统质，不是用它的部件质，是用的它的一个质，而不是它的多个质。事物形成系统质以后，才形成同步、协调、共济作用，那些部件虽然多，可它们是共济的，不是一个作用，是非常协调的，把多个变成一个了。现在咱们三部六病也是这样研究，是系统质，而不要部件质，虽然咱们也研究部件，可用的时候，是用的系统。

（注：本部分内容根据刘绍武先生在1990—1991年为原山西医学院三部六病学社授课时的部分录音稿整理而成。为使后学者能够领略先生授课时的语言风格，整理时保留了刘老授课时的口语特点，供各位传承弟子学习理解三部六病参考。）

第三篇

三部六病医学传承
发展的过程与现状

一、主要弟子学术传承和纪念文章

试论《伤寒论》"六经"当为"六病"

汉末年张仲景所著《伤寒杂病论》一书，其辨证施治，法度精严，是对汉以前医学的总结，并对后代医学的发展起了积极的推动作用，故该书为历来医家所重视。就是在今天，仍不失为发掘中医学的宝藏之一。对中西医结合、指导临床实践仍有很大的实用价值。但是由于此书成书年代久远，又几经显晦，数为变易，已非仲景旧貌。其中又杂以他说，给我们的学习带来很大困难。另一方面经过许多医家的注释，虽然对我们的学习提供了不少方便，但有一些玄学思想也掺了进来。如假借运气，附会岁露即是。就是以《黄帝内经》之六经学说解伤寒，也给学习增加了不少麻烦。本文将就此问题予以讨论：

（一）《伤寒论》原著中的"经"不是"六经"辨证之"经"

考"六经"之说创于朱肱，其在《活人书》中明确指出："六经"是足太阳膀胱经、足阳明胃经、足少阳胆经、足太阴脾经、足少阴肾经、足厥阴肝经。并说："治伤寒先须识经络，不识经络，触途冥行，不知邪气之所在。"张景岳、汪琥等从而和之，并推广至手足十二经。但是无论古代或近代，也有很多人不同意这种看法，如方有执、柯韵伯、恽铁樵等。

要讨论太阳、阳明等是"六经"还是"六病"的问题，还得从《伤寒论》原著上做一番研究。在现行之赵开美本的398条中，粗略统计：言"太阳病"者55条；言"阳明病"者36条；言"少阳病"者1条；言"太阴病"者2条；言"少阴病"者41条；言"厥阴病"者2条；共计137条。而单言"太阳""阳明""少阳""太阴""少阴""厥阴"者尚未统计在内。涉及"经"字者只有14条，其中第143、144、145三条为经水之经，与"六经"之"经"无关，当除外，余仅得10条。现对此十条中"经"的含义讨论如次：

第30条："……附子温经，亡阳故也……"中之"温经"是说明附子的功用，不是"六经"辨证之"经"。

第67条："伤寒，若吐、若下后，心下逆满，气上冲胸，起则头眩、脉沉紧，发汗则动经，身为振振摇者，茯苓桂枝白术甘草汤主之。"中的"发汗则动经"是谓误汗而伤动经脉，其症即"身为振振摇"。此"经"字虽为经脉之经，然此处为谈病理，非指病属何经。

第124条："太阳病，六七日，表证仍在，脉微而沉，反不结胸；其人发狂者，以热在下焦，少腹当硬满，小便自利者，下血乃愈。所以然者以太阳随经瘀热在里故也。抵挡汤主之。"此条之"经"指经络而言，是谈病理变化为表热通过经络而入于里。但说明是通过足太阳膀胱经而入于其腑，观小便自利即可知。由"少腹当硬满"与"下血乃愈"说明热瘀在肠（参看第 237 条）。从这一条亦可明显地看出太阳病不是指足太阳膀胱经病。

第 160 条："……经脉动惕者，久而成痿。""经脉动惕"，或以为即第 67 条之动经，或以为全身经脉跳动，惕惕不安。前一解是谈病理，后一解是叙症状，但都不是说其病在哪一经。

以上四条中的"经"，或谈药理，或讲病理，或叙症状，都不能作辨证之"经"的根据。

第 103 条："太阳病，过经十余日……"第 105 条："伤寒十三日，过经，谵语者，以有热也，当以汤下之。"第 217 条："汗出谵语者，以有燥屎在胃中，此为风也，须下者，过经乃可下之……"此三条之"过经"均指太阳病已罢，然不称太阳经已过，或病已过太阳经，可知仲景对于辨证只称太阳病或太阳证，或仅称太阳。第 217 条虽为阳明病，其"过经"仍指太阳病已罢。对于其余五病不复见此词，故"过经"一语或为太阳病已罢之专用语。以文义看，此"经"字只能作界限或范围来解，柯琴所说"仲景之六经是经界之经，而非经络之经"，大概即指此而言。若推而广之于其余五病，"六经"只能作六种范围，即六类证候解，不能作六条经络解。所以此四条亦难以作为"六经"立论之依据。

第 8 条："太阳病，头痛至七日以上自愈者，以行其经尽故也。若欲作再经者，针足阳明，使经不传则愈。"第 114 条："太阳病，以火熏之，不得汗，其人必躁，到经不解，必清血。名为火邪。"第 384 条："伤寒，其脉微涩者，本是霍乱，今是伤寒，却四五日，至阴经上，转入阴必利。本呕下利者，不可治也。欲似大便，而反矢气，仍不利者，此属阳明也，便必硬，十三日愈，所以然者，经尽故也。下利后，当便硬，硬则能食者愈。今反不能食，到后经中，颇能食，复过一经能食，过之一日当愈，不愈者，不属阳明也。"

以上三条所言之"经"最符合"六经"之"经"，但细释此三条难解之处甚多。

1. 第 8 条之"行其经尽"，按《素问·热论》所说："七日巨阳病衰，头痛少愈"。此为按日传一经，六日传三阳三阴尽，故七日当愈。另一解谓"头痛"一症除太阳病外他证少见，故七日是太阳一经行尽之期，不是六经传受之日，"行其经尽"是行完了太阳本经。此两种说法孰是孰非，故置不论，但都没有经络的含义，"经"只作为界限、范畴的意思。第 384 条："到后经中"的"经"，包含了第二周期的六个"经"，这种意思就更明显了。

2. 第 114 条之"到经"，注家多遵成注以七日复至太阳为"到经"。第八条以七日为"经尽"。它们都是行了一个周期，而第 384 条却以行完了两个周期为经尽,此种妙义殊难明了。实际是无法明了的,以我 50 多年来的大量临证,从来没有见过这种按"六经"顺序周而复始传变的情况。可以说这样的学说是经不起实践检验的,以这种不切实际的理论是难以作为解《伤寒论》的指导的。

3.《伤寒论》第 5 条说:"伤寒二三日,阳明、少阳证不见者,为不传也。"第四条说"脉若静者为不传。"仲景既已批判了这种日传一经的学说,不当复用此说,所以对于这样的条文完全可以怀疑其非仲景所作。

4. 上述三条之辨证仅拘于日数而略于脉证,这是不符合仲景"观其脉证,知犯何逆"的辨证精神的。

由于上述三条本身存在这样多的问题,其所谈之"经"虽为"六经"之"经",也难以作为"六经"立论之依据。

从以上分析可知,在《伤寒论》的原著中找不到"六经"立论的有力依据。相反倒有 137 个条文在谈"病",这些条文明白地指出为"太阳病""阳明病"……况且各篇之标题就是称"病"而不作"经"的,依照原著称作"六病"在学习中反倒觉得明白晓畅,应用上简捷方便,这是我们认为"六经"当为"六病"的一个理由。

(二)"经"与"病"为本质不同的两种概念

以经络解伤寒的问题,还涉及经络的循行与症状的关系问题,脏腑经络的表里关系与证候的表里出入问题,经络与治疗的关系问题等。为便于讨论,现归纳为两个具体问题,讨论于下。

第一,怎样理解太阳病之头项强痛,阳明病之口燥咽干鼻衄,少阳病之耳聋、目赤、胸胁苦满等症状以及刺风池、风府、期门等法与经络无关呢?

我认为这些问题确实需要辨别清楚。首先应该肯定经络学说是中医学的重要组成部分,无论在生理功能上还是病理变化上,诊断治疗上都有重要的意义。一切疾病不论在病理变化上和转化过程中都有经络的参与,这是不容置疑的。因为经络有运行血气,联络脏腑,沟通表里上下内外的作用,也是病邪出入的道路,如第 124 条之"太阳随经瘀热在里"就是很好的一例。但是绝不容许把病邪传变的途径与证候类型的划分混为一谈。经络辨证自有其独立的内容,与伤寒论的辨证法则绝不相侔。至于头项强痛属太阳,口燥咽干属阳明,耳聋目赤、胸中烦满属少阳仅是各该病的局部症状。这怎么能说六病是依经络的循行划分的呢? 方中行所说:"若以六经之经,断然直作经络之经看,则不尽道,惑误不可胜言,后世谬讹,盖由乎此。"其原因就在这里。

第二,应如何领会《伤寒论原序》中指出的"经络府俞,阴阳会通",第 92 条之"病发热、头痛,脉反沉,若不差,身体疼痛,当救其里"与第 293 条"热迫膀胱证之少阴病,八九日,一身手足尽热者,以热在膀胱,必便血也"中的脏腑表里出入关系即经络的会通关系呢?

我认为应该从下面几点来领会:

1. 不可断章取义,试观原序为:"人禀五常,以有五藏,经络府俞,阴阳会通,玄冥幽微,变化难极,自非才高识妙,岂能探其理致哉。"此为举五脏、经络、府俞以概人体所有组织,"阴阳会通"是说各组织之间成为有机联系的统一整体,其奥妙深微的道理是变化无穷的。勉励大家努力学习,成为学识高深的人才能懂得其中的道理。这一段道理并不是单指经络府俞而言的,这种举少数以概全部的写法是汉代文章言简意赅的特点。退一步说,就是单指经络府俞的阴阳会通关系,也只是讲它们的生理病理关系,并没有提及其为辨证纲领或分证方法的意思。倒是读内容先需识标题,各篇名称只作"辨某病脉证并治"而不作"辨某经"或"辨某经病",正是《伤寒论》之辨证依"病"不依"经"的明显所在。

2. 脏腑的阴阳属性是由其"藏精气而不泻"与"传化物而不藏"的功能所决定的,脏与腑由经络的属络关系相联系而成表里关系。但是脏腑经络的分表里绝不同于证候的分表里。不然的话,因三阳经与三阴经各有表里关系,那就应该三阳经为表证,三阴经为里证,这种结论谁也不会同意的,所以经络的表里与证候的表里完全是不同的两个概念。

3. 六病的传变是错综复杂的,将传于何病乃取决于邪正双方及治疗之正误,并非一定要循着经络传于其府,或传于其所属表里关系的经络或脏腑。如太阳病误治后可转为葛根芩连汤证,亦可为桂枝人参汤证,还可为大陷胸汤证,诸泻心汤证,栀子豉汤证,白虎加人参汤证等,为什么就不按照脏腑表里的关系来转化呢?所以我们认为证候在转化过程中,应当想到经络可能是病邪传变的途径。但是,不追究它的具体传变途径并不影响对证候的认识。如第248条:"太阳病三日,发汗不解,蒸蒸发热者,属胃也。"只要认清其发热、汗出、不恶寒、反恶热、蒸蒸发热就是阳明病,至于通过哪几条途径,从来没有人追究过。若认为太阳病的病邪在膀胱经,要传至胃经,它们之间并没有表里关系,则不知通过哪种关系和什么顺序。若按流注顺序中间要经过肾、心包、三焦、胆、肝、肺、大肠七经,中间这些经为什么又不表现出症状来,或是另有别的途径就不得而知了。经络的病理变化只是机体病理改变中的一个部分,而营、卫、气、血、津、液、皮、毛、筋、骨、肉都可能参与,怎么能只重经络而不及其余呢?何况经络亦非止六条,张景岳曾谓:伤寒传变,止言足经,不言手经。其已推广为十二经,何不谓十二经辨证呢?依照其理,则其传过奇经而有不入者。

十二经都受邪怎么能只谈六经呢？所以我们认为六病的传变规律与经络的表里关系不大。

4. 仲景用太阳、阳明诸名作分证纲领，其内容皆非《黄帝内经》之旧，因一以论证候，一以名经络。正如叶天士用卫、气、营、血诸名作为分证纲领一样，诸名虽出《黄帝内经》，而与《黄帝内经》论物质讲功能的内容完全两样。以经络解伤寒正如同把温病分证的卫气营血仍然看做是构成人体的某些物质一样。可见太阳病、阳明病……与太阳经（脉）、阳明经（脉）……，是不可混淆的两种概念。

5. 以实践第一的观点来说，临证施治皆重于证而忽于经，按证发药，其证自解，若寻经摘药，反增踌躇。我于 30 年前曾治一人，冬月患伤寒，40 余日不解。患者由壮热烦躁而变为厥冷昏睡，呼之不应，喂以汤水，尚知下咽，已 10 余日。诊得周身厥冷，寸口、趺阳脉皆无。按腹则濡，启眼睑视之，双目赤如血裹。思得证情如此险恶而迁延 10 余日不败者乃正气尚未内溃，两目红赤乃火热之候，邪热内伏而阳不得伸，症热深者厥亦深之谓。遂投大剂白虎汤 1 帖，石膏重用 1 斤，知母亦用至 5 两，煎一大盆，嘱频频灌服，进半剂遂热大作，患者苏而大呼"热死我了"，半日尽剂而热不退，撮药不及，时正值天降大雪，遂作雪球与啖，进大于拳者 9 枚，热退而安。所以目赤一症而断为热厥。若依经络则不知作如何判断，如据肝经连目系，少阳经脉起于目外眦来理解，则当以少阳、厥阴来论治了。可见在临床应用上，重在辨证而不重于辨经络。六病辨证正是对各种证候进行分类和概括，若用经络对这些证候作分类和概括就困难很多了。

6. 在六病的概念中，概括了病性（阴阳）、病势（寒热）、病位（表、里、半表半里）、病体（虚实）的内容，在经络的概念中则无此种含义。以病位为例来说，三阳病中，病邪在表的，因势利导，可汗之而解；病邪在里的，亦因其势可下之而解；邪在半表半里的则非汗下之所宜，可清之（黄芩汤证）或和之而解体现了辨证的目的全在于施治。若以经络辨证论治则没有这样的区别，因为每条经络都内属于脏腑，外络于肢节，每一经络都既可出现内部脏腑的疾患，又可出现外部体表和肢节的疾患，这种辨证也就达不到何经可汗，何经可下，何经可清的论治目的，这与六病辨证中太阳主表、阳明主里、少阳主半表半里的辨证法则是有根本的区别的。所以六病对于经络在辨证上毫无依从关系。

总之，"经"与"病"的概念有着本质的区别。六经是生理的，其循行有固定的路线，无病时其存在依然如故；《伤寒论》的"六病"是病理的，是人为的划分证候类型的方法，无病则"六病"不复存在。经络无论外在体表或内至脏腑均为线段的，致其病象亦只出现于其循行部位及其所属经络之脏腑；而"六病"之表现常为全身性的。经络之阴阳用以说明人体结构不同之属性,由脏腑之不同及经络循行体表部位的区别所决定;而"六病"的阴阳是用以说明疾病的属性,由病势、病位、病体所决定,包括了寒热虚实的内容。"经"与"病"是本质绝不相同的两种概念。所以我们认为对《伤寒论》辨证的"六经"当称"六病"。

(三)小结

第一,本文对以"六经"解说《伤寒论》分证方法的学说做了简略讨论,我们认为对历来沿袭已久的"六经"分证应作"六病"分证。理由是:

1.《伤寒论》原作中对"六经"没有明确的提法和充分的依据。《伤寒论》的"目次"有"辨太阳病脉证并治上""辨阳明病脉证并治"……"辨阳明易差后劳复病脉证并治"等十节。

2. 在太阳病的例说中,说明"经证"之并不在"经","府证"之邪亦不在本"府"。六病分证的法则与经络的循行及其所属脏腑的功能没有明显的依从关系。

3. 在整个病理变化中,经络只是参与变化的一个部分,不能单用经络代替整个机体的病理改变。

4. 经络是组成人体的一个部分,而"病"是机体阴阳失调的结果,是属于完全不同的两个概念。

第二,本文的写作目的并不在于争"经"与病这一字之差,而是希望通过讨论,对《伤寒论》的辨证法则有一比较正确的认识,从而对这一有高度实用价值的古典医著能更好地学习和应用,使其能在"古为今用"的方针指导下发挥更大的作用。

(弟子 胡连玺)

三部六病论析

三部六病学说从提出至今,经历了几十年的风风雨雨,今天已初步形成了自己的理论体系,为了进一步完善与发展这一学说,有必要对其进行深入的论析。我曾为三部六病学说写过一副对联,上联为"取表里、划三部、含中外哲学奥理",下联为"论阴阳、分六病、吸古今医家精髓",横批为"继往开来"。这里概括了三部六病学说的产生、发展与前景展望。今天形成的新的理论体系,不仅有理论上的升华,更有实践中的创新,是对中医和西医学解构与重建的尝试,是求各医学派别通约性的公式。为了有类别地论析三部六病,我将分作几方面论述。

哲学的启迪

一种新思想、新学说的诞生,无论创始人是有意的或无意应用哲学思想于其中,都要受到某些哲学思想的支配。三部六病学说也不例外,《周易》思想、控制论、耗散结构论、协同论、突变论等都隐含于三部六病学说之中,也是这一学说能够发展壮大的动力之一。

(一)《周易》的导向

《周易》是我国一部最古老的哲学著作,也是最具有迷人色彩的神秘著作。它的哲理具有解释一切事物的巨大包容性。因此,在中国古代无论哪门学科,都渗透着这一哲学思想。在医学著作中,无论《黄帝内经》还是《伤寒论》都是在这一思想支配下而诞生的。

《周易》将宇宙作为一个大系统来研究,这个大系统的性质以阴阳而概之。它将这个大系统的要素分作三个方面,即"天、地、人"。研究这个大系统中"天、地、人"的运动发展规律,依卦而预测"天、地、人"的未来和发展趋势,指导人们的社会实践。"天、地、人"无论哪一个要素起大的变化都会影响这个大系统的正常运行,"天生、地长、人治"是它的基本思想。"天、地、人"协调发展是宇宙正常发展的基础,"天、地、人"无论哪一要素的变化,足以影响大系统时,则大系统就要发生变化;反之,大系统的变化也将影响各要素的发展变化。现在人类活动与自然界的关系也引起世界各国的极大关注,也说明了三要素的变化影响着人类的生存。

这种将一个系统分为"三要素"的观点,在《伤寒论》中有,在三部六病中就更明确地将人体这个系统分成了三个子系统,即人体是由"表、中、里"三部的要素组成,每部作为整体要素之一来说,其变化和发展到一定程度时就会影响人体这个大系统的变化与发展。因此,这种将人体这个大系统分作三要素的分类,三部六病是承《周易》的哲学思想来的。另外,《周易》和道家"道生一,一生二,二生三,三生万物"的思想在三部六病中有了充分的体现。"道生一"是指一个系统事物的产生是由一定的规律(道)而产生的,"一生二"是指产生了一定事物或一系统后,这个事物或系统已处在一个阴阳对立之中,但是,单纯的阴阳对立不能构成事物的系统,只有阴阳的统一才能形成特定的事物或系统,这种对立与统一是由阴阳双方决定的,这就是"道生一,一生二"的道理。

在疾病状态下,不仅有阴阳对立的两型,还有阴阳交渗的一型,三部六病中的每部病的阴阳分类和部病的产生,以及整体阴阳与体证的分类法都源于此。又由于各部阴阳的交渗与复合,所以出现了"三生万物"的各种复杂证,三部六病中的合病合证、整体病、局部病都是受"三生万物"影响而产生的,形成数以千计的复合证型。

另外,"易"字是由"日"和"月"二字组成。日在上为阳,月在下为阴,日月同体为太极。"易"代表整个宇宙如日月运行变化不息。《周易》还指出事物都处在不断变化之中，即"非交则变，非变则交"。交易与变易是周易的精髓，也是一切事物发展变化的动力。交易是事物的量变过程，变易是事物质变过程。三部六病中的对疾病的传变的分析，正是这种思想的体现。

通过以上简单分析，不难看出，三部六病学说也是在《周易》导向下产生的。

（二）系统科学的轨迹

系统科学是一门新兴的学科。系统科学是以系统及其机理为对象，研究系统的类型、一般性质和运动规律的科学。三部六病学说中以人体为一大系统，三部为子系统。疾病状态下，研究这个特定系统的"类型的一般性质和运动的规律"，三部六病学说是沿着系统科学的轨迹运行的。现以系统学分析一下三部六病特点。

首先，从系统的概念上分析三部六病学说。"系统是由两个以上的要素（部分、环节）组成的整体……作为构成系统的要素也可以是单个事物，也可以是一群事物组成的子系统"；"系统的各要素之间，以及整体与环境之间存在着一定的有机联系，从而在系统的内部和外部形成一定的结构和秩序"。三部六病学说把人体看作一个整体大系统，它是由三个要素或称三个子系统——表、中、里三部构成的，三部的有机联系形成了整体。在这个整体的内部和外部形成了一定的结构和秩序，外界环境是机体这个大系统从属的更大系统，机体在环境中生存是其具备了系统的特性而决定的，简而言之，可做如下对比解释：

系统科学	三部六病
系统是由要素组成的	整体是由三部构成的
要素以一定的结构形成系统，各要素在系统中地位和作用不尽相同	三部以一定的结构形成整体，各部在整体中地位和作用不尽相同
系统的性质取决于要素的结构	整体的性质取决于三部的结构
系统与环境存在着密切的关系与联系	机体与环境有着密切的关系和联系（天人相应观）
系统和它的环境之间通常都有物质、能量和信息的交流	机体不断地从环境摄取养分，氧气和排出体内，进行着物质、能量、信息交流
系统与环境的物质、能量、信息交换过程中，既能通过调节保持自身的稳定状态，又可以进行要素和结构的重新组合，从而产生新的功能，以适应环境的变化，这就是系统的自适应、自稳定、自组织、自控制	三部六病学说在协调疗法中，强调通过整体与各要素的调节，使机体保持自身的稳定（健康），又可以通过治疗这一手段，使病理过程消失，使机体能很好地适应环境的变化。三部六病强调机体的八要素特性正是对系统科学的应用

通过以上简要分析,不难看出,三部六病学说是按系统科学的轨迹运行的。

（三）新说的色彩

三部六病学说不仅按系统科学的轨迹在运行,而且还具备当代许多哲学新派的色彩。诸如信息论、控制论、耗散结构论、协同论、突变论、灰色理论等。正因为其有了信息论的性质,才能将各类的症状、体征等转换为数学模型而进行计算机处理形成独特的电脑软件。三部六病学说将临床的各种信息通过加工而形成系统的证,将这些证归纳为二十三类,如单证、六病、部病、合病合证、局部病、整体病等。

三部六病学说的控制论思想是通过方剂的治疗而达到控制疾病过程的目的,使病理过程消失,生理过程恢复。通过方剂的种类大小,疗程长短,而测出疾病性质大小与过程,从而为其形成系统的辨证论治体系提供了可靠的依据。

耗散结构论是研究开放系统的,其基本概念是指一个远离平衡态的开放系统,通过不断地与外界交换物质与能量,在外界条件的变化达到一定阈值时,能从原来的无序状态转变成时间上、空间上或功能上的有序状态,当外参量继续改变时,还会出现一系列新的结构状态。这种在远离平衡态情况下所形成的新的有序结构,称为耗散结构。三部六病学说研究的人体是一个开放系统,这个开放系统不断地与外界交换信息、物质与能量。三部六病学说主要研究病态机体的情况,这种病态机体就是一个远离平衡态的开放系统,依赖其非线性的反常涨落机制,使"局部病变的扩大引起整体反复地出现",此时的涨落驱动了平均值,使之由一种状态变为一种新态。三部六病的治疗观正是使机体由一种病态转变为生理态。耗散结构使机体的病态熵增转为负熵状态,从而使机体的病态三部由无序向有序转化,达到康复的目的。

协同学又称协同论,是研究子系统如何协作而形成宏观尺度上的空间结构、时间结构和功能结构的,特别是研究有序结构是如何通过自组织的方式形成的。三部六病学说的协调疗法就是通过协调整体与局部的关系,使机体在"空间结构、时间结构和功能结构"上达到更好协同的目的。就是在组方的过程中,也是充分考虑了各药物之间的协同关系而拟定的。因此,协同论也是三部六病学说在辨证中的重要思维方法之一。

另外,突变论是三部六病学说讲疾病转化的重要依据,突变是事物的质变,包括局部的质变与整体的质变,病变机体向健康机体的转化是量变基础上的质变,也是量变基础上的突变,对疾病转变的分析,正是这种思想的体现。

总之,三部六病学说充满了以上新理论的色彩,在这些理论的指导下,三部六病理论正朝着伟大的目标前进。

医学的遗传与变异

在生物界，遗传与变异是司空见惯的事，也是生物生存发展的基础。在学术界、知识界、思想界等也都具有遗传性和变异性。三部六病学说就是医学理论发展与临床实践发展过程中遗传与变异的例证。

（一）难醒的梦

中医学的发展经历了一个非常漫长的历史时期，这在世界医学发展中，也是独一无二的。在几千年的发展长河中，几乎无大的格调变化，以其特有的形式像蜗牛一样爬到了今天，似乎科学技术的高速发展对其无什么影响，沉迷于自己的美好梦境中，悠哉！悠哉！其乐无穷。足矣，足矣。尽管有许多有识之士高声呼唤，但是，一些中医的历史梦是难以惊醒的，其原因何在呢？大概有下列几方面因素：

1. 哲学思想巨大包容性的羁绊　中医的哲学思想是以《周易》思想为指导的，以五行学说为说理工具，一切现象都会得到圆满的解释，因此无须进行深入的分析，也无须对自身的缺点进行反省，这种自满性占据了统治地位。

2. 临床实践有效性的自满　中医的临床实践，从古到今形成了独特的理、法、方、药体系，对几乎什么病都能"辨证论证"，而且疗效有的甚好，甚至今天西医在治疗方面常常也不得不求助于中医。因此，这种有效性助长了中医自满性和不求变革性。有现代科学的分析，也能看病，无现代科学的分析也能看病，所以一直保持着中医特色，沉睡不醒。

3. 新医学范式的缺乏　今天要使中医发展，必须对其医学范式进行解构与重建，关键在于重建新的医学范式，这好比一些人住在旧房子中，虽然不好，但生活起居照常进行，如果你今天不盖新房子，拆了旧房子，住户是不会答应的，因为他们丧失了生活起居的基本条件。今天中医也一样，如果没有个新的医学理论体系出现，代替其在临床中的指导地位，那么，你抛弃旧的中医范式不仅中医不同意，就连广大人民群众也不同意，因为他们失去了用西医也不能代替的解决问题方法。所以必须有新的医学范式问世，才能惊破中医之美梦，才能推动中医的发展。三部六病学说正是这样一种学说。

（二）必然产物

三部六病学说是家父刘绍武 70 余年的理论研究和临床实践的结晶，早在1959—1962 年时，就在太原中医学会用其特有的新观点讲释《伤寒论》，当时有不少中医界的知名人士称之为"离经叛道""割裂经文""标新立异"。但他们的评议不能阻碍家父的改革中医的志向，要创立具有民族形式与民族风格的新型中医辨证论治体系。

1. 择医的动机　家父少时多病，13 岁曾遇一乡村医生为家人看病，当时，家父问："看病难不难？"医生答："很难的。"又问："你是怎样学会的？"医生笑笑而已。在"不为良相当为良医"的思想指导下，家父 17 岁立志学医，奋发读书，以书为师，渐深入临床，免费登门为人诊病。初看病时，每当开出处方后，次日清晨天未亮，必到病家大门前看一下，是否有白纸贴出（是否吃错药死了人）。幸喜无此事发生。未及 3 年，医名渐扬。24 岁时，自己组建了长治友仁医院和友仁医社，从事临床与学说研究，此时已名振上党，凡回襄垣家中，必有患者蜂拥而至，走后数日求医者仍络绎不绝。以医救民于疾苦是家父之志，以廉而教于世是家父之德。孜孜不倦，追求真理，"以是者为是、非者为非"，正是这样的择医思想与医学态度支配下，才促使他创立了三部六病学说。

2. 对《伤寒论》的赞颂和质疑　《伤寒论》古今中医人士皆颂为经典著作，以其特有的辨证论治思想指导着临床实践和理论研究。家父也不例外，早年就对《伤寒论》进行了较全面的分析，肯定了《伤寒论》是汤方辨证的鼻祖。但是，由于《伤寒论》的错误和缺点又影响其对临床的指导性，故对重新整理《伤寒论》提出了自己的八字方针，即"立纲、归类、正误、补缺"。对《伤寒论》中有纲不系目者，重新立之，如厥阴病等；有证方不合其类者，重新归之。如太阳病的归类，大都不合其类；对原文有错误者，当纠之；对遗漏不全者，当补之。早在1933—1945 年间，家父就提出了"仲景学说观""仲景证治观"和"仲景药能观"。当时避战乱栖身于天水、西安等地，虽有张辅轩先生整理成册，拟于出版，因闻日寇投降，惊喜之际，急于还乡，竟导致稿文全失，后几经查访，仅收得"仲景证治观"残稿一卷。后于 1959—1962 年在李子魁同志的帮助下，又撰写成"仲景学说观"。李子魁同志将稿件多处投递而未能刊登。但家父矢志不改，在 1973年的下乡巡回医疗中，将多年对《伤寒论》的质疑，在讲解三部六病中公布于众。按照上述八字方针，在这次讲解中，将自己近 40 年的临床经验和学说思想一泄而出。以后经其弟子胡连玺、郭维峰、宿明良等人撰文，多刊物登载才为中医界所知晓。

家父的三部六病学说以其对《伤寒论》的赞颂和质疑并行的态度提出了自己的学说框架。

（三）历史使命

三部六病学说公诸于世后，虽然私下非论者屡见不鲜，但至今无人敢以文章会之，这实为憾事。可能不少人读过《差异·困惑与选择》一书，这些作者们以其特有的慧眼说明现在医学中存在的问题和医学发展的方向，历史赋予我们的任务是对旧医学的解构和对新医学的重建。在其原文中写道："解构包含两层涵义，一是对原有概念的分析批判；二是对原有理论系统（或称理论体系）的分析批判"。"新理论体系的重建，包括概念的重建和规则的重建等"。作者们仅是看到旧医学的缺点和错误之后，提出自己的重建原则设想，他们既无自己重建模式，也未见到别人的解构与重建的模式，因此，他们理想尚在梦幻之中。今天三部六病学说特别是我写的以三部六病学说为框架的《异源同流》，已将他们的梦变成了现实。《异源同流》既是对旧医学的解构，也是对新医学的重建，尽管是一个雏形，但是已具备了新概念、新理论，将肩负着历史的重任，在发展的道路上不断完善着。

医学的展望——异源同流

《异源同流》（1992 年出版）主要内容是对旧医学解构，特别是对中医的解构，同时也是对新医学重建的尝试。

（一）概念更新

在三部六病学说中，特别是宿明良在 1985 年整理的《三部六病》一书（未出版）中，我对三部六病的合病、合证、兼证并病等概念做了明确的规定，避免了《伤寒论》中的模糊性与混杂性。在《异源同流》的"三部六病辑要"中，我又将三部六病的概念范畴在第一章中，以十三节分别予以了论述，这里不仅包括了概念的更新，而且包括了理论体系，治则规范的更新。我以三部六病辑要为总框架，分别对三部六病、《伤寒论》《金匮要略》《温病条辨》、中医辨证、中医药物学、中医方剂学、西医药物学等进行了重新分类，使中西医都纳入三部六病体系之中。在三部六病的规则范围内进行辨证论证和辨病论治，在宏观上以中医的阴阳论为指导，在微观上以西医的分析论为手段。只有以阴阳论为指导，才会在临床中不偏离正确的哲学轨道，同时，也只有以分析论为手段，才能对局部有清晰的认识，才能摆脱那种以猜想代替事实真相的模糊概念和荒唐结论。

（二）解构与重建

三部六病学说是一种新的辨证论治范式，以其为模板，先将旧的东西进行解构，使《伤寒论》《金匮要略》《温病条辨》等中医经典著作在三部六病学说中找到了互通的桥和通约性。我把这些著作条文按三部六病的框架进行了重新归类排列，这是第一步工作，先让这些著作的条文在三部六病学说的大厦中找到自己的位置；第二步工作是要对这些条文进行逐个审定，保存其精华的部分，弃除其糟粕的部分，这是一项艰巨的工作，可能不是我一个人可以完成的，特别需要靠年轻人去完成。我对这些著作或书籍的解构和重建是想证明三部六病学说是可以包容各家学说的，也是医学统一的一种尝试。可能在今后的发展中还会有别的医学范式出现，来概括中西医各家，从目前来看，还未见出笼，希望再有"一枝红杏出墙来"。

（三）展望

三部六病学说是一种对旧医学解构与重建的尝试，是一种新的医学范式，尚处在初级阶段，有许多东西需要再完善。我的设想是：在以后的医学教学中，以三部为总框架，每门学科都以三部来划分，基础学科是这样，临床学科也如此。编写三部六病学说的医学教材，以三部六病学说总则来讲解和处理临床问题。总之，我们要吸收中西医的优点，完善三部六病学说的医学体系，达到医学的五化标准，即辩病辨证标准化、治疗原则统一化、制剂用药规格化、临床观察客观化、资料分析科学化。使整个医学在统一的、公认的原则下来运行。我正在编写一部中西医统一的范本——《系统医学》。该书将分为两部分——《系统人体学》和《系统疾病学》，将以全新的观点，对中西医进行彻底的解构与重建。

"各派思想生中外，一家学说吞古今。"我希望三部六病学说在中医走向国际的伟大事业中能不断完善自己，起到范式作用。

（刘绍武次子　刘惠生）

刘绍武三部六病学说是时代的中医论

刘绍武先生创立的"三部六病学说"，对于我们这些学子们来说，都不陌生，都能说出"一、二、三"，甚或"四、五、六"。但老实说要用准确的语言描述完还真不简单，这是我念念不忘的一个问题。

当年我们医院西学中班训练队普及中医时，曾编了一本教材《中国医学史纲要》，近来再读到其中"西方医药，传入我国"的历史。偶悟《三部六病》不仅仅是刘老医疗经验的总结，也是一种学术观，是时代的宝物。它为中医存在而生，也肩负着为人类健康而发展。

自 1840 年鸦片战争爆发到 1949 年中华人民共和国成立，将近 110 年期间，中国社会处于水深火热中，人民过着半殖民地半封建社会的生活。随着帝国主义的入侵，"西学东进"的文化侵略日益严重。西医医院、诊所陡然兴起，先后在厦门、宁波、上海、福州等地设教会医院达 116 所，诊所达 241 处。刘绍武先生 22 岁自学中医时，正处于西学东进时期，他从一册《皇汉医学》里得到启示：一病一方和合病合方。此书虽为日本人汤本求真编著，但理论之源确是中国医学的四大名著之一《伤寒论》。根据此思路，临床一用即灵，激发了刘绍武先生从医的积极性。他立志行医，遂创办了友仁医院，附设医社招揽同好，传播医道，3 年间讲学 140 余次，既广交了朋友，也启悟和提高了自己，医术医理不断提升,渐悟《伤寒论》的要害是"纲不系目"。刘绍武先生晚年的"三纲六要"辨证体系当是此时悟萌而出,并成为其晚年完善三部六病的诚意之作。

在中西医并存时代,中医里出现了学术上的争鸣。

一是以笔代枪,编注医学古籍名著,尽量使其简便通俗易懂,扩大读者,加速人才培养,以图扩大和巩固国医实力,出现了一批注解作家。如唐宗海,是学习西医较早的一人,曾著有《伤寒论浅注补正》《金匮要略浅注补正》《血证论》等;余根初,著有《通俗伤寒论》等。这些都为巩固国医阵地起了相应的作用。

二是融合派,运用中医融合西医,坚守国医大门。典型人物当为张锡纯,因两次考试不第,便弃而学医。他知识底厚,又聪颖,很快成为名医,他用阿司匹林曾扬名,著有《医学衷中参西录》,所载方剂多简要适用,影响较大。

三是加紧中医经验、知识的汇集、编纂、出版,显示国医之博大精深,历史悠久。如恽铁樵、谢观、丁福保等人的《保赤新书》《中国医学大辞典》《四部总录医药编》等。

四是同时代的许多医家都争编出版各自的医疗经验,医论相争,甚至有人曲解三部六病的刘绍武是离经叛道。但刘绍武老师的《三部六病》经过了实践的检验,便乘中国共产党号召西医学习中医的东风破蛹而出了。

时势造英雄。三部六病学说经刘绍武先生弟子及后人通力合作,先后由出版了《三部六病精义》《伤寒论三部六病师承论》《仲景学术观与仲景证治观》《刘绍武》(中国现代百名中医临床家丛书)、《刘绍武讲评伤寒杂病论》以及《中医三部六病翼:试习伤寒论》等,特别是 2009 年 5 月,中国中医科学院教授苏庆民、李浩主编的《三部六病医学流派丛书》共五册,更是一部关于三部六病学说的力作,对三部六病学子团体起到统领、聚力、协调、团结之作用。有利于三部六病事业健康迅速地向前发展,更好地为民生服务。

我坚信刘绍武先生的三部六病理论必将随着我国国力的增强、民生生活的改善、慢性病的普治、扶贫工作的胜利而巩固成果,并将会发挥更大的作用,不仅在国内,也将走出国外,为全世界人民健康服务!

(弟子 郭维峰)

刘绍武时代三部六病学说形成、发展的四个阶段

一、第一阶段(1926—1938 年)

1926 年,刘绍武 19 岁,到长治县经坊煤矿当学徒。由于他从小体弱多病,学徒期间,遂立志学医以求自保。学医之初,与煤矿会计马云亭互为师友,共同学习会计和医学,并利用业余时间为百姓义务治病,分文不取,名声渐扬,后

来与当地人民结下深厚感情。

学医之初，刘绍武治病以时方为主，并且取得了不错的疗效，求医者络绎不绝。到了 1928 年，他在书店买到中华书局出版的汤本求真所著《皇汉医学》，从日本"一病一方""合病合方"运用伤寒方中得到启发，开始萌生运用《伤寒论》方的念头。

1930 年，刘绍武在长治西街创办了上党地区的第一家医院"友仁医院"，并成立了"友仁中西医学研究社"，亲自担任院长及社长，逐步成为了当地远近闻名的医生。刘绍武每周有 2 天在"友仁医院"出诊，逢周日在"友仁中西医学研究社"召开一次学术研讨会，讨论内容在医社内刊上发表，前后共出刊 140 多期。1933 年长治举办中医考试，共录取 12 名，友仁医社社员竟占到 10 名，社会影响很大。从 1928—1933 年，刘绍武虽然不断学习研究《伤寒论》，但治病仍以时方为主。经过 5 年学习与反复思考，刘绍武认识到对《伤寒论》"只讲不用"的根本问题在于"纲不系目"，遂欲重立"六纲"。为了获得伤寒方的临床经验，刘绍武痛下决心，彻底放弃时方，全面改用伤寒方治病。

从 1932 年改用伤寒方到 1939 年的 7 年时间，刘绍武全面、系统、连续、长期运用伤寒方给当地百姓治病，不仅疗效好并深受患者拥戴，更为刘绍武理解《伤寒论》的精髓奠定了不可或缺的坚实基础。那时，老百姓生活困难，治病花不起钱，《伤寒论》里的方子仅几味药，花钱少、效果立竿见影，很受患者欢迎。只要患者提出要求，刘绍武就骑车到患者家里看病，不吃饭、不喝水、不收诊费，患者甚是感激。

这一阶段，刘绍武在学术上取得的最大成就是"重立六纲"，为创立了三部六病学说奠定了理论框架。能够取得这样的成就与当时的社会环境密不可分，由于当时老百姓的生活条件极其艰苦，方圆数十里没有医生，因此敢于放胆使用伤寒方。实践出真知，刘绍武通过学习努力、不断实践开始真正明白仲景之原意，还《伤寒杂病论》之原貌。直到晚年，刘绍武仍然对这一阶段的行医经历念念不忘，感慨地说："是经坊煤矿周围的老百姓成就了我的三部六病。"

二、第二阶段（1940—1957 年）

刘绍武 1940 年到西安，同年 2 月，刘绍武报名参加中医考试，获得合格证书，随后在尚仁路（现解放路）公字 1 号挂牌行医。在西安期间，参加了西安中医学会，参与创编了《国医周报》。

1943 年底，刘绍武辗转到达甘肃天，在天水纪常路开设了友仁诊所，并重新恢复了友仁医社，成员多是汇集此地的同乡和社会名流。1944 年 8 月—1945 年 5 月，在友仁医社首次公开讲授了三部六病，以立纲、归类、正误、补缺"八字诀"原则重新整理《伤寒论》。后来,学社成员张辅轩根据笔记将讲课内容整理成《仲景学术观》《仲景证治观》和《仲景药能观》三部分,约 30 万字,由于张辅轩个人原因这三部著作最终未能出版。

1949 年 11 月,刘绍武几经曲折回到襄垣老家,1950 年正月在长治西街同仁联合诊所坐堂行医。当时,刘绍武在长治地区影响很大,研制的"团鱼丸""小红丸"效果独特,销量巨大,为诊所带来了丰厚的效益。1956 年 1 月,刘绍武先生被诬告入狱,经省公安厅详细调查,9 个月后被无罪释放。从此,刘绍武离开长治,留在太原,住在新民东街 9 号院 12m² 房屋内,并长达 25 年之久。同时,定期在"大仁堂药店"坐堂看病,疗效显著,求医者甚多。

这一阶段,刘绍武生活上的最大特点是辗转奔波,居无定所。从山西到陕西再到甘肃,后又回到山西;从长治到西安再到天水,再从天水回到长治,最后定居太原。每到一地,刘绍武为了谋生找药店出诊,在为患者治病的同时还要考虑为药店创收。由于伤寒方药少价低,迫不得已又将已经放弃多年的时方拣起来充实到伤寒方之中,用药习惯从上一阶段单用伤寒方转变为这一阶段伤寒方加时方。这种转变的最初动念只是为了解决生计问题,却为后来创立协调疗法做出了最早的尝试和积极的探索。这一阶段刘绍武在学术上最大的成就是建立了"三部六病辨证论治体系",标志着三部六病学说"局部病治疗体系"的基本形成。

三、第三阶段（1958—1991 年）

1958 年,刘绍武在太原市坝陵桥卫生院参加工作,1959 年以研究员身份参加太原市中医研究所的筹备工作,次年正式入职。

1972 年,刘绍武按三部六病思路讲述了《伤寒论》。1975 年,因长期超负荷工作,加上 20 余年生活条件艰苦,积劳成疾,两次在工作中晕倒,只得在家休息养病,一直持续到 1980 年。在家养病期间,弟子郭维峰、宿明良、阎荣科每周二、周五下午登门求教,刘绍武向他们系统讲授了三部六病学说。1979 年,郭维峰根据刘绍武的讲授整理成《三部六病》(1979 年版),约 10 万字,刊印作为内部资料在医界交流,也成为第一次系统介绍三部六病学说的资料。胡连玺根据刘绍武讲述的内容,特意为该书写了《试论〈伤寒论〉"六经"当为"六病"》和《三部六病叙述》两篇有重要意义的文章。

1980 年,刘绍武被评为太原市唯一的中医主任医师,并担任山西省高级和中级职称评审委员会评委会委员,主管中医组和中西医结合组职称评审工作。

1984 年,太原市中医研究所举办了高级医师经典著作提高班,刘绍武系统讲述三部六病学说,共 42 次,宿明良作了详细的笔记,并根据讲课录音整理

《三部六病》(1984年版),约20万字,印行2万册,在社会广泛流传。同年,山西中医学院成立"三部六病学社"。至1988年,刘惠生牵头成立了"山西三部六病中医研究所",徐黎明牵头成立了"北京军区中医三部六病研治所",刘东红牵头创办了"山西医学院三部六病学社"。

1990年,刘绍武被确定为首批全国老中医药专家学术经验继承工作指导老师之一。这一年,刘绍武首次提出了"三纲六要",对三部六病学说作了高度概括,并为山西医学院"三部六病学社"的同学做了详细的讲解。

刘绍武从1959年筹备太原市中医研究所一直到1991年退休离开太原市中医研究所,行医时间长达30余年。其间,有太多的辛酸苦辣,工作繁重,生活条件艰苦,不堪回首。刘绍武在太原市中医研究所工作也卓有成效,日门诊量常在百人以上,被誉为"山西四大名医";给"中医大学班""高级西医学习中医提高班""中医中级班"等带教;主管30张"溃疡病病床"和20张"脉管炎病床"的临床科研工作。最让刘绍武欣慰的是,在太原市中医研究所工作的30年,顶住重重压力,克服重重困难,坚持试验协调方剂,坚持"定证、定方、定疗程"的学术路线,坚持"一方到底不中途换方"的治疗方案,最终认清了整体病的基本规律,建立了三部六病学说"整体病治疗体系",创立了针对各系统疾病的协调疗法,标志着三部六病学说的学术体系基本完成。

四、第四阶段(1991—2004年)

1991年11月,刘绍武以85岁高龄,携孙刘东红及山医"三部六病学社"部分成员前往海南,亲自实施三部六病事业的"海南战略"。次年,在海口市成立"海南三部六病中医研究所",边看病,边休养,直到2004年12月2日,在海口与世长辞,享年98岁。

刘绍武在海南期间虽然没能实现三部六病事业"海南战略"的伟大理想,但是却最终完成了三部六病学说。刘绍武去海南之前一直在北方生活,对北方人的体质和患者甚是熟悉,创立的系列协调方剂对北方人的体质和疾病有普遍适用性。到了海南以后,刘绍武发现原有的协调方剂不适应南方人的体质,因此,重新开始探索、研究适应南方人体质的协调方。经过10余年的努力,一套适应南方体质的协调方终于完成,加之已有一套适应北方人体质的协调方,伟大的协调疗法在刘绍武手上最终得以"圆满"。

结语

进一步了解刘老时代三部六病学说形成的四个阶段的意义是什么?用一句话概括,即有利于正确认识三部六病学说,有利于掌握三部六病整体疗法。反之,就容易把三部六病这个"经"念歪了。我们学习三部六病的人不要以静止、不变的眼光来认识刘老和三部六病学说的,因此,或人云亦云,或任意发挥。事实上,刘老时代三部六病学说形成的四个阶段是一个整体,前后跨越80年,是刘绍武认识医学真理、探索医学真理的完整过程,是刘绍武以毕生心血铸就的伟大思想。其中,每一阶段相互关联,必不可少。学习三部六病的人必须以动态的、不断发展的眼光来看待三部六病学说,才能真正认识三部六病学说,才能懂得三部六病学说的精髓,才能掌握三部六病学说的核心诊疗技术,才能明白三部六病事业为什么是一次医学革命。

(刘绍武嫡孙　刘东红)

怀念刘绍武老师

刘绍武先生辞世已经5个月,然先生之音容宛在,精神长存。其不遗余力致力于中医事业之精神,仍在不断激励侪辈努力奋进。

先师早岁学医,于1925年在长治市创设友仁医院,并附设友仁医社,广纳中西医师为其社员。每周组织1次专题讨论,如是3年,学乃大进,名亦大噪,凡危重证之病家必求先师一诊以决生死,方得无憾。抗日战争时期,师先后移壶于西安、天水等地。在天水期间,应诸多学子之要求,诊余之暇,为之讲授《伤寒论》。在师之主持下,众学子将讲授内容编为《仲景学术观》《仲景证治观》《仲景药能观》三书。适逢抗战胜利,先师急于返里,未及付梓而稿已散失,实在可惜。

先师之医德高尚,确为侪辈之典范。其诊病无论贫富,普同一等。师之自奉,至为简约,无烟酒之嗜好,布衣素食而已。而遇贫困无力购药者多全力周济,实可谓"普救含灵之苦"。1946年,先师在我市济华药庄出诊,由于疗效卓著,求诊者甚多。计其所得,除资助贫困者外所剩甚微。药庄经理谓师曰:"先生如此理财,入一出一,如遇急须奈何?请容我为先生管理三日,以备急用。"师颔之。遂以3日之诊金购得蜂蜜两瓮。3个月后师返里时,仅以此蜂蜜所折作为盘缠。

先师之诊病多奇验。昔在西安时,某商号副理陪经理求师诊治,诊毕,副理亦求一诊其脉。诊得细而空虚,时隐时现,重按豁然。询其有何苦,对曰一无所苦。其脉即世俗有谓鬼脉者,《伤寒论·平脉法》曰:"脉病人不病,名曰行尸,以无旺气,卒眩仆不识人者,短命则死。"遂曰:"汝先归店,我与你经理尚有他事。"谓经理曰:"其病颇危,宜速归。"经理归后谓副理哄言曰:"适得尔家中口信,令汝急归。"遂赍资遣返,未及家而死于途。1960年,师参与某病之中西医联合抢救,诊疗之余,延师至病房一诊两位危重患者,诊毕谓院方曰:"甲某之病危在旦夕，乙某之病一时尚无危险。"甲某果夜半卒。诸医问所以然之故，师曰："《伤寒论》曰，按寸不及尺，握手不及足……夫欲视死别生，实为难矣。今甲某之脉，跌阳、太溪皆不可得，此为胃气、肾气已绝，故断其只在朝夕之间，而乙某之脉虽弱，而跌阳与寸口相应，故断其当下无碍。"农民武某，患周身起硬核数十枚，经某研究所查为绦虫包囊，归来太原求师诊治，除脉弦外他无所苦。师遂嘱余疏攻坚汤，另以雷丸15g为末，分3次用药液送服。4剂而硬核全消。

师之治学，法度谨严。尝谓："文以载医，虽一字之误，动辄关乎死生，不可不慎。"如《伤寒论》猪肤汤证："少阴病，下利，咽痛，胸满，心烦，猪肤汤主之。"虽解其为阴虚有热，而用阴柔滋腻之猪肤施于下利，恐终非所宜。而千百年之文献能无鲁鱼亥豕之误，考虑"下"字为"不"字之讹，若径改为"不"字，则全证可通，用亦不爽。

师之治学，不拘一格。有关医籍，无不涉猎，无中西门户之见。虽边缘之学，如全息论、自动控制论等亦多详参。师尝谓："学术是古往今来人类智慧的结晶，无古今、无中外、无尔我，以是者为是、非者为非，永远以先进代替落后。"至九旬高龄，仍奋学不已。故其说能日新月异，层出不穷。曾有诗一首，以勉门下。其诗为："一望大海渺无涯，敢驾轻舟探由来，乘风破浪飞也去，方知彼岸有亭台。"

师之于古医籍，最推崇者首推仲景之《伤寒论》，认为辨证之精为诸法之冠，组方之妙为医方之首，故穷毕生精力以研习之。然今所见之《伤寒论》，已非仲景原貌，经孙真人之搜集，宋儒之校雠，方得流传至今。然遗漏、错简、缺失、后师增入等失误常有，使学习不便，运用困难。爰对于《伤寒论》之整理，仅注释不足已其事，正如先贤所说：如拆旧房，营新屋，非有大匠之才不可。绍师即独具匠心，而竟此事。至20世纪70年代，规模粗备，为区别于原书，而名曰三部六病。

1979年，郭维峰兄与我整理之初稿，由太原市中医研究所内部刊行。2004年，由刘惠生先生重编之《三部六病精义》正式出版。此说以表、里、半表半里三部论病位，以阴阳论病性，每一部中均有一阴一阳相对立之二病，遂成六病。即表部有太阳病与厥阴病；里部有阳明病与太阴病；半表半里部有少阳病与少阴病。完全符合了阴阳的对立统一法则。诊断一确立，治法亦相应确立。如治疗三阳病，太阳病用辛凉解表法，阳明病用攻下法，少阳病用清热法。至于合病、兼证之证治皆各井然。六病辩证法既实用于外感热病，亦可用于杂病。然杂病之损害，每为集寒热于一身，合虚实于一体，用六病法辨析又多感不便，师遂又倡"协调疗法"。所谓协调疗法,即使失衡之阴阳归于协调,以恢复体工之自然疗能,再合入局部之治疗,从而使病得愈。师常谓:"若无全身之协调,则难获局部之改善。"自拟调心、调肺等协调诸方,施之临证,每获良效。

师之课徒,不知疲倦,学而有成者甚多,遍及江河南北,已成当代名宿。余从师最久,然性驽钝,所获未及师之十一。即此余绪,亦常得起沉疴,愈顽疾。然未能使师学广大,心常惝惝。师今去矣,难得再聆教诲,早夜以思,怀念尤切,遂于春节前学填《满江红》词一首以志之,并与诸同门及后学共勉。

满江红·述三部六病怀念刘绍武老师

病六部三[1],出仲景伤寒宏集。其理法,幽微精妙,后学圭臬。前承周秦诸贤圣,后启唐宋众明哲。勿缠绵不经注疏言,成空说[2]。建安著,已早佚。治平校,有遗失。按实践为准,擘磨研索。表里可分邪深浅,阴阳能别证寒热[3]。赖绍师重整纲和目[4],功无极。

注:

[1]病有六而部有三,即三部六病,因平仄所需而颠倒用之。

[2]章炳麟曰:或假借运气,或附会岁露,以实效之书变为玄谈。

[3]阳证为热,阴证为寒,为人所共识。然太阳病只麻桂二证,显系寒证,与大法相悖,师为之正之。

[4]原提纲证有不能系目者,如厥阴病即是;又有目与纲不符者,如少阴篇三急下证即是。师皆为重整。

(弟子　胡连玺)

中医大师刘绍武

注:本文资料来自三部六病弟子的不同文稿,初稿曾邮寄征询意见,已有文章、专著修改引用,特此致谢!

1994年9月,年届87岁高龄的首批全国老中医药专家学术经验继承工作指导老师刘绍武先生在海南省海口市以老骥伏枥、志在千里的豪迈情怀写诗给弟子以自勉并共勉:

寻求钻研七十载,

犹如长江永东流;

为了群众三部疾,

俯首甘为患者牛。

2004年12月2日,先生在海口市与世长辞,走完了他"俯首甘为患者牛"

的光辉历程。他依据《黄帝内经》《伤寒论》《易经》的基本学术思想所创立的三部六病学说,成为中医百花园中的一朵奇葩。

高风亮节,医家楷模

刘绍武先生系山西省襄垣县人。先生幼年体弱多病,遂立志学医。在初有成就的基础上,1930 年他在山西省长治市创办山西省第一家私立医院——友仁医院,自任院长并兼任学术团体"友仁医社"社长。在医疗实践中,他学习应用《伤寒论》方剂,走"一病一方"和"合病合方"之路,疗效显著,名震家乡所在的上党地区。中华人民共和国成立后,他参与创立了"太原市中医研究所"并任研究员、主任医师。

刘绍武先生行医讲究医德,自己约法三章:不徇私情,不收礼品,不看人下菜。

不论是熟悉的患者,还是生疏的患者,不论是领导干部,还是工人、农民,凡是前来看病的,他都热情相待,一视同仁。特别是对那些远道而来,家庭经济拮据的患者,更为体贴和关注。

一位女性患者长期疾病缠身,婚后 10 年未生育。省城几位妇科名专家诊断后说她"没有生育能力",绝望之际于 1967 年请刘绍武先生诊治。按刘绍武先生嘱咐,服药几十剂,强壮了身体,生育了两个男孩。在治疗过程中刘绍武先生和老伴还从家里拿短缺的中药供患者急用。患者一家人极其感激,多次送礼品致谢均被拒绝。

另一位患者在援越抗美前线患了溃疡病,部队医院要为他做胃局部切除手术,1968 年收到刘绍武先生开具的治疗溃疡病药方后坚持服几十剂病情大为好转,转业回到太原后继续接受治疗,身体终于康复。患者多次带礼品致谢,均被拒绝。刘绍武先生对他说:"你们在前线为老百姓流血流汗做贡献,老百姓都十分感谢你们。我为你们做些医疗服务是完全应该的。"

52 岁的农村妇女陈某,从小当童养媳,饱尝痛苦,受尽折磨。1969 年又患脊骨结核,住院数月不见好转。外科大夫说即使动手术截除朽骨,成功的希望也十分渺茫。眼看患者垂危,死期殆近,她老伴满脸愁云,心急如焚,为寻觅良医四处奔波。经人介绍终于找到了刘绍武先生。先生为患者开了"阳和汤"方,预期服 150 剂能见效。并再三嘱咐患者:对战胜疾病要有信心,对疗程要有耐心,不能操之过急、半途而废。患者按时按量服药,服到 110 剂时疮口长出了新肉;服 150 剂后,朽骨长出了新生骨质;服到 250 剂时神志清爽,食欲大振,不拄拐杖也能行动,而且还能围着灶台做饭了。就这样,历时 1 年,服中药 250剂,患者的骨结核终于完全治愈。

1971 年秋季, 被刘绍武先生治愈红斑狼疮的患者刘某和她的父母手里提着特意从北京置办来的各式应时糕点和名酒, 进门后就忙着从网兜里掏东西。刘刘绍武夫妇见状, 一边上前死死捏住网兜口, 一边连声说:"不兴这样, 不兴这样!"并耐心地向患者说:"不收礼是我多年的规矩, 如果收下你们的礼, 不就是看不起别人了吗? 患者的心情都一样, 我不能厚此薄彼啊!"患者觉得说得在理, 只好把东西全部提回去。

1976 年夏, 身患糖尿病的某部队医院院长经刘绍武先生多次登门治疗, 日渐好转。第四次上门看罢病, 刘绍武先生正要起身回家, 哪知这位院长早已为他准备好一桌丰盛的酒菜, 还特地邀请了本医院的几位名医作陪。刘绍武先生以曾立誓言"不开先例, 不在病家吃饭"相辞。

1979 年秋, 山西省长治市长子县一位煤矿矿工患者从家乡到太原寻找刘绍武先生。黄昏时分才找到刘绍武先生家, 他一进门就说:"哎呀, 我总算找到您了!"听他断断续续地诉说完病情后, 先生温言安慰, 老伴又给患者端来一碗精粉挂面。诊完病, 刘绍武先生为他开了一剂"调胃汤合攻坚汤", 但他面带难色, 迟迟不肯离去。患者儿子说:"刘大夫, 我们人生地不熟, 劳驾你给找个旅店吧!"先生这才恍然大悟, 他想了一下说:"这么晚了, 干脆今晚就住在我这里吧!"这位老矿工连连说:"这怎么使得? 这怎么使得?"先生说:"不要紧, 我们还沾点老乡关系哩!"。

1981 年, 一位天津市郊区农民患者慕名专程到太原找刘绍武先生求医。初来乍到, 人地两生, 直担心受冷遇。没想到先生不仅给他诊明了病情、帮他抓齐了中药, 还耐心讲解熬药方法, 使这位普通农民患者深受感动。太原杏花岭街一位居民身染伤寒, 急需治疗, 但由于家中孩子多、拖累大, 很难拿出钱来看病。刘绍武先生闻讯后, 连续几次登门为患者诊疗, 先后为这家支付了 20 多元的药费。经过 1 个月的治疗, 终使卧病在床的患者恢复了健康。

1981 年, 一位患胃溃疡的高干患者就诊时, 刘绍武先生一边为他细心切脉, 一边认真问病。患者提出想开点人参一类滋补药品, 刘绍武先生耐心解释:"人参性燥烈, 久用则因燥伤津, 且易上逆, 造成眩晕, 党参之功, 性同人参, 且较人参平和, 无人参上述之弊, 在汤剂中使用稍大剂量, 效果会优于人参的。"患者欣然接受了治疗。

1982 年初春, 省城某单位领导领着妻子, 带名酒、香烟等高级礼品, 专门找到刘绍武先生家里致谢, 感谢先生治好了他多年所患的慢性疾病, 使他又能重新走上工作岗位。刘绍武先生照例婉言谢绝, 再三解释说:"心意我领了, 医生为患者治好了病, 你们高兴, 我更高兴。但这礼品, 我是从来不收的。"礼品在两双热情的手里被送过来又被推过去，最后还是落在患者的手里。刘绍武先生诚挚地说道："对我们医生来说，能看到患者恢复健康，重新工作，这就是最大的快慰。假如我把医术当作资本，以此来换取患者的谢礼，尽管每个患者出于诚心，那我自己不就要变成一个不义的商人了吗？"

刘绍武先生以自己的言行，默默实践着一个崇高的愿望：把祖国宝贵的医学财富造福于广大老百姓，传给新一代，发扬光大祖国几千年来的高尚医德、医风。对此，1982 年 7 月 31 日《山西日报》以《妙手医百病　德高不谋私》为题，在第一版报道了刘绍武先生"不徇私情，不收礼品，不看人下菜"自行约法三章的事迹，说他"为医务工作者树立了坚持医疗道德的学习榜样"；1983 年 11 月 15 日，《太原日报》又以《遵医祖古训导　怀救苦之心》为题，在第一版报道了刘绍武先生的业绩，并在编者按中写道："希望广大医务人员都像刘绍武中医那样，自觉加强医德修养，对患者满腔热忱，对技术精益求精，争做高尚的人、纯粹的人、脱离了低级趣味的人、有益于人民的人"；1986 年 7 月 5 日《健康报》以《高风亮节六十载》为题刊载了先生一生行医的光辉业绩；1993 年 6 月 6 日《海南日报》以《杏林老宿》为标题，1993 年 8 月 21 日《海南侨报》以《杏林老宿高山景行》为标题，报道了刘绍武先生"把自己的经验和研究成果毫无保留地奉献给社会，造福后人"崇高品质。

继承发展，理论探索

中国传统医学是世界医学的重要组成部分，为人类的健康与繁衍起着不可忽视的作用，一代又一代的医家为中医药事业的发展做出了积极贡献。其中尤以被尊崇为医圣的东汉时期的张仲景成就最为卓著。张仲景所著《伤寒杂病论》一书，标志着中国医学临床理论体系的确立。该书包容了古代医家辨病论治与辨证论治的医学思想、论治经验和有效方药，奠定了中医临床学基础，已被两千多年来的医学发展史及现代中医临床实践予以有力证明。如何继承这一中华瑰宝，并使之发扬光大，是摆在众多医家面前的一项艰巨而光荣的任务。作为首批全国老中医药专家学术经验继承工作指导老师之一的刘绍武先生，以其八十多年的医疗实践与精心研究，成为继承、发展《伤寒论》的佼佼者。

刘绍武先生早年在家乡事医，时值瘟疫流行，求医者络绎不绝，当地居民生活贫苦，而《伤寒论》所载方药效优价廉，为他实践《伤寒论》的方剂提供了良好的实践机会。刘绍武先生初读的医书有《陈修园医书七十种》《伤寒论浅注》和张令韶、张隐庵注解的《伤寒论》等。这些医家注解《伤寒论》应用了一个模式，就是本标中气图。以本标中气图作为理论工具解说《伤寒论》用于临床，很难辨清一个病的病位和病性，使学者感到困惑。例如寒、热、虚、实，均可见于太阳病篇,难以对太阳病做出具体的病位和病性的界定。

实践是发现真理和检验真理的唯一途径。刘绍武先生随着在医疗实践中深入研究,方剂越用越多,思路越来越广,对《伤寒论》方剂也有了更全面的了解。他逐渐认识到,张仲景在《伤寒论》对"表、半表半里、里"的称谓是病位的概念,而太阳病、少阳病、阳明病、太阴病、少阴病、厥阴病是病情的归纳。这形成了创立三部六病学说的最初萌芽。他看到日本汉医用《伤寒论》方药治疗,临证时用合病合方,又回头再读《伤寒论》原文,发现张仲景应用桂枝麻黄各半汤、柴胡桂枝汤等于医疗实践就是合病用合方的例证,这使他受益匪浅。"合病用合方",由此他找到了解决临床治疗杂病难的途径,也为后来他倡立三部六病辨证诊疗体系的合病、合证、兼证诊治开拓了思路。

1930 年,随着时势发展,刘绍武先生在山西长治西街创办了山西省第一所中医院——友仁医院,他的医学生涯走上了新的台阶。时任院长的刘绍武先生,一方面诊病疗伤,一方面又创办了"友仁医社"以活跃学术活动,为培养人才和发展学术提供了良好的基地。当时,每周一、周三下午,召集医社社员展开讨论,每次学术讨论都有人负责记录。讨论时争论十分激烈,极有益于学术交流。在此期间,刘绍武先生积累了丰富的学术资料,成为当地的一代名医。友仁医社先后有 10 多名社员经政府考试录用为中医师。

1939 年日寇占领刘绍武先生家乡,先生避难至西安,后又转迁到天水。当年的天水属后方,是文学界、医学界、政界名流逃难聚集的地方。经过不懈努力,刘绍武先生于 1944 年将热爱中医的人士组织起来,恢复了"友仁医社"。他首次以三部六病的学术思想,系统讲解《伤寒论》,并整理出《仲景学术观》《仲景证治观》《仲景药能观》讲稿。这一讲稿以三部六病为病位、病性辨证体系,系统地划分了《伤寒论》中的条文、证候、方药体系,作为仲景学术的主轴线;以病有病位、位有证候、证有定性、以性定方为中心,形成仲景的证治观;以多方重选主方,多药重选主药为宗旨,将《伤寒论》中的方药按部归类、按性定方、依方选主药,形成仲景方药施治的药能观。这是刘绍武先生个人历史上对三部六病学术思想的首次归类总结,是用三部六病解析《伤寒论》的首次尝试。

命运坎坷,矢志不渝

中华人民共和国成立后,祖国建设日新月异,各行各业蓬勃发展。刘绍武先生回到家乡后又在山西长治办起"同仁诊所"。他自创研制的"团鱼丸""小红丸"等药独具特色,疗效显著,大受欢迎,刘绍武先生的医名遍传太行山。

1956 年春,刘绍武先生被诬告入狱,后经审查无罪获释,留在太原,在"达仁堂药店"坐堂看病。由于疗效显著,患者甚多,被誉为当时"山西四大名医"之一。

1956 年，刘绍武先生参与创办了"太原市中医研究所"筹备工作，任研究员，开始了新的医学生涯。他每日集科研、教学、医疗于一身，为创立三部六病学说提供了很好的客观条件。1958 年，李子魁先生为其精湛的医术所感动，积极主动帮助先生重新整理资料，并遵照先生确立的"立纲、归类、正误、补缺"基本原则，以《伤寒论》的全部条文和方药为依据，将刘绍武先生的回忆、讲述一丝不苟做了整理和记录。1962 年，一本新的《仲景学术观》重新整理完结。

1970 年，刘绍武先生在太原市古交区巡回医疗期间，应邀讲授中医，首次明确阐述了三部六病学说。他以《伤寒论》原文为基点，系统地讲解了三部的划分和六病的确立。即：凡是与空气所接触的部位划归表部；凡是饮食所接触的部位划归里部；表里之间，凡是和血液接触的部位，统归半表半里部，亦称中部。按着阴阳对立统一原则，表部阳病为太阳病，阴病为厥阴病；里部阳病为阳明病，阴病为太阴病；中部阳病为少阳病，阴病为少阴病。三部之中划分出这样六类不同的证候集合群，简称为"六病"。

三部六病的辨证论治体系，是对《伤寒论》仲景学术思想的高度概括，其全部课记录由太原市中医研究所的随行工作人员韩基、赵仙梅保存并做了整理，这是三部六病学说的第一部讲课记录稿。

1972 年，山西省举办首届西医脱产学习中医班，由刘绍武先生讲授中医班《伤寒论》的主课。他第一次用三部六病学说为学员系统地解析《伤寒论》，分别讲述了太阳病的诊断要点，厥阴病的辨厥真伪，阳明病的痰、水、血、食的泻法治疗，太阴病的阶段性温补，少阳病的清、降、散、滋治则，少阴病的虚衰证治。使六病的诊疗有部可依、有病可循、有方可治、有药可用。刘绍武先生用了近 2 年时间将《伤寒论》100 余方尽数应用于门诊患者，在 7 万余例患者的诊治中，确定了各方的证候，进而多证突出主证，主证突出纲领证，纲领证突出核心证。由此，纲举目张，做到了按部定证，据证定性，依性定方，以方定名，逐渐形成其临床证治的医药体系。其弟子宿明良把三部六病这些原始讲稿整理完成，成为之后讲学的重要资料。

由于身心过度劳累，1974 年刘绍武先生因病在家卧床休养，但他对创立、推广三部六病学说矢志不渝。当时，第三期西医学中医班的解放军学员郭维峰等耳闻目睹刘绍武先生的医德、医风，极受感动，同闫云科等学员到刘绍武先生家中，听卧病在床的先生讲述三部六病学说。他们边听边记，汇集成文。后经先生大弟子胡连玺增删订补成册，由太原市中医研究所内部刊印，并在当年的山西省中医年会上散发，随即引起中医界的极大关注。

刘绍武先生创立的三部六病学说，是他长期从事《伤寒论》临床实践和理论研究逐渐总结出的科学知识结晶,是对创立具有民族形式和民族风格的中医理论体系的勇敢探索。其精神是十分难能可贵的。刘绍武先生一生治学严谨,实事求是,尊重客观事实,他常教导弟子们说:"学术是古往今来人类智慧的结晶,无古今、无中外、无尔我,以是者为是、非者为非,永远以先进代替落后。"

学说广传,桃李天下

随着身体逐步康复,78 岁高龄的刘绍武先生重登讲坛。1984 年山西省举办中医经典著作学习班时他应邀主讲《伤寒论》。先生精神焕发,系统讲述了三部六病学说。之后,山西中医学院《探春学报》(《山西中医学院学报》前身)编辑部根据宿明良的整理笔记,编辑成册,具有时代性的学术思想再次被整理成《三部六病》一书,内部刊印交流。

1985 年,刘绍武先生参加在成都举办的"第二届全国仲景学术研讨会"。大会开幕的当天,他在大会上发言,首次在全国中医界阐述了自己的三部六病医学思想,并将《三部六病》一书在大会发送,立即引起中医界的极大关注。中国医科大学、大连医学院、辽宁中医学院等单位的专家、教授,纷纷到先生住地,交流学术观点,对三部六病医学思想给予高度评价。王宾宗教授会后又亲赴山西,与先生做进一步学术交流。

20 世纪 80 年代中期,三部六病学说事业蒸蒸日上,一批批新型中医人才脱颖而出。山西中医学院、山西医科大学、首都医科大学先后自发成立了许多三部六病学说组织,从大学教授到莘莘学子,掀起了研究三部六病学说的热潮,也造就了近两千名青年中医人才。

为了跟上信息时代的脉搏,刘绍武先生要求弟子们将他的经验和研究成果研制出计算机系统以方便于广大热爱中医的学习者。1986 年 10 月由刘绍武先生次子刘惠生主持研制的"中医刘绍武'三部六病'计算机诊断系统"通过山西省科学技术委员会组织的鉴定,包括国内著名中医专家关幼波等在内的鉴定委员会的鉴定意见认为:"本诊疗系统如实地再现了著名老中医刘绍武主任医师的诊疗思想与临床辨证论治过程,属于多科多病种的综合中医专家系统,不仅填补了山西省计算机在中医诊疗方面应用的空白,而且这种综合的中医专家系统在国内也属首创,达到国内先进水平。"本项成果荣获 1988 年度山西省计算机应用优秀成果一等奖、1989 年度山西省科技进步奖三等奖。刘绍武三部六病学术思想得到社会的公认和推广。三部六病医学独特的理论体系和治疗手段使许多临床疑难病症找到了治疗的方法,是一次划时代性的理论创新。

1987 年,北京军区卫生部经考查,在中国人民解放军第 282 医院成立了"北京军区中医三部六病研治所"。历时 3 年,"中医三部六病综合诊疗系统"研制完成,成果获得中国人民解放军科技进步奖二等奖、第三届中国专利技术博览会金奖、第九届全国发明博览会金奖。在 1990 年北京"科技文化之光"科技展示会上,其准确的诊断、有效的治疗曾引起轰动,引起国家领导人和军队首长的重视。随即责成北京军区卫生部,继续努力实现全自动化。由中国人民解放军第 282 医院主持,组织中国人民解放军总参谋部第三部、上海中医药大学、复旦大学、上海航天局等单位的专家联合攻关,最终于 1994 年研制成功"中医全自动脉象诊疗仪",使三部六病医疗体系实现了全自动化,使其理论、诊断、方药更加规范、客观、量化。该项目获得中国人民解放军科学技术进步奖三等奖,获得国家专利。后期研究获得国家自然科学基金的资助,成为中医全自动脉象诊疗仪研究项目的重点之一。其《中医脉象数学分析研究》得到了国家自然科学基金的资助。

1991 年 11 月刘绍武先生携孙刘东红前往海南,在当地为老百姓治疗疾病时疗效奇特,深受欢迎。在先生倡仪筹划下,得助于海南恒泰实业有限公司董事长李昌盛大力支持,1992 年 6 月"海南三部六病中医研究所"成立,沐浴沿海改革开放春风,三部六病学说发展迎来了又一个春天。先生惊叹:"天涯长梦数,疑误有新知。"他遥望山西,思绪万千,写下"三晋亲朋若相问,悬壶济世度晚年"的意愿。在海南,他以耄耋之年,继续深入研究中西医名著,深化三部六病内涵,又着力培养出一批出类拔萃中医人才。

2003 年,由刘绍武先生次子刘惠生编撰的《三部六病精义》出版,对刘绍武先生一生的学术思想做了一个划时代的总结。该书有对三部六病学说的概述、三部六病辨证论治、《伤寒论》重辑并释、《伤寒论》述评、三部六病论析,全面系统地对三部六病医学作了阐述,立论新颖,读之可得其益。

大医精诚,医道创新

脉象是生命活动之象,只有活人才有脉象的波动,而非解剖所见。生命活动的载体是气血,呼吸与心跳是气血的活动标志。气血维系着生命的变化,活动的变化尽显在生命的窗口——寸口脉。心有所思,气有所动,血有所化。心情显于表情,表情成于相貌,现于脉而成于象,故称"脉象"。脉象是社会变化、心理活动、病理转化的客观指征。在传统医学中,古人有"二十八脉"之称,是前人脉诊经验的总结,但在实际应用中,难以指导辨证。如浮脉、沉脉主表里;迟脉、数脉主寒热;虚脉、实脉主虚实;滑脉、涩脉主盈亏……但事实并非尽如教科书所讲,如仅以此指导中医临床,依脉定性出现误诊、误治屡见不鲜。而经典教材又不能改动,渐渐地脉象诊断在"四诊"中就被淡化甚至被遗忘了。这是因为二十八脉中有许多脉象实属生理形象,如同身长有高矮、体形有胖瘦、体力有强弱、性格有急缓,属生理表现一样。探讨病理变化之脉,防止"睡入古人的棺材里",创新与发现总是先于无形,在保持绵绵不断的变化中,审视有形状态,以体现造化的结果。病理之脉发于无形、成于有形,从病理信息的发生到脉形的变化,有一个生理、心理、病理潜移默化的过程。"四脉定证"是刘绍武先生依据《黄帝内经》《伤寒论》《易经》所创立的三部六病学说应用于临床实践80多年探索出的诊脉定证经验。是他行医生涯中,顺从天地之道、感知自然变化规律、体察生命变化的渐悟,是临床辨证论治的指南针,是教化后人临证诊疗的经验结晶。

刘绍武先生始终认为,脉诊是中医学的宝贵财富,是一项独特的诊断技术,是一门指导辨证施治的艺术,古人的"舍证从脉"之说当自有其理。先生依据《黄帝内经》《伤寒论》《易经》《难经》《脉经》之说,潜心研究几十年,逐渐摸索出一条"以脉定证"的诊疗方法。面对大量的胃肠病患者,就开始从胃肠道疾病研究入手。他发现,肝阳上亢导致肝胃不和的患者,脉象上于鱼际,脉搏波动在腕横纹以上,甚者波及大鱼际寸许,是气亢的典型表现,开始命名"上鱼际脉"。发现腹满寒疝,少腹冷痛的患者,脉在尺脉以下,依然弦劲有力,尤以右手为甚,是气凝的临床特征,开始命名"长弦脉"。发现肝气郁结、胸胁苦满的患者,脉象寸尺微弱,关脉独大,甚者关部如豆状,是气郁的病理显现,开始命名"聚关脉"。发现脾胃不和导致气血两虚的患者,脉象呈现大小不等、快慢不等、强弱不等,是气乱的集中表现,开始叫"三不等脉",亦名"涩脉"。1971年,刘绍武先生弟子宿明良随先生门诊时对4 432例患者进行统计观察,发现患者尽管病情复杂,变化多端,皆不出"上鱼际脉""聚关脉""长弦脉""三不等脉"的变化范畴,进而有几种脉象复合的情况。如临床呈现的两脉复合、三脉复合,甚至四脉复合,但其脉象特征,尽在"四脉"之中。先生从医疗实践中悟出了热则气亢、实则气郁、虚则气乱、寒则气凝的原理。先生从治疗里部胃肠道疾病入手,发现病性变化的端倪:由里部六腑延及中部五脏直至五官的病性变化,皆与四脉的变化有关。在当时的年代,先生日门诊量达百人以上,患者每日起早排队期待他的治疗。他认真倾听患者陈述、观察舌质舌苔,随即评脉定性,处方治疗。2~3分钟诊治一名患者,每诊必准,每治必效。先生神速的诊断施治,令患者觉得神奇,也令学者觉得不解。每每被问及,刘绍武先生总是淡然一笑,说道:"四脉定证"如同航海家的指南针,在风平浪静、晴空万里时作用不大,而在波浪滔天、暗无天日之时却能指示方向。学者如果能通晓四脉,评出"三不等"时,就可以毕业了。

刘绍武先生语重心长的话语,道出"四脉定证"的玄机,引人入胜。他常说：生命的整体性首先表现在气血的统一性。志为气之帅，气为血之帅，血为体之帅。机体的活动，是气血活动的集中表现，气血的循行由心发，沿着经脉、络脉、孙脉的不同分支层次，灌注着所有维系生命活动的组织、器官。人体组织的实质是血管网络与神经网络的集结，按着生理功能组成不同的系统，形成不同的形状，体现着不同的功能。血是天阳之气与水谷之气的合和之精气，为组织器官输送能量，和调五脏，洒陈六腑。而气则是天阳之气与先天之气的合和之元气，保证血循的动力和张力。在血脉中，气维系着脉道的张力（血压）。如同皮球，皮球之所以能拍动，是因为内有气的张力，而不是压力，张力是反压力，始终保持着生命活动的"度"，过和不及都有反应。高则头晕、低则目眩。在大自然的气化反应中，这个生命之气的张力，就是生命力，脉搏是生命之波激荡的回声，通过脉形、脉位、脉势、脉数的变化，就可以把生命活动客观、规范、量化，给诊断一个判定的指标。

每一个人是自然人，也是社会人，自然与社会的变化必然影响到人的生理变化。人的心理变化，多以喜、怒、忧、思、悲、恐、惊七情表现出来。在日常生活中，为发奋激昂而怒，怒则气上，气上多亢；为担心恐惧而惊，惊则气下，气下多凝；为奉献耗散而悲，悲则气散，气散多乱；为目标追求而思，思则气结，气结多郁。疾病是人生的宣言书，也是人生的自白书。心灵的活动演化成表象，随着时间的推移就固定成形象。仔细观察，气亢类型的人群，脉形越上鱼际；气凝类型的人群，脉形沉于尺下；气郁类型的人群，脉形聚于关部；气乱类型的人群，表现是脉数、脉势、脉形三不等。原北京军区总医院研制"中医全自动脉象诊疗仪"的过程中，就运用此原理进行了成功的设计。国家进行技术鉴定时，鉴定委员会主任委员、北京中医药大学程士德教授在审定设计原理时，做出了"具有重要学术研究价值"的结论，并建议其弟子转告刘老，因"四脉"的独特定义一项发明，可将"四脉"名称规范命名，以示其独到的学术定义。弟子后报请刘老征得同意，最后将"上鱼际脉"定名为"溢脉"；"聚关脉"定名为"聚脉"；"三不等脉"定名为"紊脉"；"长弦脉"定名为"韧脉"。从形成机理上确定了"四脉"的名称，使"四脉定证"的研究名正言顺地登上了学术探讨的舞台。

"四脉定证"原则是刘绍武先生理论的规范。传统诊法之望、闻、问、切，所得大量病证信息，用"四脉定证"追溯其本源可"千锤打锣，一锤定音"。是先生临床辨证施治的神来之笔。他也将深得辨证论治之真谛传授给世人，即如何把握一个人的生理"度"。无论是怒则气亢形成溢脉，还是忧思气结形成的聚脉；或是奉献耗散形成的紊脉；甚是悲观、沉默形成韧脉，都是因为超过了生理的那个"度"，而由心情化作的表情铸就了脉象。"四脉定证"是脉诊学的金标准，沿着这个思路,在确定了四性之后,依据《周易》的变易定义,经过简易、交易、变易、互易的交互与演变,以应"河洛"之数,其医学之文和辨证之数皆可定。在临床,随着简易的溢、聚、綮、韧之分,而有交易的盛、衰、固、执之变;经过变易的腾、坠、超、越之化,达到互易的决、离、复脉之别。十五脉的变数定性,涵盖了病理脉象的全部显现,通其变,明其理,识其数,知其性,由此衍生的"四脉定证,四证定性,四性定病,四病定治"的系统理论,是刘绍武先生留给后世三部六病的思辨框架的具体内容。

中医是医道,是沿着天地变化之道,阐释生命活动之理的学问。《素问·著至教论》有言:"医道论篇,可传后世,可以为宝。"刘绍武先生创新应用协调疗法的实践目标就是促进人的生命过程的自主实现、自由发展与自行和谐。生命活动自身拥有调整一切失和、化解一切疾病的本能。协调的立意就是寒热互消、虚实互补、升降互动、收散互循,八法确立,四相调理。使生命活动趋于自然之道,使疾病自愈。通过协调就是调动这一生命本能,实现中医的治人之道,而不仅仅是治病之学。中医是关注生病的人,人为本,病为标。病态过程与生命过程是不可分割的。协调疗法,体现的是生命之道、自然之道。协调的立意体现着刘绍武先生毕生的经验和医疗艺术,通过对天地人、表中里、上中下、左中右、前中后的时空认识,使神、气、形顺势而为,以和缓、和气、和美的治疗手法,在治疗过程中化病于无形之中,最终实现人类心理的协调与精神的和谐,达到了天人和通的文化背景和形神兼备的艺术境界,只有你的灵魂感知到刘老思想智慧的时候,你才会明白中医之道的上医治国、中医治人、下医治病的医道梯度。医道通于天道,亦通于人道,蕴含着自然、生命、社会大一统的妙法。

协调首先是阴阳的协调,阴阳是两类相反运动方式的相互作用,是对称的。阴阳属性的变化是沿着自然变化规律,以相称的动态保持着严格的法度,维系着生命的正常活动,过犹不及,这个法度一旦偏离,疾病的发生与发展就开始了。

协调疗法,重在调和。本着同气相求、异气相害的法则,协调之治重在奇正之法,合于自然法则。其组方选药,首先取正治法则。寒热共有、补泻兼备,寒则热之,热则寒之,虚则补之,实则泻之,此为逆治;热因热用,寒因寒用,通因通用,塞因塞用,此为顺治。阴阳互动,物极必反,寒热之间,寒以胜热,热以胜寒,寒极生热,热极生寒。寒药、热药互生共存,各负其责,各行其道;顺其势而胜其性,逆其势而灭其病,寒热决定命之生死。虚实兼备,虚实之间,虚以耗实,实以济虚,大实有羸象,大虚有盛候,虚以待补,实以当泻,是生命之能,决定体之强弱。协调正治是寒、热、补、泻四法俱备，伴随着生命活动的脚步，借生命之道将寒、热、虚、实过度之疾，化解于无形之中。

人类发生疾病的根本原因是生命运动方式的失和，而不是物质性致病因素。在生命的时空隧道中，应运而生，气得和则为正气，应极而生，气失其和则为邪气，居中、和谐、通畅是生命运动的最佳态势，失中、失和、失通，就会出现病态过程，成为有病之人。协调疗法之道在于把握病机，调理失和，促进生机，自我康复。求其所因，安其所属，调其态势，以促其和，是刘绍武先生协调疗法的根本原则。先生临证，协调的基本理念是"四脉定证"，溢脉气亢，聚脉气郁，紊脉气乱，韧脉气凝，皆言"气变化"，是因天下万物皆一气。运用中药之性，协调生命之气，如影随形，顺势而调。协调之方，运用芩、连苦寒以清热；姜、附辛温以散寒；硝、黄涌通以泻实；参、芪甘缓以补虚。依天之道，选柴、麻升提以化寒，苏、夏沉降以消热；枳、芍破消以疏实；牡、味收敛以益虚。精选小柴胡汤为转枢之基，取其黄芩之寒、川椒之热、党参之补、甘草之泻、柴胡之升、苏子之降、大枣之收、柴胡之散。四相皆有，八法兼备。由此可见四相互动，八方协调是生命过程的问对，小柴胡汤守中衢之地，是生命之神的枢机，居中央以令四旁。

中药协调讲药性而不用药理，实出于中药治人。以药之偏，调人之偏，微弱能量可以转动枢机，微小信息可以引发突变。药性信息是药之神，如果提取出中药的所谓有效化学成分，其药性所传递的自然和生命能量信息就会荡然无存。选药取性，顺气而施，是刘绍武先生协调疗法的神来之笔。

协调疗法是医道的一个高度，只有像刘绍武先生这样熟读《黄帝内经》《易经》《伤寒论》《金匮要略》《孙子兵法》的医者，才能心领神会，用经典所传达的精神来诠释人类的生命。使智慧与生命形成一种融合与相互提升，不是对疾病的征服，而是自然对生命力的升华。"海到尽头天作岸，山登绝顶人为峰"。我们有幸看到协调疗法的莫大作用，是因为我们站在了巨人的肩上，提升了诊疗高度。

协调是医道至高的治疗标准，是治疗学上那最合适的"度"，协调的理想结果是一切处于和谐之中，这种和谐就是生命活动在自然环境中各安其位，绚烂之极而归于平淡。

一个健康的人生，就是合乎大道的追求，建立一个自循环系统，以一种淡定的心态应对外界的变化。庄子曰："举世誉之而不加劝，举世非之而不加沮，定乎内外之分，辨乎荣辱之境，斯已矣。"一个知晓医道的医者，对用大小、急缓、奇偶不同特性方药，已经不重要了，顺手取之皆方药，非法非非法，居中守虚,空灵无限,病经他手,不治好也难。协调已到了"无招"的境地,因为它的无招,故而难以破解。这就是刘绍武先生晚年运用协调之道,以不变应万变,发出了"有诊断之误,亦无治疗之误"的感叹。医道之识经过内心的陶冶与熔铸,达到了一个融会贯通、无为境界。刘老一生述而不作,就因为文字已经难以说清他对医道的心领神会,留下"四脉定证"与"协调疗法"给后人。如果你知道了他带着什么样的诊疗历程走完一生,也就是你的这个体系能够进入他的体系,这时,也许就会多了一些谅解,读懂了先生诊疗艺术的品格。

在也荣光,去也辉煌

刘绍武先生几十年如一日"俯首甘为患者牛"的崇高品质受到党和人民的尊重和爱戴,为首批全国老中医药专家学术经验继承工作指导老师之一。2002年12月刘绍武先生在海南省海口市再次向世人宣告:"把自己的经验和研究成果毫无保留地奉献给社会,造福后人。"

中医三部六病医学体系,无论从学术观念还是临床实践,均已日趋完善,踏着时空的脚步,一路高歌奔向未来。

2004年12月2日,刘绍武先生在海南省海口市与世长辞,享年98岁。海南省、海口市领导及各界人士怀着难以割舍的沉重心情瞻仰仪容,隆重悼念这位"俯首甘为患者牛"的中医大师。

2007年4月8日,在太原市中医医院隆重举行"纪念名老中医刘绍武百年诞辰暨三部六病学说传承大会"。刘绍武先生一生奉献于中医事业,立德、立言、立方,在研究《黄帝内经》《伤寒论》和总结临床经验的基础上,创立三部六病诊疗体系,使中医诊疗更趋系统化、标准化、规范化,对中医药事业发展做出了突出贡献。《太原日报》《山西日报》《太原晚报》《山西经济日报》《中国中医药报》等都对此次刘绍武先生百年诞辰纪念活动做了专题报道。

正是"三部六病传华夏,高大亭台建设中"。刘绍武先生"把自己的经验和研究成果毫无保留地奉献给社会,造福后人"的遗愿在实现着,先生在也荣光,去也辉煌,他的大医丰碑永远树立在世人心中。

(弟子 胡安棻)

一曲"大医息声"的时代礼赞

(一)

穿越了宇宙洪荒

凝结了天地玄黄

三部六病医学作为中医奇葩

绽放开骄人的姿容播撒芳香

精确地论述了

医学的奥理和蕴藏

饱经了岁月沧桑

习惯了世态炎凉

你成为中医界的中流砥柱

在你八十余载的医疗生涯中

精辟地诠释了

人格的魅力和力量

（二）

有谁能如此顽强

耐饥、耐渴、耐孤独

抗灾、抗难、抗祸殃

辛苦四载创建友仁医院

抗战八年重新返回故乡

面对旧中国的满目疮痍

立志为新中国贡献力量

有谁能如此豪放

生为中国医药学奋斗

死为中医医药学站岗

身为中医药学飘香

高擎生命的旗帜

一生熟读经书

一世悬壶岐黄

（三）

物竞天择，天道有常

适者生存，弱者自强

在特殊的历史时期中

你构筑起三部六病的医学殿堂

在学术争辩的惊涛骇浪里

看见先生永不弯曲的脊梁

春风习习,甘霖普降

悄然荡漾出一片亮光

秋风飒飒,雏燕高翔

成都会议焕发出一片金黄

无论春秋与冬夏

岁岁月月总昂扬

（四）

古为今用,洋为中用

推陈出新改变了传统的模样

三部六病,继古首倡

萧瑟中闪烁出耀眼的金光

一座座学院培养出一批批学子

把中华医学的城堡照得通亮

潇洒地走过太久的寂寥

乐观地承变太多的凄凉

苦难的命运锤炼出铁打的性格

无悔的奉献焕发出铜铸的辉煌

生命的美丽应当这样欣赏

活着的乐趣应当这样歌唱

（五）

是谁让医学的清泉潺潺流淌

唤起炎黄子孙豪迈学子的梦想

是谁让生命的甘露点点滋养

带来中国医药枯木逢春的气象

面对中西医合璧的明镜

倒影中也显示出无畏的模样

天生万物在相生相克中消长

水生木长在相辅相成中共享

自然的和谐原本是这样美好感人

上帝的恩赐有时也如此慷慨大方

愿生生息息不再为疾病忧伤

愿世世代代不再为生命惆怅

（六）

孤寂往往注满着悲壮

悲壮往往孕育着辉煌

苍苍青天穹庐下

茫茫人生归途中

您在医学瀚海的生死拼搏

展示出震撼心魄的伟大形象

任太行的狂风肆虐，沙石飞扬

任南海的烈日炎炎，热浪逞强

摧不垮的肉体不屈不挠

灭不绝的意志愈挫愈刚

拼搏雕塑成生命的姿势

意志浇铸成坚固的屏障

（七）

直面风云挺起金盾般的胸膛

赤心道义高耸钢铁般的肩膀

耗尽心血，坚守不放

高风亮节六十载立于天地

宁折不屈，尽职临床

艰苦朴素八十年面对穹苍

历史跟跟跄跄疲惫地走过

岁月蹒蹒跚跚无奈地流淌

黄河挺起宽广的胸膛为您歌唱

气韵磅礴，浩浩荡荡

太行扬起倔强的头颈为您颂扬

风骨凛凛，铿铿锵锵

（八）

海风接着海风

反反复复，把繁华演变成荒凉

狂涛推着狂涛

重重叠叠，把金玉埋没成沙岗

苦也难忘，痛也难忘

年年代代前赴后继竟悲殇

多么想箫笛伴着牧歌
吟唱先生的豪情悲壮
多么想涛情伴着画意
赞美伤寒论的奥意深藏
人也难唱,书也难唱
一幕一幕感天动地愈断肠
（九）
听吧,何不观赏着凄美的景象
绍武恩师给与人们多少启迪,多少遐想
听吧,何不吟唱这部生命的史诗
三部六病给予人们多少教益,多少期望
这是勇敢无畏的特写
这是充满哲理的华章

恰是荷锄牵犁的农夫挥汗劳作
犹如艰难跋涉旅人弓腰拄杖
恩师义无反顾地在南海坚守
饱尝艰辛历尽痛楚毫不退让
三部六病之树顶天立地苦苦成长
四定原则之歌振聋发聩久久回响
（十）
莫问重重苦难后悲泪几行
且看屡屡奋争中豪情万丈
志气如磐石般坚毅
胸怀如大海般宽广
回望祖祖辈辈走过的路途
无数坎坎坷坷镌刻在心上

有道是自然规律不可抗拒
逆之者亡,顺之者昌
有道是乾旋坤转变数无量
曾经兴旺,终究消亡

最难得，盛也豪放，衰也豪放

最难得，生也坚强，死也坚强

（十一）

太行之躯，千古不朽，沐浴斜阳

南海之魂，永垂青史，倾诉衷肠

一样的命运结成忘年之交

一样的品格折射璀璨光芒

三部六病医学者，静静挺立在风沙线上

三部六病受益者，默默守望到地老天荒

在恩师成长过的地方

弟子同心需要相依相伴增添力量

在恩师工作过的地方

学生同志需要共勉共济挽紧臂膀

学术群体应如此坚强

品德境界应如此高尚

（十二）

耐住寂寞，耐住清贫

只需要，三餐粥饭、一身衣裳

守住三部六病医学的家园

守住三部六病医学的村庄

只期望，山川碧绿、花卉芬芳

执着的追求，美好的向往

苦也荣光，乐也荣光

从来没有自我标榜

从来没有图利请赏

当生命的脚步接近终点

您把一生的清白留在这个世界上

含泪仰天长歌一曲恩师礼赞

来也辉煌，去也辉煌

（弟子 宿明良）

怀念恩师刘绍武先生

2004 年 12 月 2 日,我的恩师刘绍武先生于海口谢世,噩耗传来,心中甚感悲痛。月余来,恩师之慈容每现于梦中,恩师之声音常萦绕于耳际,遥忆恩师之谆谆教诲,如在昨日。感念交集,潜然下笔。

刘绍武先生系山西省襄垣县人,他是首批全国老中医药专家学术经验继承工作指导老师之一。然而谁能想到,这样一位蜚声全国的名医竟是全凭自己的苦学钻研而成才! 先生幼年时仅读过高小,从 17 岁开始学医,以书为师,7 年后,他便在长治组建友仁医院和友仁医社,名扬晋东南,求诊者络绎不绝。

先生谙熟《黄帝内经》《难经》,精通《伤寒论》《金匮要略》,对《伤寒杂病论》诸条文熟背如流,见解独到。经过数十年的潜心研究,打破传统的六经辨证方法,应用六病辨证方法将部证、病证、汤证等进行归类,通过反复临床实践,创立了三部六病学说,及相关理、法、方、药治疗体系,其子刘惠生据此著有《三部六病精义》一书。三部六病学说乃学识、技术并茂之学说,是中西医理论与技术相结合之新型学说。这是先生突破传统文献,做到古为今用的创新之学,已为越来越多的医界同仁所服膺。

先生临床,重证据,抓主证。他无证不信,无由不舍,谨遵定证、定方、定疗程"三定"原则。定证者,首要认证准确,然后据证定方、守方,证不变则方亦不变,非有胆有识孰能如此? 定疗程者,乃据病证之轻重,以决定疗程之短长,来减轻患者之忧,坚定服药之信心。

"上鱼际脉主肝阳上亢,聚关脉主肝气郁结,弦长脉示肠道疾患,涩脉示心脏功能低下"系先生七十余载以脉测证、凭脉论治之经验结晶,先生还依此创立了相应施治方剂,很易于学习,便于掌握。

涩脉一脉,《濒湖脉学》有言"细而迟,往来难,短而散,或一止复来,或参伍不调,如轻刀刮竹","如雨沾沙,如病蚕食叶"此等形容之句,学者很难领悟把握。对此,刘老释之曰:"涩脉者,大小不等,快慢不等,有力无力不等。"他以此"三不等"教人,则容易领会多了,并能以此执简驭繁,出奇制胜于临床。

先生不仅博通中医典籍,而且于西医书籍亦广为涉猎,有相当的造诣。在中西医学术上,先生最不存门户之见。他常说"学术是古往今来人类智慧的结晶,无古今、无中外、无尔我,以是者为是、非者为非,永远以先进代替落后"。这是先生的学术观,这是先生博采众长、兼容并蓄、常新常进的治学态度。正因如此,才能有三部六病学说的创立。先生天资聪颖、兴趣广泛,记忆力又特别好,他不独研医籍,且旁及经学周易、诸子百家、文史艺术诸书,甚至一些宗教典籍亦无不观览。这也许就是造就他能够博采众长的渊源吧。

先生以治病救人为己任，手到病除，活人无数，感恩戴德者遍于三晋，但他从不骄人，更不把高超的医术作为获利的工具。凡感恩赠礼者，一概谢绝，此一规矩终身不破。他淡泊名利，贱视金钱，以医德为生命。生前常以大医孙思邈"医人不得恃己所长，专心经略财物，但作救苦之心，于冥运道中，自感多福者耳"之语自警，且以此语育人。其医德之高尚，令人无不敬佩。先生生活简朴，终身布衣蔬食，从不追求物质享受，亦无烟酒嗜好。他的室内陈设简陋，除书籍外无任何装饰之物或高档家具。自患高血压后，戒绝肉食钠盐，几十年淡食如一日，于此亦可见其超人的毅力，此也是先生高寿之秘诀。

1976 年，我在太原市中医研究所进修，这一年也正是我亲受先生教诲之年。其时，适值先生病休在家，我与郭维峰等同志不时登门求教。他为我们传授自己学《伤寒论》、用伤寒方之经验，讲述其三部六病学说。由于他有精深的理论，又有丰富的临床经验，所以讲述任何一个问题皆有理有据，引经据典，口若悬河，生动诙谐。先生又善于比喻，聆听其课如灌醍醐。自太原进修之后，我与先生便结下了不解的师生之谊，每逢到省城，必拜谒恩师，求教释疑。至于我与先生之间书信往来，更属不鲜，先生谆谆教诲后生之意溢于字里行间。某次，在先生赐我的书信中写道："《伤寒杂病论》是中医的一本核心著作，你要立志钻研此书，我每逢言念及你，心中就有说不出来的欣慰，像我这七十岁的人，在晋北看见了你这青年新生的力量，怎能抑住这种内心欢畅呢？祝你继续攻读，在中医的征途中放出曙光。"我闻此言，不禁汗颜。这不过是先生对我们的鼓励罢了。扪心自问，自己虽在伤寒园地耕耘三十余载，然未给医林增添绿意，我只有以恩师的话鞭策自己，悼念这位德高望重的医林国手了！

（弟子　闫云科）

我与恩师刘绍武的结缘

我出生在河北的一个小村子里，从小家境不好，乡村里也谈不上什么教育环境，更没有上过专业的中医类学校，只是 16 岁时随父亲及外公自学了 2 年中医。

1965 年我应征入伍，1979 年转业到山西省晋中地区（现山西省晋中市）。由于一直没有放下我的中医梦，于是在我工作的公司内部创建成立了一个卫生所，我自任所长，在行政工作之余，依然坚持学习、研究中医并应用到临床上。

就是在这样的情况下，1986 年我有缘拜读了《三部六病》(1985 年版)，刘老的学术思想折服了我，使我萌生了专职学习中医之意，想拜刘老为师，专心学习三部六病。但我又恐自己资质愚钝，会被刘老拒之门外，所以就先带着惶恐之心，登门拜访老师。

几经访师请教后，刘老了解到我有一些临床经验，并能熟背《伤寒论》，具备一些功底，我向刘老提出了拜师的请求，刘老当下就高兴地应允了，并以兴奋之情为我题写了一幅手书：

"孔子三月不知肉味继承问题也，今与东来相识如得颜回也，从此我对中医前途有厚望焉。赠给东来惠存。"

我于是当下磕头拜师，向恩师行了大礼。1987 年 8 月 11 日也成了我生命里最重要的节点之一。

在随后的跟师学艺的日子里，恩师不止一次地嘱咐我说：《伤寒论》原书的官方版本传至隋朝已因战乱等原因而亡失，我们现在看到的《伤寒论》都是民间师徒传抄数百年后，又在宋代收集整理而来的。数百年的颠沛流离中，此书在口口相授与传抄过程里，漏记、误抄在所难免，所以今日的《伤寒论》成了"天书"。你的责任是要按着"立纲、归类、正误、补缺"的八字方针来研究整理《伤寒论》，这样做亦是为"三部六病学说"做贡献。

恩师还要求我："如研究发现《伤寒论》有误抄之处，若更正一字，必须有背景、有前景、有理、有据。"恩师所说的背景是指《伤寒论》成书的历史条件，前景是指现今的临床实际情况，有理是指要符合张仲景"以一贯之"的思想，有据是指要能用《伤寒论》中的诸多条文来相互印证。

做学问搞研究是要耐得住坐冷板凳的，多年来我谨遵师命，如履薄冰，为此常与诸同门在一起切磋，经多年潜心研究，渐有不少心得，以论文形式发表面世。如《试论六病时位是〈伤寒论〉的证治程序》《试论〈伤寒论〉是经典广义的外感病学》《解读〈伤寒论〉六病病名》等。这些论文已被《张仲景研究集成》和《三部六病薪传录》等书所收录，也算是向恩师交了份作业吧。

如今我也已迈入 70 岁的门槛，余生唯愿兢兢业业，皓首穷经，继续完成恩师交给的作业，以告慰恩师之愿、恩师之情。

（弟子　臧东来）

孔子三月不知肉味继承问题也

今兴东来相识如浮颜回也

从此象对中医前途有厚望焉

赠给

东来忠存

刘绍武
1987年8月

恩师刘绍武寄语

师徒花絮

尊敬的恩师刘绍武先生离开我已十三个年头了，虽然时间渐渐流逝，但我对恩师的思念之情却日益增加。白天恩师的音容常常浮现在我的眼前，恩师的谆谆教导时时响于耳边；夜晚更是常常与恩师相聚，还是如当年那样快乐、那样幸福。现将与恩师在一起的一些快乐幸福的小花絮讲一讲，虽然是一些生活小事，但也能反映恩师广博的知识、超人的智慧、高尚的品德、广阔的胸怀、师徒的情深之一斑。

记得第一次与恩师相见是恩师的弟子臧东来大哥带我去恩师家时。我一路上总是想象恩师这么有名气，会不会是一位满脸严肃、让人生畏的人，但一进门看见的是一位很普通、很和蔼的老人。客气几句坐下后，大哥把我介绍给了恩师，恩师很热情。经过简短的谈话，我就感到了恩师的知识、智慧、品德，于是就下了拜师的决心。

时隔不久，1989 年 5 月 18 日，臧东来大哥带我去拜师。到了恩师家坐下后，我和恩师说话，臧东来大哥到厨房悄悄问师母："师母，我带守义来拜师，不知老师肯不肯收？"师母说："就是那天你带来的那个康守义？"大哥说："是。"师母说："你老师说行。"大哥到我身边悄悄告诉了我，我忐忑的心情稍安了一点。我对恩师说："刘老，我今天来是想拜您为师，学习三部六病学说。不知您能不能收我为徒？"恩师稳稳地说："你看那两个水珠一碰就成一个了。"我听了非常高兴非常激动，马上说："老师答应了，谢谢老师。"恩师把我和他比作两个水珠，这既反映了恩师很高的哲学思维，又反映了恩师平易近人的高尚品德，更让我感受到了恩师接纳我程度之深。当时我由于过分激动，竟忘了马上跪下拜师，而是又一次去求学时才给恩师行叩拜大礼。从那以后，我便频频上门求教。

在恩师家求学，总是恩师坐沙发上，我在对面坐一小凳，趴在茶几上记笔记。茶几旁放一个暖水瓶，茶几上放一把茶壶，沏上好茶，还放两个小茶碗。恩师边讲边给我倒茶，他也不时喝上一口，但从不让我伸手倒茶。我刚一伸手，恩师就用手阻止，并说："不用你管。"恩师讲解时总是按我记笔记的速度进行，让我能一字不漏地记下来。

有一次求学，我顺便带了点鸡蛋。我知道恩师不收礼，但这是徒弟的心意，应该收。哪知恩师一席话竟说得我难以将礼物留下。最后我说："老师，我带回去路上恐怕就打坏了。"恩师说："打坏是你的。"我只得又把鸡蛋带回了家。恩师对我是付出如海洋，不受滴水报。

1990年5月18日，是我拜师1周年纪念日，我没有带礼物，去到恩师家学习完后，我说："老师，去年的今天我拜师求学，您已教我整一年了。"恩师说："啊！真快啊！"我说："老师，您能给我点纪念吗？"恩师说："行！"于是恩师回到书房，过了一会儿拿出一本1985年整理的《三部六病》书来，扉页上题着他自己写的一首诗：

> 赠康守义贤棣惠览
> 一望大海渺无涯
> 敢驾轻舟探由来
> 乘风破浪飞也去
> 方知彼岸有亭台

我接书在手，高兴与激动难以言表。过后我问恩师"贤棣"怎么讲，师说："老师称徒弟就这样称。"

1988年底，我得了一场大病，发热、心慌、自汗、恶寒，经中西医治疗，勉强热退，但其他症状仍有。拜师后的1990年1月1日，农历腊月初五，我从恩师家学习完出来后，因太晚已没有回榆次的公交车了，只好坐火车。在火车站候车室突然心跳特乱、心慌特重，脉非常不齐。我勉强回到榆次，症状一直很重。隔天又去恩师家，师诊脉后又问了情况，恩师说："你原得的是病毒性心肌炎，一直没有治好。"便给我处了调心汤。过几天师问我："你吃药了吗？"我说："吃了，好点了。"师说："原方吃的？"我说："加了附子。"师说："多少？"我说："10g。"师说："可以长吃"。吃到120剂，又让恩师诊脉，师说："基本可以了。如果医药费好解决，就再吃一些。"我又吃了36剂，共156剂而愈。

又一次，我爱人突然心慌得很，面色也不好，我便带她到恩师家。师诊脉后和我说："我知道你家庭很困难，可你的家她扛了一半呢，再困难也得吃。"恩师给开了中枢汤，共服了180剂。从那以后我爱人的身体再没有出现大问题。

每年正月，我给恩师拜年，总要拿点礼品，也就是一般糕点。一进门恩师便说："你又花钱了。"我说："拜年不能不拿点礼品。"恩师笑笑。中午恩师总要留我与他共进午餐，下午我走时，师总要拿一盒点心说："你给我的我留下，这是我给你的。"恩师给我的糕点比我给恩师的要好得多。

我因贪学，常常到天黑，恩师总说："来日方长。不要太强求，强求身体就受制了。"还常说："要学算法，不要只学得数。"

一次我接诊了一位60余岁的男性患者，聚关脉如豆，胃胀痛，纳差。我到了恩师家就向恩师汇报了这个患者的情况。师说："症状好点了没有？"我说："好点了。"恩师说："见好就收，就要癌变了。"不久听说那个人果然是患胃癌了。又一次我接诊了一个患者，腹痛，寸脉很弱，但尺脉弦大。我问恩师这脉怎解，恩师说："阳脉涩，阴脉弦，法当腹中急痛。"

一次我向恩师学习调神汤，我问："老师，如加大石膏用量，是不是也要加大桂枝的用量？"师说："桂枝不是与石膏对垒的呀！那是有桂枝证。"我问："桂枝证是下寒吗？"师说："是。"我问："怎么诊呢？"师说："就是心下悸、脐下悸，那是腹主动脉痉挛搏动亢进，有时突然痉挛厉害，血往上一涌，脑压突然升高，人会摔倒。桂枝就是对付血管的，白芍是对付肠管的。"从那以后我便反复思考，对桂枝汤有了进一步的认识。

在跟师学习期间，我经常写学习心得，到恩师家我就读给他听，恩师闭着眼睛耐心听，听完总是说："都对，都可以。"其实我写的心得中不合适的地方很多，恩师一则是鼓励，二则是让我自己渐渐认识，同时也要通过讲其他问题间接地启发我。

1992年12月，我和武连生大夫到海南求学，到了海口市，我们按地址寻找恩师。终于找到了，进门一看，恩师正在一把沙发椅上闭目养神。我喊："老师。"恩师睁眼一看是我，一下从沙发椅上站起来说："啊！你来了！"我说："老师好！我还带来一个人。"我把武大夫接进来，恩师给我们煮了挂面。饭后，我给恩师介绍了武大夫，我接着说："老师，武大夫此来也是要拜您为师，学习三部六病学说，您看好吗？"恩师说："我前天还和恩生（师的长子）说，那晋阳湖有几个月亮啊？他说一个。我说拿碗舀出一碗水，再看有几个啊？他说两个。"我急忙说："老师答应了。谢谢老师！"我和武大夫很高兴，恩师也很高兴。近晚，恩师说："咱就在家住吧，不用出去住店了。"我说："很好。"就这样和恩师同餐共卧 5 天。

1997 年 3 月，我又去了一次海南，那一次共住了 3 天。学习时我对恩师说："老师，我近年对桂枝剂应用很多。"师说："是吧？人家张仲景应用就很多，你桂枝用到多少量？"我说："20g。"师问："治什么病？"我答："高血压。"师说："这个高血压下寒重了，是主要矛盾了。"学习期间恩师又说："前一段你师母发热40℃，一剂白虎汤就下去了。"我说："是您开的，还是他们开的？"师说："我开的，他们开不了。"

1997 年 3 月 20 日，恩师讲课时说："我前些日子写了一首小诗。"

> 寻求钻研七十载，
>
> 犹如长江永东流。
>
> 为了人类三部疾，
>
> 俯首甘为患者牛。

大约在 1995 年，我非常想念恩师，就发自肺腑地给恩师谢写了一封信，表达了我对恩师的思念、敬重和感激之情。此次来，师母告诉我说："你老师收到你的信很高兴，每隔一段时间就让我把信拿出来再给他读一次。"

1999 年 5 月 20 日，我和臧东来大哥一起去海南探望恩师。此次恩师的听力已下降，我俩一进门，恩师很高兴，和东来说："这你是下了大决心的，不然来不了。"接着说："你师母 5 月 12 日去世了。"我和大哥听了很震惊很悲痛，都流下了眼泪。这天上午师有点发热，让给他煎一剂清喉汤，服后中午就热退了。我们一起共进午餐，饭后一直谈到天黑。东来说："老师，明天我们就回去了。"恩师一听，有点意外，难过地哽咽着说："那咱们这是最后一场。"说着泪如雨下，我们也很心痛。回到旅店，我和东来大哥说："咱们明天不要走，再和恩师住一天吧。怎能让恩师哭着和我们分别呢？"大哥同意。第二天我俩又去了恩师家，恩师很高兴地说："你们没走，这就是咱们还有话谈。"在交谈中，东来大哥给恩师讲了六时对疾病的影响。恩师说："很好！人体的生物钟是肯定有的，你们要继续研究下去，特别要结合临床研究下去。"谈到三部六病的未来，恩师说："我死后，三部六病肯定会有争论、有分歧，你们千万不要小看自己。"傍晚告别时,恩师情绪好多了。

自那一别,再没见过恩师,真应了恩师的那句话,"是最后一场",相距实在太远了。恩师去世一段时间我们才听说,通过多方了解证实后,我真是痛断肝肠。恩师给我的知识、智慧、德行真是如海洋,可算得是天高地厚之恩,然我对恩师却毫无回报,怎不痛心。我与臧东来大哥、武连生师弟、武德卿师妹于2005年1月15日,在东来大哥家举行了对恩师的追悼会。我含着泪水写了悼词,并哽咽抽泣地读了悼词。我们四人在恩师的遗像前默坐了很久。在医界,从各个方面讲,恩师确是一代伟人。今天历史无法回头,我们对恩师的最好报答就是继承他的遗愿,沿着他制定的"普及、充实、提高"的方针,努力学习、应用、传承三部六病学说,为人类的健康多做贡献。现在三部六病学说的发扬、传承和发展形势越来越好。国家对中医药事业很重视,制定了许多发展中医药事业的好政策。学用三部六病学说的群体越来越壮大,人员素质越来越高,而且有了杰出的领军人,所以前进速度会快一些。三部六病学说的未来是美好的、大有希望的。恩师的遗愿一定能实现。如是,恩师在天之灵也会欣慰的!

伟哉恩师! 重哉师恩!

（弟子 康守义）

我心中的刘绍武先生

从儿时起,我就经常听到村里人讲刘老先生医术的故事,那时候在我心中就产生了对刘老的敬佩之情。

刘老是我们家乡很有名望的大夫。他常年在外,每当探家时,十里八乡的乡亲们就纷纷赶来,找他看病。那时交通不发达,大家多坐牛车、马车、驴车而来,刘老所在的村变得车水马龙,像赶庙会似的,刘老家的院落更是挤满人群,就像现在所讲的义诊活动。刘老总是让患者高兴而来,满意而去。他对当地药材资源也很了解,能利用的就让患者自己去采集,没有的才买药配方。他处处为患者着想,减轻病家负担。他把探家时间几乎全部奉献给了患者,当地百姓都称他为"救命恩人""活神仙"。

刘老为了家乡人的健康方便,自己掏钱让家人做一种叫"小红丸"的丸药,老百姓叫它"泻肚丸"。只要上门说明病情,都免费给3丸,每天1丸,只用3天。对小孩发烧、不想吃饭效果很好。

我1968年初入伍,部队在太原,离刘老家不远,每逢星期天、节假日,我就去刘老家。在刘老不足12m²的家里,总是有满满的人,来的人都是听刘老讲三部六病学说的。刘老一讲就是一天,路远的就留在家里吃午饭,下午接着讲。

桩桩件件事，都是刘老为三部六病学说所做的无私奉献。

正是由于刘老高超的医术和崇高的品德，每天找他看病的人总是排长队，还有的人晚上带上被子排队挂号。刘老晚下班、到点不下班是常有的事。在这样高强度的工作下，刘老终于有一天因高血压晕倒。苏醒后，刘老拒绝家人送他到医院，我问他为什么不去医院，刘老说了句让人敬佩不已的话："当大夫看不了自己的病，不叫大夫，不知道自己是什么病，怎能给别人看呢？"就这样，他自己开方，在家休养了3~4个月，病情痊愈，此后再没听说他有高血压。

有了刘老这位身边的名医，我的家人也受益很多。我的岳父患直肠肿瘤住进山西省肿瘤医院，在未手术前看到手术患者的痛苦，他提出不进行手术，出院找刘老吃中药治疗。用他的话讲：吃到哪儿算哪儿，治成什么样算什么样。我的岳父连续服刘老的药半年，以后只零星吃些中药，从发病到去世，他又生活了14年。

大约在1983年，刘老接待了一批来自日本专程找刘老看病的患者，每位患者都有简单的病历介绍，其中有一位做过内脏手术，但病历中没提到，当刘老诊脉后问他是否做过内脏手术时，那个日本患者立刻竖起大拇指。

随着时间推移，学习三部六病的人越来越多，学员大多是医学界的，其中有学中医的，也有学西医的，像我这样不是学医的人很少。当时，刘老提议搞个研究机构，我就主动担当起这项任务。我带着刘老的一本书，来到山西省科学技术委员会，办事的处长听了我的讲述后亲自帮我批改申请文稿，使我顺利拿到了批文。我拿到批文后马上给刘老报喜，刘老亲眼目睹之后，脸上顿时露出前所未有、用文字难以形容的喜悦表情。

刘老不仅是个医家，同时也是个药学家。因研究所使用的是自制的制剂，刘老对我提出了严格要求，如用药要地道、水和药的比例要准确、挥发油要降到最低、泻下药煎煮时间要恰到好处等。说完后刘老仍不放心，又写信请太原市卫生局药剂科专家单政到现场指导和监督。对于三部六病刘老没有不精通的地方，事实也说明他是实实在在、名副其实的医家和药家。

山西有了发展基地后，刘老并不满足现状，又有了新的想法，想到沿海开放地区发展三部六病。他亲自派弟子郭维峰、胡安荣前去考察，最后定在海南。当时刘老已80高龄，克服了来自多方面的困难，于1991年去了海口，这一走就是10余年。

今天，我们纪念三部六病创始人刘绍武先生110年诞辰，不由让我想起了一位诺贝尔生理学或医学奖获奖者的名言："看到了别人所看到的，想到没有人能想到的"，这句话说出了知识创造者和知识积累者之间的差别。刘老就是一位和获奖者一样的人,研究《伤寒论》的有千千万万人,创立三部六病学说的,他是第一人,刘老用自己的勤奋加创新思维方式培养了众多弟子和无数学生。

中医三部六病学说为全世界服务,造福世界人民的日子即将到来,三部六病同仁们,让我们为光大三部六病团结起来,加油干吧!

（福缘弟子　李冬根）

缘·纪

（值此刘绍武老师110年诞辰之际,谨以此文深切缅怀老师和师母）

我的中学与一所卫生学校在同一校园,因此校园的空气中时常会飘荡着福尔马林难闻的气味,那个时候我从心里对学医就产生了反感。上大学后,我学的是数学专业。由于我的父母身体不好,都有很严重的冠心病,我在担心中也曾有过学医的想法,开始阅读一些关于中医、生物、哲学的书籍。但是,随着时间的推移和学习的压力,我学医的想法渐渐淡化了,而阅读相关书籍的习惯却保留了下来,并使我从中受益匪浅。

1982年毕业后,我在单位从事计算机软件设计工作。1987年底,当时的中国人民解放军第108医院向我单位借用软件设计人员搞科研项目,单位派我和另外两名同志一起参与科研,我由此接触到刘绍武老师和他的三部六病学说,也开始了我一生和三部六病学说的不解之缘。

第一次见刘老是他给我们详细介绍他的三部六病学说,为科研工作提供依据。那时感觉老师儒雅而睿智。后来和一些专家相继多次到刘老家里拜见,听刘老讲解三部六病学说的内容,对三部六病学说有了比较全面的了解。也见到了刘老的家人和师母,都很和善而亲切。

当时的科研项目是"老中医刘绍武的医疗经验整理研究及其三部六病综合诊疗系统的研制",就是将三部六病学说的理法方药体系做成计算机专家系统,以便于推广应用。这个项目,当时只用了3个月的时间就完成了软件设计工作,后期在多家医院的中医门诊进行了试运行。在试运行过程中,我全程参与,真切地看到了三部六病学说医疗体系的神奇。同时,用刘老的方剂,治好了我父母多年的病痛,使我开始对中医产生了浓厚的兴趣。《伤寒论》序言中的一段话强烈地刺激了我:"怪当今居世之士,曾不留神医药,精研方术,上以疗君亲之疾,下以救贫贱之厄,中以保身长全,以养其生,但竞逐荣势……卒然遭邪风之气,婴非常之疾,患及祸至,而方震栗;降志屈节,钦望巫祝,告穷归天,束手受败。赍百年之寿命,持至贵之重器,委付凡医,恣其所措。"这几乎就是当今社会的真实写照啊!时至今日,这段话也是我经常推荐别人要去看看的。

项目在中国人民解放军第 291 医院试运行期间，我与郭维峰、宿明良产生了用传感器测量脉象数据替代人工号脉的想法，向徐黎明院长汇报后，徐院长当即决定开始实施！当时脉象客观化研究的领军人物是中国人民解放军第 210 医院的黄教授。我们去拜见黄教授以后，了解了很多关于脉象客观化方面的情况，也知道了脉象传感器的设计制作是由上海中医药大学基础教研室完成的。于是我们到了上海，见到上海中医药大学的相关专家，经过反复的沟通，最后确定了五探头脉象传感器的设计方案。回京后，我们在一个招待所里开始了三部六病脉象诊疗仪的软、硬件设计制作工作。由赵永清工程师负责硬件设计，宿明良负责医理设计，我负责软件设计和最终的软硬件对接工作。历经 1 年多的时间，"中医全自动脉象诊疗仪"研制成功。在专家对该项目进行评审时，黄教授对"中医全自动脉象诊疗仪"大加赞赏，该仪器首次将脉象传感器和中医专家系统结合，真正将脉象研究应用于临床，由仪器自主完成对患者的诊断和处方。虽然这只是中医诊疗智能化的雏形，但是具有重大意义。现在，"中医全自动脉象诊疗仪"历经多次更新换代，其功能更加丰富了。

"中医全自动脉象诊疗仪"的设计制作过程用了 2 年多的时间，在这期间，宿明良和我经常在一起朝夕相处，交谈甚欢。正是在这个过程中，从宿明良这里，我了解了三部六病学说的大概发展历程，了解了刘绍武老师的行医经历和人性的光芒，产生了拜刘老为师和一生从事这项事业的坚定想法。曾经年少，思想彷徨，内心苦闷，以为"无人可以为师，无事可以为业"，而遇到刘老和他的三部六病学说，那感觉就像我在茫茫的大海上航行时，看见了新大陆。

拜师之意既起，就需考虑如何实现。我当时面临两大问题：其一是我没有学过医，刘老是否愿意收我为徒；其二是刘老早就已经明确了宿明良是关门弟子，其后不再收徒。师徒关系也是一种契约关系，也是需要讲诚信的。第一个问题，我虽没学医，但是，拿两个研究成果和自己的诚心做敲门砖应该问题不大，况且我了解到刘老有一位弟子李兵林也不是学医的。第二个问题，只能通过宿明良解决了，如果他不同意，刘老也没办法。好在经过几年的接触和不断的交流沟通，我和宿明良之间已经结下深厚的情谊，在我的强烈恳求下，宿明良同意了由我来接替他关门弟子的位置，并替我向刘老转达了拜师之意，得到了刘老的首肯。1993 年 11 月，我们带着"中医全自动脉象诊疗仪"飞赴海南拜见刘老，做双盲对照试验。经过几天的对照试验，"中医全自动脉象诊疗仪"与刘老的临床诊疗符合率达到 98.6%。刘老心悦，遂允拜师之事。在海南刘老的寓所，老师和师母端坐在太师椅上，我跪下磕头，老师和师母喜极而泣，礼毕，老师为我题诗一首相赠。万分可惜的是，刘老题诗的本子在搬迁中遗失，只记得诗后一句是"孤帆一人到彼岸"。我想,这应该是老师对我的希望和嘱托吧!就这样,我成为了刘绍武老师的关门弟子,一个没有学过医的关门弟子!

我接触三部六病学说已30年了,这30年的时间里,三部六病学说的发展可谓日新月异,非昔日可比。自己也是身在其中,参与了很多事情,收获颇丰,感受良多。如今诸位师兄皆是医林妙手,后来的学生也是术有专攻,遗憾中惭愧的是自己没能从事医疗工作,不能在医疗实践中体验三部六病学说的神奇魅力。这30年中,我自己通过对三部六病学说的学习和思考,加深了自己对生命、对人生的认识,在不断的领悟中,对三部六病这项事业的热爱变得更加成熟而执着了。

三部六病学说并不仅仅是一个学术流派,作为一个开放的中医学说,刘绍武老师的学术思想及其体系框架,已经为现代中医学的完善和发展指示了一个正确的发展方向!

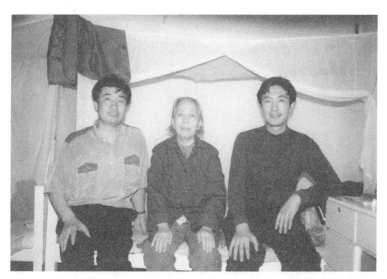

刘海涛与师母及师兄宿明良在一起

（弟子　刘海涛）

怀念父亲

在纪念父亲110年诞辰的日子里,不由得勾起我对敬爱的父亲深深的思念,虽然父亲已经离开我们13年了,但是与父亲在一起的那些幸福时光,生活点滴,仍然历历在目;他的音容笑貌清晰地浮现在眼前。

记得幼年时,我因生病有偷吃墙皮的情况(现代医学解释为异嗜症),而父亲对我吃墙皮的行为管得很严。一天，父母下班回家后，我乖乖地来到他们面前，张开嘴巴伸出舌头说："我今天很听话，没有吃烧土。"父亲开心地点点头并夸奖了我："好孩子，就得这样！"随后我转身跑到室外又偷偷地吃起土来，母亲在父亲的吩咐下悄悄跟了出来，我被逮了个正着。父亲极为严厉地对我说："今天你必须受责罚，因为你竟然说谎了！"那一次的责罚也成了我终生的记忆。成年之后，父亲与我聊天时谈起此事，我看见他眼里噙着泪花。我告诉父亲我懂了他的用意，他关注我的健康，更希望我从小就能养成好的品行，做一个诚实的人，我明白了父亲那种宽广而深厚的父爱。

父亲在我儿时起便一以贯之地对我严格要求，并全方位地培养我，琴、棋、书、画都要涉猎，尤其是让我临摹王羲之的书法。他认为王羲之的书法遒劲爽利，适合女性练习，还说字如其人，能磨炼做人的心性。父亲要求我学刺绣、学编织，兼做各种力所能及的家务，这些训练使我从小就养成了独立生活的能力，并始终努力做品学兼优的好学生。每每忆及父亲手把手教我练书法的情景，都能让我泪眼婆娑，陷入对父亲深深的思念中。

参加工作后，参照名老中医带徒的模式，父亲与我又增加了一层师徒关系。父亲按照传统中医授徒方式，对我进行严格的培养训练，特别是对《伤寒论》的诵读理解要求尤为严格，每天早晚监督陪伴背诵，有时我都趁父亲假寐的时候谎称已经背诵完毕，父亲则一丝不苟，让我再来一遍，我只好老大不情愿地从头再来。逐渐长大以后，我才深深体会到父亲对我寄托的厚望，他希望我能够承继他的衣钵，成为一名合格的中医师。

父亲是一位医者，也是一位师者，一生醉心于中医研究，治学、读书、接诊、治病，便是他生活的全部。父亲为中医事业的发展培养了人才，桃李满天下；在学术上独树一帜，在诊治上独辟蹊径；对待患者温暖如春，不分贵贱；父亲一生手不释卷，笔耕不辍。今天，在全面振兴中医药事业、挖掘传统中医药瑰宝的时候，父亲创立的三部六病学说得到了各方面的重视和推广，作为他的女儿，我备感荣耀。父亲常说的一句话就是："学术是古往今来人类智慧的结晶，无古今、无中外、无尔我，以是者为是、非者为非，永远以先进代替落后。"父亲之教诲，犹在耳畔，父亲之学识、品德亦如高山流水，地久天长。

至此，籍《刘绍武医学文集》的发行告慰父亲在天之灵！对各位同道、同仁在收集整理过程中付出的辛劳表示衷心的感谢！

（刘绍武小女　刘喜娀）

二、专业学术组织与学术社团

（一）学术组织——山西中医药学会三部六病专业委员会

2005 年 12 月，经山西省民政厅批准，山西中医药学会三部六病专业委员会正式在太原成立，这是国内第一家三部六病专业学术团体。

（二）学术社团

1. 刘绍武先生先后三次成立"友仁医社" 1930 年，刘绍武先生在山西省长治市创办友仁医院，同时还创办了友仁医社与同道互相交流学习。后来十多年颠沛流离于陕西、甘肃等地，又两次成立友仁医社，继续医学研究探索活动，学术活动多达百余次。

2. 山西医科大学"三部六病学社"的成立与发展 1988 年，经部分同学倡议，第一个专业学生社团"三部六病学社"在山西医科大学（原山西医学院）成立。这标志着三部六病学说正式进入西医高等院校，学社以刘绍武先生的讲稿《三部六病》为材料，大家互相借阅学习。学社学习气氛浓厚，学生们思想活跃，并自购大量文、史、哲、医等多方面图书，开展了丰富多彩的以"三部六病学说"为主题的学术活动，通过自学、讨论、讲课等方式，并组织到刘老家里聆听讲解及至刘老门诊临床实习等多种形式学习、体会三部六病学说思想。学社学生人数多达百余人，广布各年级、各专业。同学们自建多个实习基地，课余时间走访患者，通过实践，体会到了三部六病诊疗方法显著的临床疗效，认识到了三部六病理论的先进性、实用性，更坚定了同学们学习三部六病学说的信心。

1989 年暑期，通过校团委和学生会的同意，三部六病学社 20 余人奔赴山西省襄垣县，进行了为期 10 余天的临床实践活动，同学们分成 4 个小组，分别在县城及各乡镇用学到的三部六病医疗技术为当地老百姓解除病痛，受到了当地群众的热烈欢迎，得到了当地政府的充分肯定。

1990 年暑期，三部六病学社 20 余名同学到山西省太谷县胡村进行实践活动，深受当地群众欢迎，这些未出校门的三部六病学子们令卫生所的中医大夫刮目相看。

"三部六病学社"在山西医学院这块肥沃的土地上，培养了一批又一批学习、掌握三部六病学说思想的人才，从 1988 级学生开始，每届都涌现出了人数不等的优秀研习者，他（她）们现已分布在全国多个省市县医疗机构中，多已成为各医疗机构的骨干或专家，这种培养人才的模式堪称典范。

2017 年秋，由山西医科大学人文社会科学院邓蕊教授、山西职工医学院（现山西卫生健康职业学院）中医系赵嫦玲老师，以及山西医科大学学生刘玮、靳瑾峰、高晨翔等牵头筹划以学习传播三部六病医学为主的国医学社,三部六病中医百花园的奇葩在现代医学的院校再次绽放。

3. 山西中医学院成立"三部六病研究学社" 1984年,由马文辉医师等人发起,山西中医学院成立了"三部六病研究学社"。并在该校《探春学报》上陆续刊登了三部六病学说的全部内容,影响广泛。

4. 首都医科大学成立"三部六病研究学社" 1997年,由任天华医师发起,在首都医科大学(原首都医学院)成立了"三部六病研究学社"。参加学生多达200余人,曾先后邀请刘老弟子宿明良、刘惠生多次来学院进行三部六病系列专题报告会。

5. 北京中医药大学"三部六病学社" 北京中医药大学三部六病学社于2017年1月1日注册成立,为北京中医药大学中医药学术社团,首任社长为李盼飞。学社以刘绍武先生创立的三部六病学说为理论指导,通过学习相关的理法方药体系,以三部六病思维模式学习和应用《伤寒论》等中医经典,同时掌握刘绍武先生创立的"四脉定证"和"协调疗法"等诊疗体系,以期共同学习,共同提高社员的专业理论与临床水平,为在校社员扩展专业知识结构、提升学术能力搭建交流平台。

社团自开办以来,社员累计达110余人,包括在校本科生、研究生和社会中医爱好者,学社通过定期开展学术活动并先后邀请了宿明良、康守义、苏庆民等三部六病前辈来校授课、答疑,形成了良好的学术氛围。在学校领导及各界的支持和社团的努力下,已经初步发展为北京中医药大学有影响力的学术性社团。

三、科研机构和成果

(一)科研机构

1. 山西三部六病中医研究所 山西三部六病中医研究所是1988年经山西省科学技术委员会批准成立的民办科研机构,主要进行刘绍武先生创立的三部六病学说的研究,以及改革中药制剂、培养医学人才。同年,经山西省卫生厅批准成立了门诊部,为广大患者提供医疗服务和健康咨询。山西三部六病中医研究所成立近30年来,为无数患者解除了病痛,并在大量疑难病和常见病上积累了丰富的治疗经验。研究所针对这些疑难病和常见病,依据《三部六病》学说和长期临床实践,研制了一批疗效突出的药物制剂,患者遍及国内外。山西三部六病中医研究所现任所长为刘绍武先生次子刘惠生主任医师。

2. 北京军区三部六病研治所 1987年,北京军区三部六病研治所成立。

3. 海南三部六病中医研究所 1991年11月19日,85岁高龄的刘绍武先生携孙刘东红前往海南省海口市。1992年8月,海南三部六病中医研究所在海口市成立,先后有20余名山西医学院三部六病学社毕业的同学来到海南,开创了当时在国内民办医疗机构全部是本科毕业生的先河。同年10月,研究所制剂加工厂建成,开始了一个研究所里用制剂完全代替中草药的全国中医药制剂治疗典范。

4. 中医三部六病(中山)诊疗中心 在海南三部六病研究所成立后,1997年设立了中山诊疗中心,刘老亲自参加了开业典礼仪式。

5. 太原市中医研究所三部六病研究室 太原市中医研究所是刘老工作的单位。刘老从1959年开始在该所工作,并应邀出任内科主任,成立研究室,担任溃疡病小组的科研工作,同时主管30张溃疡病病床和20张脉管炎病床。刘老离开后由刘老的法定弟子胡连玺及二代弟子继续在研究室从事三部六病研究及门诊工作。

6. 山西中医学院第二中医院三部六病研究室 由马文辉主任医师主持研究室工作。

(二)科研成果

三部六病医学通过40多年的传承发展,各地及军队医疗单位逐步开展了三部六病学术理论与应用技术的研究工作,并取得了一批较好的研究成果。

1. 为弘扬三部六病医学,1985年刘惠生、胡安荣医师主持研制"中医刘绍武'三部六病'计算机诊断系统",1988年获得山西省计算机应用优秀成果一等奖,山西省科技进步奖三等奖。

2. 1997年4月山西三部六病中医研究所刘惠生医师等研制开发的"血糖平"获得国家新药证书。

3. 1990年,由徐黎明、宿明良、刘海涛主持研制的"中医三部六病综合诊疗系统"获中国人民解放军科技进步奖二等奖,"中医全自动脉象诊疗仪"获得中国人民解放军科技进步奖三等奖,并获得国家专利。

4. 以刘绍武"四脉定证"为主要内容的立项课题"中医脉象数学分析方法研究",获得国家自然科学基金的资助,项目承担人为刘老弟子宿明良。

三部六病学说是对中医经典传承创新的一次大胆尝试,更是创新发展中国新医药学的有益探索。几十年来已得到不同程度、不同范围的传播与发展,在各级政府及学术组织的支持下,三部六病专业学术组织已经出现,研究机构已成立多家,科研成果已问世,一代新人在不断成长。

40多年来,通过各种形式培养学员千余人,已形成了具有教授、副教授、讲师、主任医师、副主任医师、研究员、副研究员等职称系列的高层次专业队伍，担负着中医和西医药科研、教学、医疗工作，他们已成为全国各地医疗科研单位和各医院的生力军。

随着时代的发展，传承这一学说的专业人员已遍及北京、上海、广东、广西、山西、海南、河北、辽宁、陕西、甘肃、内蒙古、宁夏等十几个省、市和自治区，三部六病医学流派已初具规模，相信三部六病医学将逐步引起医学界的广泛关注，三部六病医学体系也将不断得到丰富发展，也将更好、更广泛地造福于人类健康事业。

四、各时期弟子名录

1. 法定弟子　由国家指定，签署师带徒合同期满 3 年，由国家、省级相关管理机关考试合格，颁发师带徒证书者。

1964 年：胡连玺

1985 年：刘喜娥

1988 年：张宏刚

2. 家传弟子　身为刘绍武先生子孙，热爱三部六病事业，得三部六病真传，并为三部六病事业贡献力量者。

1953 年：崔忠诚

1954 年：刘永生

1960 年：刘春娥

1962 年：刘恩生

1966 年：刘惠生、谷润贞

1980 年：郝春爱

1985 年：刘喜娥

1988 年：刘东红、刘剑波、刘剑锋、刘剑勇

1989 年：张利芳

1991 年：刘剑瑞、白莉

1993 年：张芳

1994 年：杨丽白

1996 年：崔毅琴

3. 师承弟子　参加由国家举办的学校、研修班、西医脱产学习中医班，由刘绍武正式担任授课老师，作为学生亲耳聆听刘老授课，由国家颁发结业证书者；或刘老与求学者双方同意，以磕头拜师方式接受为入门弟子者；或跟随刘

老去海南者为师承弟子。

1962 年：冯舟

1965 年：刘惠智

1970 年：李兵林

1966 年：胡安荣

1971 年：宿明良、杜惠芳、赵仙梅

1972 年：卢祥之

1973 年：张忠惠

1974 年：房林生、郭维峰

1975 年：闫云科

1979 年：谢代英、岳天明

1983 年：赵迎庆

1986 年：徐黎明

1986 年：吕建荣

1987 年：臧东来

1988 年：李武、李晓燕、徐家立、苏世红、李伟、丁翔、邹春革、杨彦彪

1989 年：康守义、冯卫权、吕咏梅、俞伟君、李永旺、韩振国、吴君

1990 年：伍海源、武德卿

1992 年：武连生

1993 年：刘海涛

1994 年：王翠花

1999 年：王庆昌

2002 年：苏庆民

4. 院校学生弟子　山西中医学院、山西医科大学、首都医科大学建立的三部六病医学社和《探春学报》社的学生，系由刘老派遣弟子授课入门，部分同学聆听刘老解惑；另有 1991 年后未跟随刘老学习，通过学社学习，定为院校私淑弟子。

1984 年：赵卫星

1985 年：冯民、杜永平

1987 年：马文辉、郭石宏、石细康

1988 年：白玉金、王雅飞、张艳萍、徐晓静、曹文兰、孔咏梅、任添华、王洪欣

1989 年：朱海平、龚强、刘晶磊

1990 年：岳爱萍、赵平、顾文斌、敖广宏、王济

1991年后院校私淑弟子：李忠辉、庞华、刘建忠、贾万国、刘兴甲、王文杰、
王永军、李锋、安晓飞、杨艳旭、任寰、李国星

5. 福缘弟子　有幸与三部六病医学结缘，师徒相逢后，认真学习，虚心求教，成为三部六病医学事业的学者和宣传推动者，为福缘弟子。

1976年：李冬根

1993年：章建勤

6. 功勋弟子　与刘老有不解之缘，并为三部六病医学的发展、研究做出了突出贡献，为功勋弟子。

1958年：李子魁

1970年：张克敏

1975年：王镜、凌永仪、杨启民

1982年：郭志忠

1984年：贾民

1987年：程跃华

1990年：梁嘉华

1995年：张广福

1998年：庄香久

2003年：吕吉山、翁超明

2004年：李浩

7. 刘绍武先生第二代师承弟子

胡连玺弟子：杜艳丽、王铁云、单联喆

刘惠生：梁粉莲、张竹青

宿明良弟子：王玉生、任岩东、蔡尚楷、谢琪、王广庆、战为平、张继杰、徐建东、关乾元、苏俊娥、苏巨兴、李波、宿严、吴国年、国云红、魏志伟、张富强、张以涛、王博、叶军勇、王强明、郑英杰、李忠辉、吕琳、谢楠、龙海生、杜云泽、温立丞、苏峻浩

刘惠智弟子：杜秀娟

臧东来弟子：臧璠、贾忠伟、许扬

康守义弟子：张晓峰、段慧芝、宋玉山、乔湖、李盼飞、谭天阳、于小霞、王艳、富清、张维明、孟树昌、陈银生、王孝良

房林生弟子：高瑞仙、高飞燕、周鹏、房炎平

苏庆民弟子：于静、陈彤、吴秀玲、程丽华、陈昱良、张先慧、王妍、支红燕、崔瑞昭、徐玮璐、郑亚琳、秦文钰、林上智、张少佳

　　杜惠芳弟子: 卢紫晔

　　武德卿弟子: 李溪江、赵俊玲、麻春梅、郭艳钦、马素德、梁有余、石丽媛、
　　　　　　　　孟菊星、李婷婷、官开均、李建农、周航旭、夏小波、张晓菲、
　　　　　　　　杜培彬、荣耀琴、张鼎轩

　　顾文斌弟子: 张炯义、张浩

第四篇
三部六病医学相关著作
与刘绍武先生手稿

一、三部六病相关著作

序号	书名	作者	出版机构	时间
1	《三部六病》（1979年版）	郭维峰整理	内部资料	1979年
2	《三部六病》（1985年版）	宿明良整理	内部资料	1985年
3	《刘绍武医案选》	刘惠生、胡连玺	太原市中医研究所	1984年
4	《伤寒一得》	胡连玺	山西科学技术出版社	2008年
5	《三部六病资料集》		中国人民解放军第282医院内部资料	1987年
6	《三部六病师承记》	刘惠生	人民军医出版社	2008年
7	《刘绍武》	刘剑波、刘东红	中国中医药出版社	2008年
8	《系统医学》	刘惠生	山西春秋音像电子出版社	2015年
9	《三部六病精义》	刘惠生	人民军医出版社	2008年
10	《三部六病医学流派丛书》	苏庆民主编	科学技术出版社	2008年
11	《三部六病翼》	康守义	中国人口出版社	2008年
12	《刘绍武讲评伤寒杂病论》	马文辉主编	中国中医药出版社	2009年
13	《仲景学术观与仲景证治观》	刘剑波整理	人民军医出版社	2010年
14	《三部六病薪传录》	马文辉主编	人民军医出版社	2013年
15	《刘绍武三部六病传讲录》	马文辉主编	科学出版社	2011年
16	《三部六病系列培训教材》	宿明良主编	国家医学教育发展中心	2011年

二、刘绍武先生手稿选录

《三部六病》辨证论治概要

（一）前言

太阳、阳明、少阳、太阴、少阴、厥阴，六病诸名虽见于《素问·热论》，然其辨证施用实出于仲景之《伤寒杂病论》。若欲辨证，必先明病性之寒热、病体之虚实、病位之表里，然后知病势之进退，始可依病（六病之病）而治：寒者温之，热者清之，有余者损之，不足者补之；邪趋于表者汗而散之，邪聚于内者涌而泻之；邪漫于中者清而折之。此数者，皆可以阴阳概之，亦以辨别阴阳为首要。故仲师于论首晓之曰："病有发热恶寒者发于阳也，无热恶寒者发于阴也。"此所以六病悉以阴阳名焉。经曰："善诊者，察色按脉，先别阴阳。"此之谓也。苟不明于此,则必寒热杂投,补泻乱施,无过者受攻,邪虐反得逞。如太阳病明知其为阳病,反投麻、桂之辛温以助邪热;少阴病本知其为阴病,反施承气之苦寒以损真阳。其由来之久,盖缘于此。今首发"先别阴阳"之义,辨寒热而知阴阳,是为定性;审表里而知部分,是为定位。三部既分,寒热已明,则为六病。六病既明则合病易知。次论疾病之转化,以明六病之相互关系。证之变化虽有万千,殆不出于此。"虽未能尽愈诸病,庶可以见病知源",仲师之幸甚,亦我之幸甚。

(二)三部的划分

1. 表部　躯体之肌表及肺皆属表部。邪热在表可汗而出之。阴寒在表,可温而达之。

2. 里部　上起飞门,下至魄门,凡受纳水谷以行消化吸收,取精华、泌糟粕之部位,皆属里部。邪结在里,其位高者可涌而出之,其位低者可下而除之,阴寒在里可温而补之。

3. 中部(半表半里部)　凡表之内,里之外皆属中部。热盛于中部可清而折之,寒盛于中部微则温之,甚则回阳。

(三)六病的建立及证治

按阴阳的对立统一学说,在表、中、里三部中,依病体之盛衰、邪正之消长,病性各有寒热之殊,遂为六病。

表部

1. 太阳病辨证　头项强痛,脉浮,发热而恶寒,或咳喘。

主治:新订葛根汤(即麻杏甘石汤加葛根)。

2. 厥阴病辨证　手足逆冷,脉沉细,或肢节痹痛。

主治:当归四逆汤。

里部

3. 阳明病辨证　胃家实,发潮热,自汗出,大便难。

主治:大承气汤。

4. 太阴病辨证　腹满,或吐或利,时腹自痛。

主治:苍术汤(即《金匮》肾着汤)。

中部

5. 少阳病辨证　胸满热烦,身热,或寒热往来,咽干,小便黄赤。

主治:新订黄芩汤(即黄芩汤去大枣加柴胡)。

6. 少阴病辨证　心动悸,背恶寒,短气,或脉微细。

主治:附子汤

（四）六病的相互转化

1. 条链转化式举例

（1）三阳合病：如第 268 条："三阳合病，脉浮大，上关上，但欲眠睡，目合则汗。"

第 219 条："三阳合病，腹满身重，难以转侧，口不仁，面垢，谵语遗尿。"

（2）三阴合病：如第 389 条："既吐且利，小便复利，而大汗出，下利清谷，内寒外热，脉微欲绝者，四逆汤主之。"

2. 单一转化式举例

（1）太阳转阳明：如第 220 条："二阳并病，太阳证罢，但发潮热，手足漐漐汗出，大便难而谵语者，下之则愈，宜大承气汤。"

（2）太阳转少阳：如第 226 条："本太阳病不解转入少阳者，胁下硬满，干呕不能食，往来寒热，尚未吐下，脉沉紧者，与小柴胡汤。"

（3）太阳转太阴：如第 279 条："本太阳病，医反下之，因而腹满时痛者，属太阴也，桂枝加芍药汤主之。"

（4）太阳转少阴：如第 82 条："太阳病，发汗，汗出不解，其人仍发热，心下悸，头眩，身𝟸动，振振欲擗地者，真武汤主之。"

（5）太阳转厥阴：如第 354 条："大汗，若大下利，而厥冷者，四逆汤主之。"

（以上 5 条为由阳转阳及由阳转阴。）

（6）太阴转少阴：如第 384 条："恶寒，脉微而复利，利止，亡血也，四逆加人参汤主之。"

（7）太阴转厥阴：如第 390 条："吐已，下断，汗出而厥，四肢拘急不解，脉微欲绝者，通脉四逆加猪胆汁汤主之。"

（8）太阴转太阳：如第 276 条："太阴病，脉浮者，可发汗。"

（9）太阴转少阳：如第 375 条："下利后，更烦，按之心下濡者，为虚烦也，宜栀子豉汤。"

（10）太阴转阳明：如第 187 条："伤寒脉浮而缓，手足自温者，是为系在太阴，太阴者，身当发黄，若小便自利者，不能发黄，至七八日，大便硬者，为阳明病也。"

（以上 3 条是由阴转阴及由阴转阳。）

3. 其他转化式举例

（1）少阳转阳明太阴：如第 149 条："伤寒五六日，呕而发热者，柴胡汤证具，而以他药下之，柴胡汤证仍在者，复与柴胡汤，此虽已下之，不为逆，必蒸蒸而振，却发热汗出而解。若心下满而硬痛者，此为结胸也，大陷胸汤主之。但满而不痛者,此为痞,柴胡不中与之,宜半夏泻心汤。"

(2)太阳转少阳厥阴太阴:如第 357 条:"伤寒六七日,大下后,寸脉沉而迟,手足厥逆,下部脉不至,咽喉不利,唾脓血,泄利不止者,为难治,麻黄升麻汤主之。"

(五)结语

我们认为仲师之三部六病学说实为辨证论治之肇基,其以阴阳为纲、六病为目,三部论病位,寒热定病性,凭阴阳之消长以测疾病之进退,假阴阳之转化而知疾病之转变,实寓表里寒热虚实于其中。唐宋以下,代有发展,学说日进,明贤辈出,辨析日趋详尽,论治更臻周备,皆《伤寒论》之羽翼,仲景之功臣。诸说并行而不悖,不可执一而偏废。

以上粗浅的看法是否恰当,请批评指正。

系统论的起源与三部六病的辩证关系

系统论,即系统方法论。是近 20 世纪 30 年代新兴起来的学科,是一种新型科学方法论。因为发展迅速,引起了现代科学家的普遍重视。关于中医的现代化,也不应例外。今天仅就符合中医方面的,进行一些探索性的阐述。

所谓系统,就是机体各要素,由于相互联系、相互作用,所组成的统一整体。它具有一定的综合功能和整体属性,从而揭示出被研究对象的本质和规律。

系统方法论,起源于 20 世纪 30 年代奥地利生物学家贝塔朗菲的"有机论"。本来是一门生命科学的系统方法论。按其性质来说,应当被现代医学界所重视。只因西方医学重视微观分析,忽视整体联系,因此对系统观念十分淡漠。目前,这种系统方法已广泛渗透到科学、技术、工程、管理、仿生以及社会各个领域,特别对较大的复杂的系统研究起了决定性作用,成为科学方法论的在历史上的大创举。

系统方法论,是科学和哲学的"中介环节",类似中医辨证观点。在贝塔朗菲关于"有机论"的论述中指出,生物体不是一个"部件"杂乱无章的堆积物,而是一个有组织、有次序的统一的有机体。这种有机体中具有一种新质,即系统质。如三部的自动组合,它不同于各部件的相加,而是系统各要素集成化的产物。它在结构上可以没有具体的物质形态,可能只作为系统状态的一般特征而存在。因此,往往不能完整观察到,只能借助系统分析和推理判断才能揭示它。凡构成一个系统,首先必须有一个系统质,把整个系统联系起来,在三部中,表部是气,半表半里部是血,里部是内脏肌(平滑肌)。表部功能适应空气,半表半里适应血液循环,里部适应饮食。三部从系统论观点来看,它是整体中的子系统。因此，它们在机体上不可能从整体中孤立开来研究。

德国物理学家哈肯在其著作中所论述的系统，不能用纯粹迭加来解释。大系统功能结构的特性，是各子系统功能结构协同作用的结果。

中医现代化模式问题

中医现代化的新模式，应该是"古为今用""洋为中用""推陈致新"的新模式。

毛泽东在 1956 年 8 月 24 日接见参加第一届全国音乐周的代表时，曾附带谈及中医和中医新医学问题，例举鲁迅为榜样，谈及鲁迅的光彩不在于他的翻译，而在于他的创作，认为他的创作既不同于外国的，也不同于中国古式的，但是是中国的。我们应当学习鲁迅精神，精通中外，吸收中外艺术的长处，创造出新的、具有独特的民族形式和民族风格的艺术。

三部的划分

三部的划分，也就是在整体辨证中辨证系统的划分，在仲景以前，《黄帝内经》中早已孕育了三部的本质，仲景通过实践把它发扬光大，构成自己的"辨证论治"系统和规律。

表部主要是适应大自然的空气。凡机体中具有适应大自然气体的部分，均属表部范畴。肺与皮毛都是适应大自然气体的主要器官。今天重点介绍这两部分。

一是皮毛与外界接触面，为 $2.5 \sim 3.5 m^2$。

二是肺由 4 亿个肺泡所组成，与空气接触面积为 $60 \sim 100 m^2$。

人体体温的总扩散量为 2 470kcal。其中皮肤辐射和对流为 1 792kcal，占 72.6%。皮肤蒸发为 364kcal，占 14.7%。呼出为 266kcal，占 10.8%。二便为 48kcal，占 1.9%。肺与皮毛占总体温量为 98.1%。

表部

1. 皮肤辐射与对流，1 792kcal，占 72.6%。

2. 皮肤蒸发，364kcal，占 14.7%。

3. 呼出为 266kcal，占 10.8%。

4. 二便为 48kcal，占 1.9%。

青蛙皮肤与肺呼吸面积 3:2。

肺与皮毛的关系

1.《素问·六节藏象论》："肺者，气之本，魄之处也，其华在毛，其充在皮。"

（1）肺泡——单层上皮。

（2）体表和管腔——复层扁平上皮。

2.《素问·五脏生成》："诸气者,皆'属'于肺。肺之合皮也,其荣毛也。"

（1）皮肤与外界接触面为 2.5～3.5m²。

（2）肺由 4 亿个肺泡所组成,接触面积为 100m²。

3.《素问·咳论》："皮毛者,肺之合也,皮毛先受邪气,邪气以从其合也。"

4.《素问·痿论》："肺主身之皮毛。"

5.《灵枢·本脏》："肺应皮。"

在以上 5 条中,每条有一个主要字,即本、属、合、主、应。本即根,属是系属,合是联合,主是主导,应是感应。通过这 5 个字,即可具体地描绘出肺与皮毛的关系,并在表部呈现出特殊功能来。皮毛、汗孔有调节呼吸的作用。

《素问·经脉别论》："肺朝百脉,输精于皮毛。"

《灵枢·决气》："上焦开发,宣五谷味,熏肤、充身、泽毛,若雾露之溉。"

里部

水谷与胃及六腑的关系

1.《灵枢·本脏》："六腑者,所以化水谷而行津液者也。"

2.《素问·五脏别论》："胃者,水谷之海,六腑之大源也。"

3.《灵枢·海论》："胃者,水谷之海也。"

4.《灵枢·师传》："六腑者,胃为之海。"

5.《灵枢·玉版》："胃者,水谷气血之海也。"

6.《素问·灵兰秘典论》："脾胃者,仓廪之官,五味出焉;大肠者,传道之官,变化出焉;小肠者,受盛之官,化物出焉。"

7.《素问·六节藏象论》："脾、胃、大肠、小肠、三焦、膀胱者,仓廪之本……能化糟粕,转味而出入者也。""五味入口,藏于肠胃,味有所藏,以养五气,气和而生,津液相成,神乃自生。"

8.《素问·经脉别论》："食气入胃,散精于肝,淫气于筋。"

半表半里部

1.《灵枢·师传》："五脏六腑,心为之主。"

2.《灵枢·口问》："心者,五脏六腑之主也……心动则五脏六腑皆摇。"

3.《素问·灵兰秘典论》："心者,君主之官,神明出焉。"

4.《灵枢·营气》："营气之道,内谷为宝。谷入于胃,乃传之肺,流溢于中,布散于外,精专者,行于经隧,常营无已,终而复始。"

5.《灵枢·营卫生会》:"人受气于谷,谷入于胃,以传与肺,五脏六腑,皆以受气,其清者为营,浊者为卫,营在脉中,卫在脉外,营周不休。"

6.《素问·痹论》:"荣者,水谷之精气也,和调于五脏,洒陈于六腑,乃能入于脉也。故循脉上下,贯五脏,络六腑也。卫者,水谷之悍气也。其气慓疾滑利,不能入于脉也。故循皮肤之中,分肉之间,熏于肓膜,散于胸腹。"

整体概念

通过总结和概括,形成整体的理论和范畴体系。据辩证法认为,一方面,机体是在自然界中,相互联系、相互制约的结合体;另一方面,也是一个纵横交错,多层次,有本质与现象、局部与总体、内容与形式等的立体网络式的客体。其中每一部分都与整体密切相关,不能分割。如黑格尔所说"割下来的手,就失去了它的独立存在,就不像原来在身体上的那样,它的灵活性、运动形态、颜色等都改变,而且它就腐烂起来,丧失它的整体存在了,只有作为机体的一部分,手才获得它的地位。"恩格斯在批评形而上学时指出:"无论骨、血、软骨、肌肉、纤维质等等的机械组合,或是各种元素的化学组合,都不能造成一个动物。"列宁也说:"身体的各个部分,只有在其联系中才是它们本来应当的那样,脱离了身体的手,只是名义上的手。"

整体与局部的概念

概念是通过总结和概括,形成机体的理论和范畴的体系。

1. 是机体在自然界中,通过相互联系、相互制约的结合体。

2. 是其结构方面,纵横交错、多层次、立体网络式的客体。

3. 是整体组成的要素。

(1)机体的组织性:由复杂分解为简单物——异化过程;由简单重组为复杂物——同化过程。

(2)机体的层次性:系统、器官、细胞、分子、量子。

(3)机体的结构性:如内而脏器,外而五官四肢,各个结构的功能。

(4)机体的平衡性:"阴平阳秘,精神乃治。"

伯尔纳说:"所有生命机制尽管多种多样,但是只有一个目的,就是保持内环境的稳定。"

(5)机体的天人合一性:《素问·举痛论》:"善言天者,必有验于人。"近有"时钟"之论"小天地"。

4. 整体的范畴　在机体的组织上、层次上、结构上通过互相联结、互相渗透、互相制约、互相依存,形成系统后,才会出现整体水平的功能和属性。

表部:《素问·六节藏象论》:"肺者,气之本,魄之处也,其华在毛,其充在皮。"《素问·五脏生成》:"诸气者,皆属于肺。""肺之合皮也,其荣毛也。"《灵枢·决气》:"熏肤、充身、泽毛,若雾露之溉。"

即:不同于各部分相加,而是系统各要素集成化的产物,按其性质来说,应当被现代医学界所重视,只因西方医学重视微观分析,忽视整体联系,系统方法不被重视。

《素问·举痛论》:"善言天者,必有验于人;善言古者,必有合于今。"

《素问·平人气象论》:"妇人手少阴脉动甚者,妊子也。"

《素问·阴阳别论》:"二阳之病,发心脾,有不得隐曲,女子不月。"

局部与整体的相互关联性

我们认为在机体中,凡具有独立结构和特殊功能的部分,即称之为局部,如表部的五官四肢、里部的胃肠膀胱等,半表半里的五脏、脑、脊、子宫等,我们认为每个局部服从于整体,只有整体协调,才有局部改善。

科学家张颖清在他写的《生物全息诊疗法》上介绍情况,凡生物各个独立部分都是整体成比例的缩小,他是通过动植物实验证实的。

子宫与卵巢,在整体中属于局部范畴,在中医藏象中,属于奇恒之腑,奇就是异的意思,恒就是常的意思,总起来就是"异常"之腑,《黄帝内经》为什么称它为异常之腑呢?据我推测,腹内器官"五脏主藏而不泄,六腑主泄而不藏",而子宫的功能,既不同于五脏,也不类似六腑,假若五脏六腑为生理的常态,那么子宫的功能就算为异常态,故《黄帝内经》称子宫为奇恒之腑。

子宫在整体中不是孤立的,《黄帝内经》说"女子……二七而天癸至,任脉通,太冲脉盛,月事以时下",月经来潮,首先乃通过子宫外奇经八脉的任脉通,太冲脉盛,月经本身必须复合营气,《黄帝内经》介绍营气说"营气之道,内谷为宝……流溢于中,布散于外"。

《素问·腹中论》:"气竭肝伤,故月事衰少不来也。"

气血历代各家论述:

吴仪洛《成方切用》:"人之由生,全赖夫气,故先治气,血者所以配气,故次理血。"

《景岳全书》:"人有阴阳,即为血气,阳主气,故气全则神旺,阴主血,故血盛则神(形)强。人生所赖,惟斯而已。"阴阳寓于人体,平人不可得见。惟在失调时,形成"阳盛则热,阴盛则寒"

《素问·八正神明论》:"血气者,人之神,不可不谨养。"

《素问·五常政大论》:"根于中者,命曰神机,神去则机息。"

《素问·至真要大论》:"气血正平,长有天命。"

《素问·六微旨大论》:"气,脉其应也。"

《丹溪心法》:"气血冲和,万病不生;一有怫郁,诸病生焉。"

《普济方》:"人之一身不离乎气血。"

《医学真传》:"气非血不和,血非气不运,故曰气主煦之,血主濡之。"

附：刘绍武先生部分手稿照片

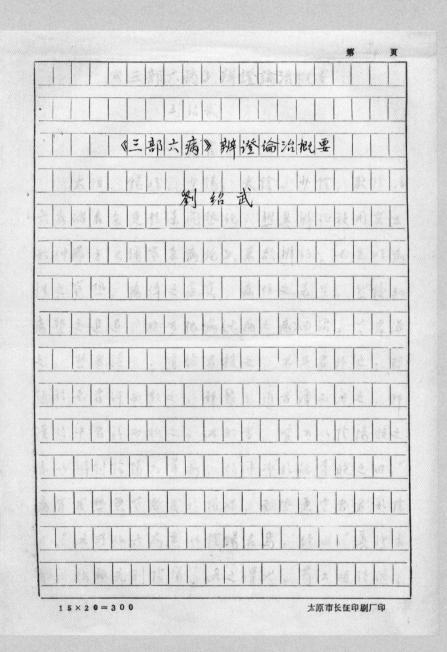

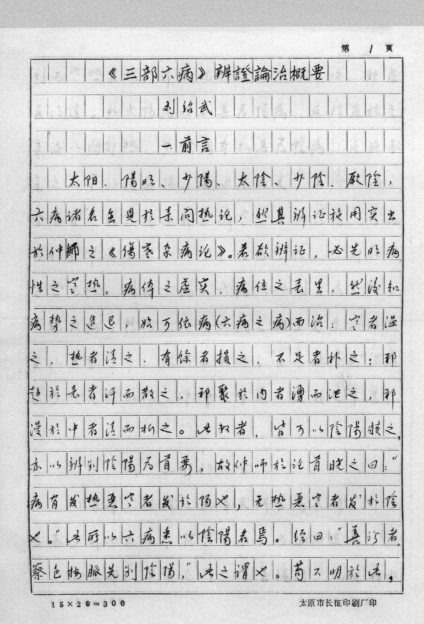

《三部六病》辨證論治概要

刘绍武

一、前言

太阳、阳明、少阳、太阴、少阴、厥阴，六病诸名虽见於素问热论，然其辨证之用实出於仲师之《伤寒杂病论》。若敢辨证，必先明病性之寒热，病体之虚实，病位之表里，然後知病势之进退，始可依病（六病之病）而治：寒者温之，热者清之，有余者损之，不足者补之；邪连於表者汗而散之，邪聚於内者荡而涤之，邪漫於中者洁而折之。此数者，皆可以阴阳赅之，亦以辨别阴阳为首要，故仲师於论首晓之曰："病有发热恶寒者发於阳也，无热恶寒者发於阴也。"此所以六病亦以阴阳名焉。经曰："善诊者察色按脉先别阴阳，"此之谓也。苟不明於此，

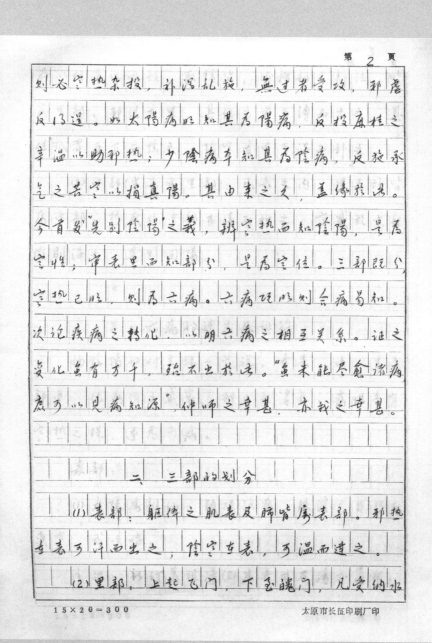

则必寒热杂投，补泻乱施，无过者受攻，邪盛
反得逞。如太阳病明知其为阳病，反投麻桂之
辛温以助邪热；少阴病本知其为阴病，反投承
气之苦寒以损真阳。其由来之久，盖缘于此。
今首发"先划阴阳"之义，辨寒热而知阴阳，是为
定性；审表里而知部分，是为定位。三部既分，
寒热已明，则为六病。六病既明则合病易知。
次论疾病之转化，以明六病之相互关系。证之
变化虽有万千，犹不出其右。"虽未能尽愈诸病，
庶可以见病知源"，仲师之幸甚，亦我之幸甚。

二 三部的划分

(1)表部：躯体之肌表及肺皆属表部。邪热
击表可汗而出之，阴寒击表，可温而逐之。

(2)里部：上起飞门，下到魄门，凡受纳水

有以行清化吸收，取精英，必糟粕之部位，皆属里部。邪结古里，甚住高者可涌而击之。其住低者可下而除之；阴空古里可温而补之。

(3) 中部(半志半里部)：凡志之内，里之外皆属中部。热感於中部可凊而折之；寒感於中部，徽则温之，甚则回阳。

三、六病的遣主及证治

㨂阴阳的对主统一学说，古表、中、里三部中，依病传之感衰，邪正之消长，病阴各有空热之珠，逐为六病。

表部：

(1) 太陽病辨记：頭項弪痛，脈浮，发热而恶空，或咳喘。

主治：新订葛根湯(即麻杏甘石湯加葛根)。

(2)厥阴病辨讧：手足逆冷，脉沉细，或胺节疼痛。

主治：当归四逆汤。

里部。

(3)阳明病辨讧：胃家实，发潮热，自汗出火便难。

主治：大承气汤。

(4)太阴病辨讧：腹满，或吐或利，時腹自痛。

主治：苍术汤(即金匮肾着汤)。

中部。

(5)少阳病辨讧：胸满热烦，身热，或寒热往来，咽干，小便黄赤。

主治：新订黄芩汤(即黄芩汤去大枣加柴胡)。

(6)少阴病辨讧：心动悸，背恶寒，短气，

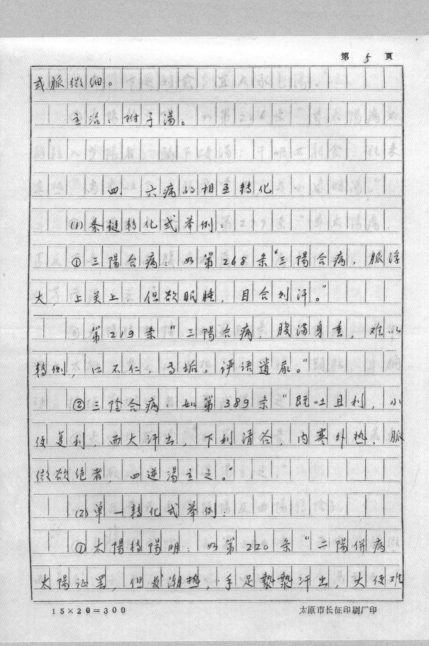

或脉微细。

　　主治：附子汤。

　　　　四　六病的相互转化

　　(1) 条趋转化式举例：

　　①三阳合病，如第268条"三阳合病，脉浮大，上关上，但欲眠睡，目合则汗。"

　　　第269条"三阳合病，腹满身重，难以转侧，口不仁，面垢，谵语遗尿。"

　　②三阴合病，如第389条"既吐且利，小便复利，而大汗出，下利清谷，内寒外热，脉微欲绝者，四逆汤主之。"

　　(2)单一转化式举例：

　　①太阳转阳明：如第220条"二阳併病，太阳证罢，但发潮热，手足濈濈汗出，大便难

15×20=300　　　　　太原市长征印刷厂印

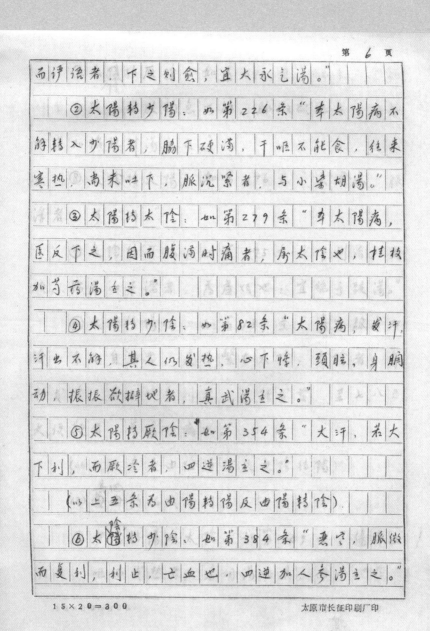

而谵语者，下之则愈，宜大承气汤。"

②太阳转少阳：如第226条"本太阳病不解转入少阳者，胁下硬满，干呕不能食，往来寒热，尚未吐下，脉沉紧者，与小柴胡汤。"

③太阳转太阴：如第279条"本太阳病，医反下之，因而腹满时痛者，属太阴也，桂枝加芍药汤主之。"

④太阳转少阴：如第82条"太阳病，发汗，汗出不解，其人仍发热，心下悸，头眩，身瞤动，振振欲擗地者，真武汤主之。"

⑤太阳转厥阴：如第354条"大汗，若大下利，而厥冷者，四逆汤主之。"

（以上五条为由阳转阳反由阳转阴）。

⑥太阴转少阴，如第384条"恶寒，脉微而复利，利止，亡血也，四逆加人参汤主之。"

⑦太阴转厥阴，如第390条"吐已，下断，汗出而厥，四肢拘急不解，脉微欲绝者，通脉四逆加猪胆汁汤主之。"

⑧太阴转太阳，如第276条"太阴病，脉浮者，可发汗。"

⑨太阴转少阳，如第375条"下利后，更烦，按之心下濡者，为虚烦也，宜栀子豉汤。"

⑩太阴转阳明，如第187条"伤寒脉浮而缓，手足自温者，是为系在太阴，太阴者，身当发黄，若小便自利者，不能发黄，至七八日大便硬者，为阳明病也。"

（以上三条是由阴转阴及由阴转阳）

(3) 其他转化式举例

①少阳转阳明太阴，如第149条"伤寒五六日，呕而发热者，柴胡汤证具，而以他药下

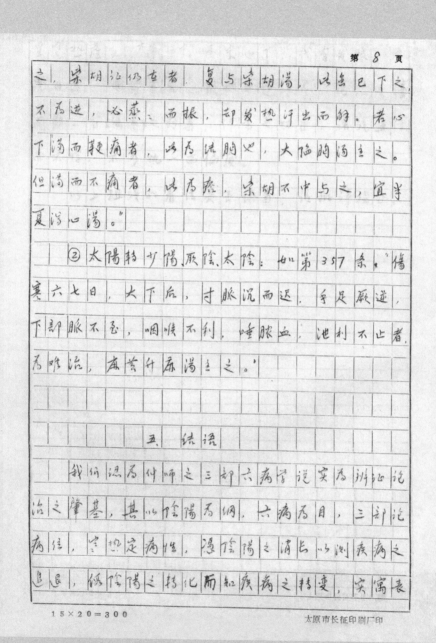

之，柴胡证仍在者，复与柴胡汤，以呕已下之，不为逆，必蒸蒸而振，却发热汗出而解。若心下满而鞕痛者，此为结胸也，大陷胸汤主之。但满而不痛者，此为痞，柴胡不中与之，宜半夏泻心汤。"

③太阳转少阳、厥阴、太阴：如第357条："伤寒六七日，大下后，寸脉沉而迟，手足厥逆，下部脉不至，咽喉不利，唾脓血，泄利不止者，为难治，麻黄升麻汤主之。"

五、结语

我们认为仲师之三部六病学说实为辨证论治之肇基，其以阴阳为纲，六病为目，三部论病位，寒热定病性，凭阴阳之消长以测疾病之进退，依阴阳之转化而知疾病之转变，实寓表理寓热意实於其中。唐宋以下，代有发展。学说日进，明贤辈出，辨析日趋详尽，论治更臻周备。皆《伤寒》之羽翼，仲景之功臣。诸说並行而不悖，不可执一而偏废。

　　以上粗浅的看法是否恰当，请批评指正。

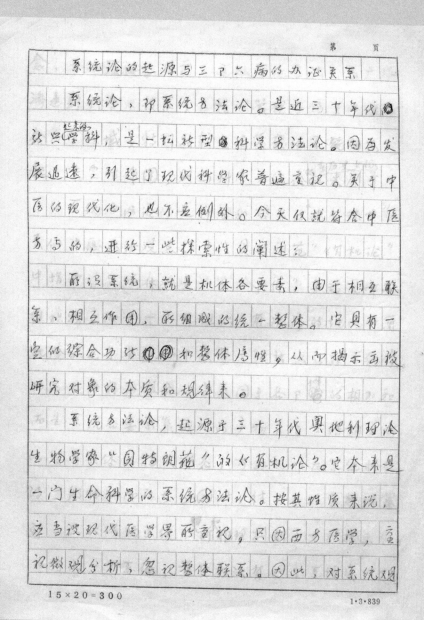

系统论的起源与三部六病的办证关系

系统论，即系统方法论。是近三十年代发展起的学科，是一种新型的科学方法论。因为发展迅速，引起了现代科学家普遍重视。关于中医的现代化，也不应例外。今天仅就符合中医方面的，进行一些探索性的阐述。

所谓系统，就是机体各要素，由于相互联系、相互作用，而组成的统一整体。它具有一定的综合功能和整体属性，从而揭示出被研究对象的本质和规律来。

系统方法论，起源于三十年代奥地利理论生物学家"贝特朗菲"的"有机论"。它本来是一门生命科学的系统方法论。按其性质来说，应当被现代医学界所重视，只因西方医学，重视微观分析，忽视整体联系。因此，对系统则

15×20=300

1·3·839

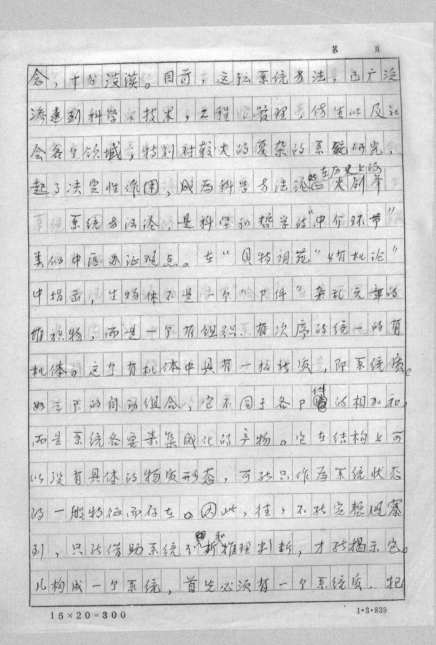

念，十分浅漠。同时，这种系统方法，正广泛
渗透到科学、技术、工程、管理、医生以及社
会各个领域，特别对较大的复杂的系统研究，
起了决定性作用，成为科学方法论的一大创举，
历史上的

系统方法论，是科学和哲学的"中介环节"
美体中医辩证观点。在"贝特朗菲""有机论"
中指出，生物体不是一个"部件"杂乱无章的
堆积物，而是一个有组织、有次序的统一的有
机体。这个有机体中具有一种特质，即系统质。
即它们的间动组念，它不同于各个部件的相加和，
而是系统各要素集成化的产物。它在结构上可
以没有具体的物质形态，可以只作为系统状态
的一般特征而存在。因此，往往不易整观察
到，只能借助系统分析推理判断，才能揭示它。
几构成一个系统，首先必须有一个系统质。把

15×20=300   1·3·839

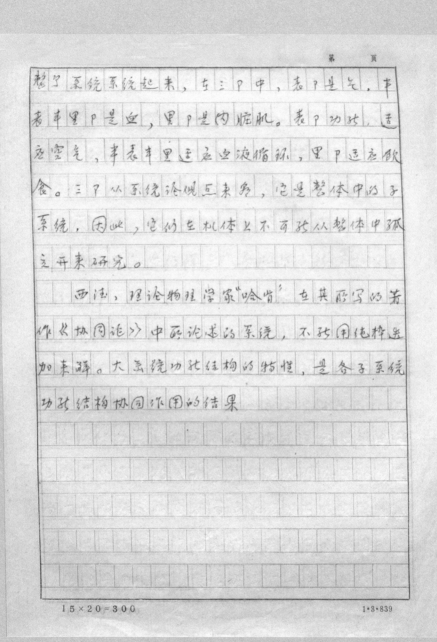

整了系统系统起来，在三P中，表P是气。半表半里P是血，里P是内腔肌。表P功能，适应空气，半表半里适应血液循环，里P适应饮食。三P从系统论视互来看，它是整体中的子系统，因此，它们在机体上不可能从整体中孤立开来研究。

西医，理论物理学家"哈肯"在其所写的著作《协同论》中所论述的系统，不能用纯粹迭加来释。大系统功能结构的特性，是各子系统功能结构协同作用的结果

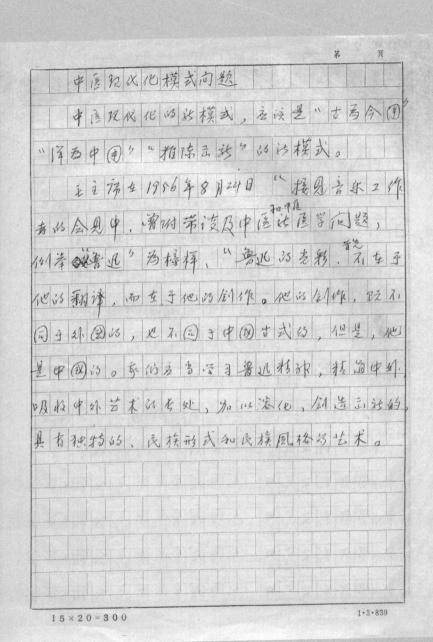

第　页

中医现代化模式问题

中医现代化的新模式，应该是"古为今用"、"洋为中用"、"推陈出新"的新模式。

毛主席在1956年8月24日"接见音乐工作者的会见中，曾附带谈及中医和医学问题，例举"鲁迅"为榜样、"鲁迅的考察，不在于他的翻译，而在于他的创作。他的创作，既不同于外国的，也不同于中国古式的，但是，他是中国的。我们应当学习鲁迅精神，精通中外，吸收中外艺术的考处，加以溶化，创造出新的、具有独特的、民族形式和民族风格的艺术。

15×20=300　　　　　　　　　　1・3・839

296

三部的划分

此划是古整体病论记中基户力论系统部划分
古仲景以前內经中早已图育了三户中本质
仲景通过实践把它发掘恶夫圆固起来
相成自己的"办证论因?"系统和规律

表户

表户主要是适应大自然的空气。凡机体中
具有适应大自然气体的户分，均属表户范畴。
肺与皮毛，都是适应大自然气体的主要四官，
今天重点介绍这两户分：

一是皮毛与外界接触面为二.5～3.5平方米。

二是肺由四亿个所气泡所组成，与空气接触
面为60～100平方米。

人体体温的总扩散量为2470千卡

皮肤辐射和对流为	1792千卡	占73%
皮肤蒸发为	364千卡	占14.5%
呼系为	266千卡	占10.7%
二使为	48千卡	1.8%
肺与皮毛占总体温量为	98.2%	

八、皮肤辐射和对流 1部2千卡热量

二、1、皮肤蒸发　　　36平米 145卡
　　2、呼吸　　　　　2 66平方 10.7卡
　　3、二便　　　　　48平米 1.8卡

表　部

肺与皮毛的关系

喜蛙 皮肤与肺呼吸面积 3：2

1、《六节藏象论》"肺为气之'本'，其华在毛，
其充在皮。"
　1、肺泡一单层上皮
　2、体表和管腔——复层扁平上皮

2、《五藏生成篇》"诸气者，皆属于肺。肺
之合皮也，其荣毛也。"
　1、皮肤与外界接触面为 2.5～3.5平米
　2、肺泡4亿 总肺泡 接触面为 100平米
　　　　　　　皮毛受邪毛
　　　　　　　邪气咳 以其合也

3、《欬论》"皮毛者，肺之'合'也"

4、《痿论》"肺'主'身之皮毛。"

5、《本藏论》肺'应'皮"

在以上五条中，都某有一个主要字，即本
属、合、主、应。
　《生气通天论》称汗孔者"气门"

本是根，属是系属，合是联合，主是主
导，应是感应。"皮毛、汗孔有调节呼吸的作用"

通过这五个字，即可具体地描绘出肺
与皮毛的关系，并在表 部密窃的媒功起来。

《经脉别论》"肺朝百脉，输精于皮毛"
《灵·决气篇》"上住开发，宣五谷味，薰肤充身，泽毛，若雾露之溉"

里部　　　　　　　　　　　　第　页

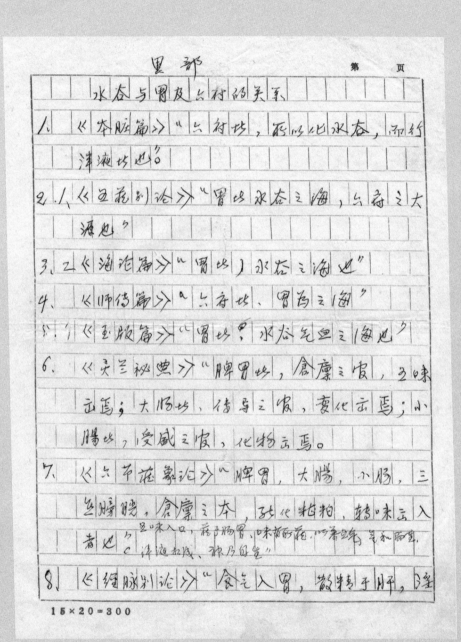

水谷与胃及六府的关系

1. 《本脏篇》"六府者，所以化水谷，而行津液者也。"

2. 1、《五藏别论》"胃者水谷之海，六府之大源也。"

3. 乙《海论篇》"胃者，水谷之海也"

4. 《师传篇》"六府者，胃为之海"

5. 丁《玉版篇》"胃者，水谷气血之海也"

6. 《天元秘典》"脾胃者，仓廪之官，五味出焉；大肠者，传导之官，变化出焉；小肠者，受盛之官，化物出焉。"

7. 《六节藏象论》"脾胃，大肠，小肠，三焦膀胱，仓廪之本，能化糟粕，转味而入者也。" 己味入口，藏于肠胃，味有所藏，以养五气，气和而生，津液相成，神乃自生"

8. 《经脉别论》"食气入胃，散精于肝，淫"

15×20＝300

半表半里部

《师传篇》"五脏六府，心为之主"

《口问篇》"心者，五脏六府之主也。心动也，

　　　五脏六府皆摇"

《卫三秘典》"心者，君主之官，神明出焉"

《营气篇》"营气之道，纳谷为宝，谷入于胃，

　　　传之于肺，流溢于中，布散于外，精专者，

　　　行于经隧，常营无已，终而复始"

《营卫生会篇》"人受气于谷，谷入于胃，传之

　　　于肺，五脏六府，皆以受气，其清者为营，

　　　浊者为卫，营在脉中，卫在脉外，营周不

　　　休，终而复始。

《痹论》"营者，水谷之精气也，和调于五脏，

　　　洒陈于六府，乃能入于脉也。故循脉上下，

　　　贯五脏络六府也。卫者，水谷之悍气也，其气慓疾滑利，

　　不能入于脉也，故循皮肤之中分肉之间，熏于肓膜，散于胸腹。"

整体概念

通过总结和概括，形成整体的理论和范畴体系。

据办证法认为，机体生在自然界中，由无穷无尽的，相互联系相互制约的结合体；也生一夕纵横交错，多层次，有本质与现象，局部与整体，内容与形式等的立体网络式的客体。其中每一部分，都与整体密切相关，不能分割。如黑格尔所说"割下来的手，就失去了它的独立的存在，就不象尔束在身体上的那样，它的灵活性、运动、形状、颜色等都改变了。而且它就腐烂起来、丧失它的整个存在了。只有作为机体的一部分，手才获得它的地位。(第一卷)恩格斯在批评形而上学时指出"无论骨、血、软骨、肌肉、纤维质等的机械组合，或是各种元素的化学组合，都不能造成一夕动物"(3~S36)

列宁也说"身体的各部分，只有在其联系

整体与局部的概念

概念是通过总结和概括，形成机体的理论和范畴的体系

1. 是机体在相互联系中，通过相互联系、相互制约的结合体。

2. 是在结构方面，纵横交错，多层次，立体网络式的客体。

3. 是整体组成的要素：

(1) 机体的组织性：由复杂分解为简物 —— 异化过程
　　　　　　　　　　　由简单重组为复杂物 —— 同化过程

(2) 机体的层次性：系统、四肢、细胞、分子、量子。

(3) 机体的结构性：如内而藏回，外而主作四肢，都是结构的。

(4) 机体的平衡性：

　　"阴平阳秘，精神乃治"

　　坎农纳"所有生命机制，优质多种多样，但是只有一个目的，就是保持内环境的稳定"

(5) 机体的天人合一性：

　　《举痛论》"善言天地，必有验于人"

　　还有"时令中"之论

　　　　　　　　"小天地"

4. 整体的范畴：在机体的组织上层次上结构上，通过互相联结，互相渗透，互相制约，形成系统后，才会出现整体水平的功效和属性。

　　(1) 表里：《六节藏象论》"肺者，气之本，其华在毛，其充在皮"

　　　《五藏生成篇》"诸气者，皆属于肺。肺之合皮也，其荣毛也"

　　　《决气篇》"营肤、充身、泽毛，若雾露之溉"

1·3·8310 跃不同于老了为相加，而生系统会要素集成化的单指，揭示性质特法。启专找现代医学医学化，只向西方医学，重视微观分析，忽视整体联系，对系统多法，不被重视。

《宇拍论》"世言失传，必有验于人""世言长坎，必有合于今"

《平人气象论》"手少阴脉动甚此，妊子也"

《阴阳大论》"二阳之病，发心脾，有不得隐曲，女子不月"

局部与整体的相互关联性

我们认为在机体中，凡具有独立结构和特殊功能的部分，即称之为局部，如表部的皮肤，里部的肠胃膀胱等，半表半里部的五脏肝、脾、子宫等。我们认为每个局部服从于整体，只有整体协调，才有局部改善。内蒙科学家姑赖清在他写的《生物全息律》上有精确论述，凡生物各个独立部分中都是整体成比例的缩小，他是通过动植物试验证实的。

子宫与卵巢，在整体中属于局部范畴，在中医内经脏象中，属于奇恒之府，奇就是异的意思，恒就是常的意思，若起来就是"异常"之府。内经为什么称它为异常之府呢，据我推测。膜内曰曰"五脏主藏而不泻，六府主泻而不藏"，而子宫的功能既不同于五脏，也不类似于六府，假若五脏六府为生理的常态，那么子宫的功能就异为异常态，故内经称子宫为奇恒之府。

子宫在整体中不生孤立的，内经灵经合络说"女子二七天癸至，任脉通，太冲脉盛，月事以时下"，肯的月经来潮，首先须通过子宫外的任脉道，太冲脉盛，月经本为必须复归于宫宫，内经分经营气说"营气之道内谷宫，流溢于中，布散于外"

《腹中论》"气竭肝伤，故月事少不来也"

气血历代各家论述　　　　　　　　　第　页

吴仪洛《成方切用》"人之由生，全赖乎气，故先论气，血此论气，故次理血。"

又"人有阴阳，即为气血，故气全则神旺，阴主血，故血盛则神强。人之所赖，惟此而已。"

　　阴阳寓于人体，平人不可得见。惟在失调时，形成"阳盛则热、阴盛则寒"（素问第七篇）

《八正神明论》"气血者，人之神也，不可不谨养"

《五常政大论》"根于中者，命曰神机，神去则机息"

《至真要大论》"气血正平，长有天命》

《六微旨大论》"气，脉其应也"

朱丹溪"气血冲和，万病不生；一有怫郁，诸病生焉"

普济方（论血门）"人之一生，不离乎气血"

《景岳全书》"气非血不和，血非气不运，气主煦之，血主濡之"

15×20=300　　　　　　　　　1·3·101

致病动因的类别和链贵反应及举例

斯普伦斯基氏的学说

"外在刺激，类别很多，而个体神经系统本质上也有差异，因而其细胞反应，就有不同的表现。于是身体某四岁成某了分，当有了病理变化时，就成为内在刺激。后此复可影响神经系统，如此相互影响，形成恶性循环。

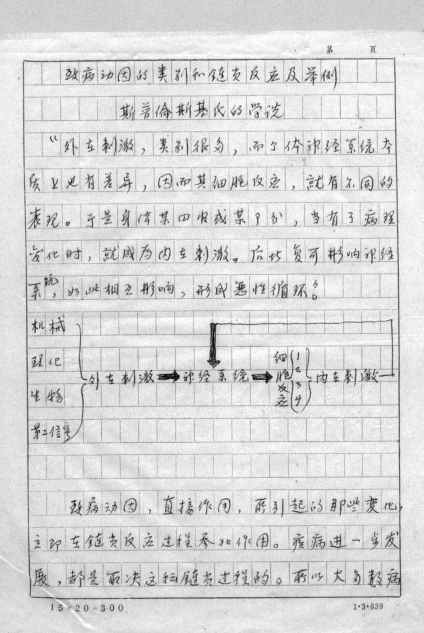

机械
理化
生物
第二信号
外在刺激 ⟹ 神经系统 ⟹ 细胞反应（1 2 3 4）⟹ 内在刺激

致病动因，直接作用，所引起的那些变化，立即在链贵反应过程参加作用。疾病进一步发展，都是而决这种链贵过程的。所以大多数病

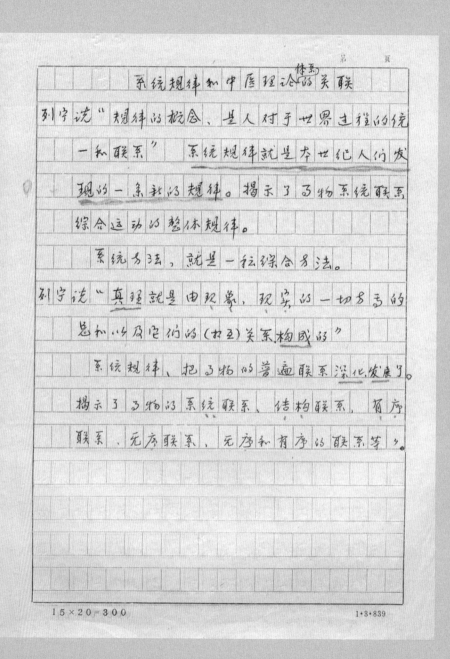

系统规律和中医理论的关联（体系）

列宁说"规律的概念、是人对于世界过程的统
　　一和联系" 系统规律就是本世纪人们发

现的一系新的规律。揭示了万物系统联系

综合运动的整体规律。

　　系统方法，就是一种综合方法。

列宁说"真理就是由现象，现实的一切方面的

　　总和以及它们的（相互）关系构成的"

　　系统规律、把万物的普遍联系深化发展了。

　　揭示了万物的系统联系、结构联系，有序

联系、无序联系，无序和有序的联系等"。

15×20＝300   1·3·839

306

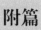附篇

一、关于三部六病学说中几个概念的厘定

三部六病学说形成于 20 世纪 40 年代初,完善发展于 20 世纪 90 年代初,是刘绍武先生在学习研究《伤寒论》的基础上,不断总结形成的具有中医学方法论内涵的临床诊疗体系。其主要概念由刘绍武先生提出,20 世纪 80 年代后期,"中医刘绍武'三部六病'计算机诊断系统"及"中医全自动脉象诊疗仪"的开发中根据计算机系统要求将部分概念重新命名,用于脉象诊疗系统和计算机诊疗系统。后学者由于不清楚变化来源,容易概念混淆,特此说明。

三部:表部、里部、半表半里部,

六病:表部阳性病——太阳病

表部阴性病——厥阴病

里部阳性病——阳明病

里部阴性病——太阴病

半表半里部阳性病——少阳病

半表半里部阴性病——少阴病

四脉:上鱼际脉、聚关脉、涩脉、长弦脉

三部在计算机系统使用名称:表部、里部、中部

四脉在全自动脉像仪使用名称:溢脉、聚脉、紊脉、韧脉

二、刘绍武先生年谱

1907 年 4 月 3 日,生于山西省襄垣县十字道村。

1919 年,在襄垣县上小学。

1921 年,随兄到长治,转入长治第四师范附小。半年后,随其国文教师陈福庆到长治第一高小学习。

1921 年,因患缺血性贫血,体质很差,面黄肌瘦,因而下决心学医,并从同学阎茂林处借来医书阅读,偶尔给患病的同学照书开处方治病,从此开始了学医的生涯。

1924 年,考取了省立第四中学(现长治市第二中学),因经济困难不能继续学业,回家务农,常因痴学读医书而耽误农活。

1926 年,煤矿学徒,学习会计和医学。

1928 年,看到了中华书局翻译出版的《皇汉医学》,开始在实践中应用《伤寒论》方剂,走上"一病一方"和"合病合方"之路。

1930 年,在长治西街创办了上党地区的第一家医院——友仁医院,并成立

了友仁中西医学研究社,担任院长及社长。

1932 年,经多年临床实践,开始认识到《伤寒论》的根本问题在于"纲不系目",遂欲重立《伤寒杂病论》之"六纲"。开始了《伤寒杂病论》方剂临床试验阶段。

1938 年,日本进攻华北,毅然关闭友仁医院。

1939 年,晋东南沦陷后,关闭了经坊煤矿,遂决定去大后方西安。同年腊月,徒步下太行,过黄河,到洛阳,乘火车往西安,时已第二年正月。

1940 年,开始在西安市尚仁路(现解放路)公字 1 号挂牌行医。在西安期间参加了西安中医学会,与学会理事长傅仙坊,副理事长王新武、宋紫峰、史寿之等共同创编《国医周报》。在西安每 3 个月举行的一次中医讲学活动,先生曾以《心脏病的诊断和治疗》为题作过讲座。

1942 年 8 月,起程回家探望。患伤寒,病程达八九个月。

1943 年秋天,在天水纪常路开设了友仁诊所,并重新恢复开办了友仁医社,以友仁医社的名义开展了讲学活动。就在这时(1944 年 8 月—1945 年 5 月)首次讲授了"三部六病学说"。

1946 年 6 月 28 日,开始在红柿街济华药店坐堂挂牌行医至 1947 年。

1947 年 11 月到达天水,继续行医。

1950 年正月,在长治西街同仁诊所坐堂行医。研制的"团鱼丸""小红丸"等药独具特色,医名更盛。

1956 年 1 月,在五一路达仁堂中药店坐堂应诊。后居住在新民东街 9 号院 12m² 房间长达 25 年。

1957 年,在太原市"大仁堂药店"坐堂看病,疗效显著,求医者甚多。

1958 年,参加太原"坝陵桥保健院"工作。

1959 年,参加筹备太原市中医研究所,被任命为"研究员"。1960 年正式加入太原市中医研究所,担任主任医师。当时被誉为山西四大名医之一。日门诊量常在百人以上。同时,还给五年制"中医大学班"、一年一届的"高级西医学习中医提高班""中医中级班"等带教,除门诊外,还主管"溃疡病"30 张床位和"脉管炎"20 张床位的临床科研工作。

1964 年,前往北京参加"华北地区中医学术交流会",会上发表关于"溃疡病""脉管炎"的学术论文,受到好评。

1966 年,在原籍为民疗疾治病,深受群众爱戴。在恶劣环境中仍坚持试验协调方剂,治疗上坚持"一方到底",创建了"定证、定方、定疗程"方案。

1972 年,在太原古交区下乡 2 个月,按三部六病思想讲述了《伤寒论》,历时 1 个月。

1976 年，养病期间，弟子郭维峰、宿明良、阎荣科登门求教，向他们全面讲授了三部六病学说。

1980 年，被评为太原市唯一的中医主任医师，作为返聘专家回太原市中医研究所工作，并担任山西省高级和中级职称评审委员会评委会常委，主管中医组和中西医结合组职称评审工作。同年，被选为太原市第六届人民代表大会常务委员会常务委员、中国人民政治协商会议山西省太原市第七届委员会常务委员、中华医学会山西分会理事、太原市科学技术协会常务委员。

1982 年，支持弟子李兵林、贾明白手起家开办三部六病门诊部，同时开展三部六病中药制剂研究。

1984 年，太原市中医研究所举办了高级医师经典著作提高班，此次是第一次公开讲述三部六病学说，此后共讲 42 次。

1990 年，被确定为首批全国老中医药专家学术经验继承工作指导老师之一。

1990 年，首次提出了"三纲六要"的概念，对三部六病学说做了高度概括。

1991 年 11 月 19 日，倡议成立"海南三部六病中医研究所"。

1997 年 3 月，参加"中医三部六病（中山）诊疗中心"成立活动。

2004 年 12 月 2 日，在海口市与世长辞，享年 98 岁。

附：刘绍武先生照片

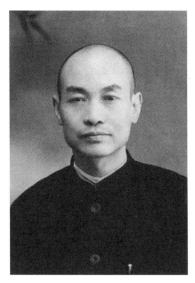

附图1　1955年存照

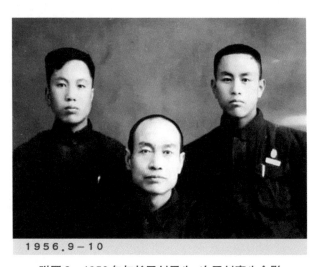

附图2　1956年与长子刘恩生、次子刘惠生合影

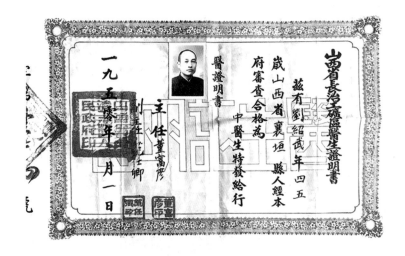

附图3　1950年山西长治工矿区医生证明书

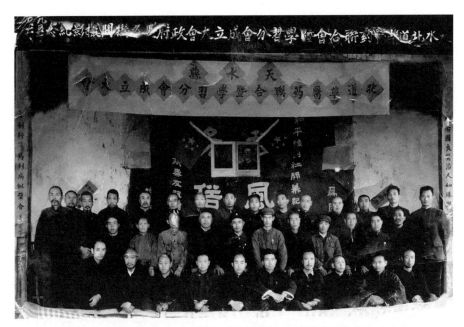

附图4　20世纪40年代在甘肃天水医药联合会暨学习分会成立大会上

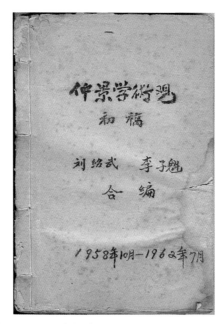

附图5　1958年与李子魁合著《仲景学术观》手稿

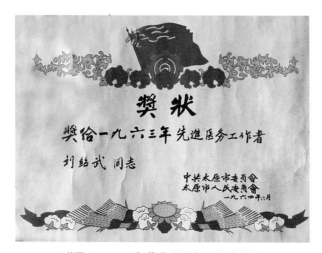

附图6　1963年获先进医务工作者奖状

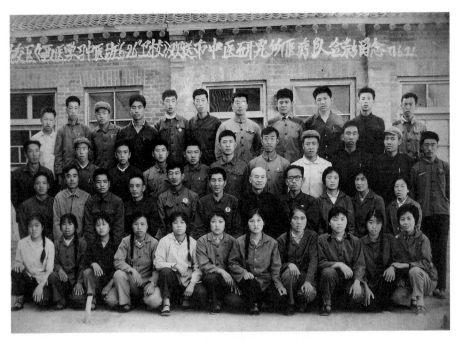

附图 7　1971 年古交区西医学习中医班合影

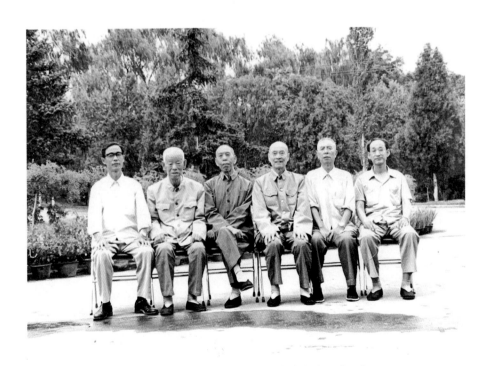

附图 8　20 世纪 80 年代和太原市名老中医在一起

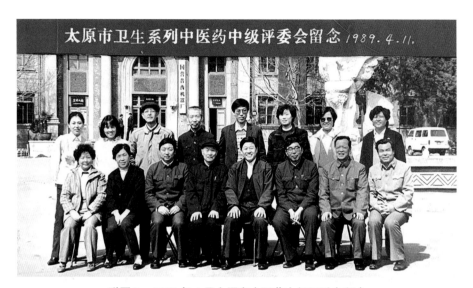

附图9　1989年4月太原市中医药中级评委会留念

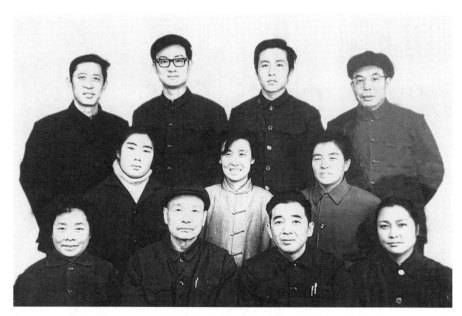

附图10　1981年与太原市中医研究所医师及进修医师合影

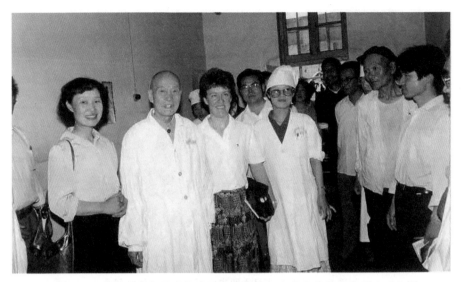

附图 11　20 世纪 80 年代后期在太原市中医研究所为外国友人看病后合影

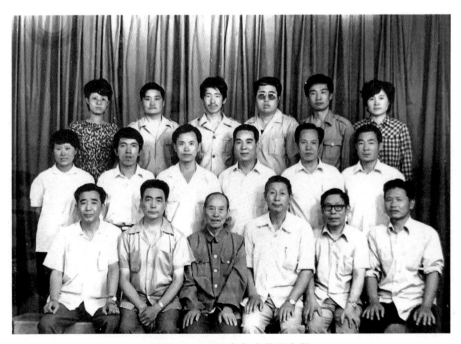

附图 12　1987 年与众弟子合影

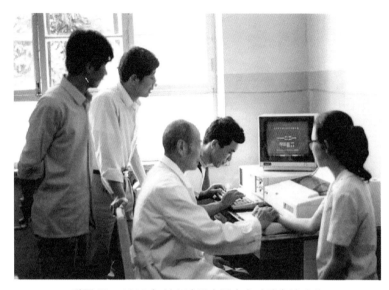

附图 13　1989 年刘老试用中医全自动脉象诊疗仪

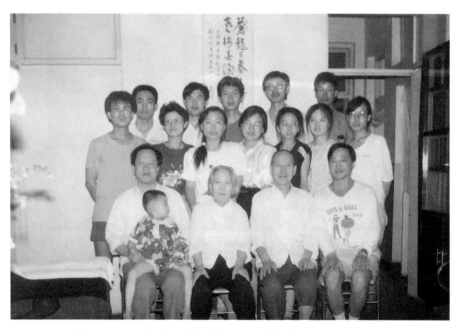

附图 14　1991 年在太原家中与山西医学院学社成员及家人合影

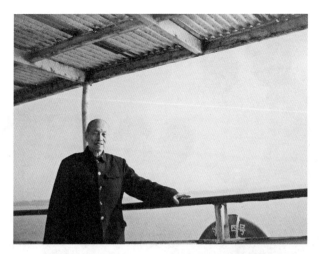

附图 15　1991 年 11 月在海南湛江至海口轮船上

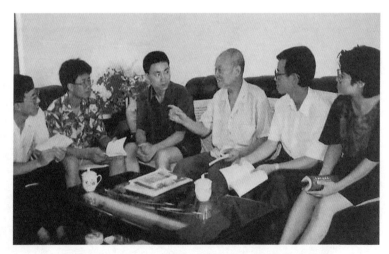

附图 16　20 世纪 90 年代初在海南为弟子们答疑解惑

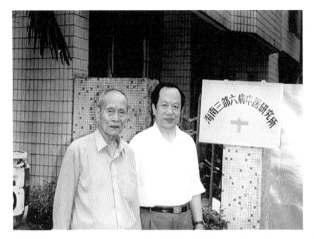

附图 17　2001 年 3 月 19 日与次子刘惠生在海口三部六病中医研究所

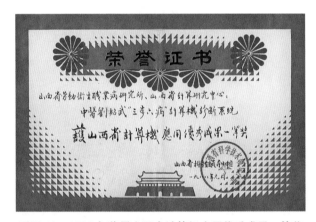

附图 18　1989 年获得山西省计算机应用优秀成果一等奖

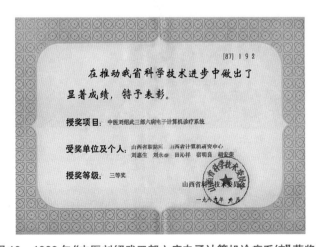

附图 19　1989 年"中医刘绍武三部六病电子计算机诊疗系统"获奖证书

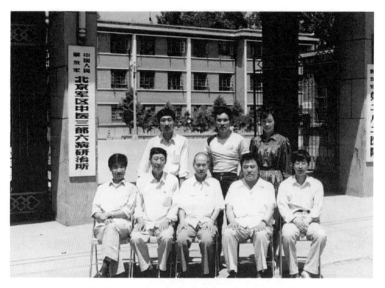

附图20　北京军区中医三部六部研治所成立

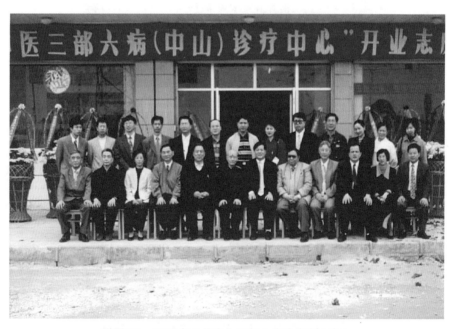

附图21　1997年3月中山三部六病诊疗中心成立

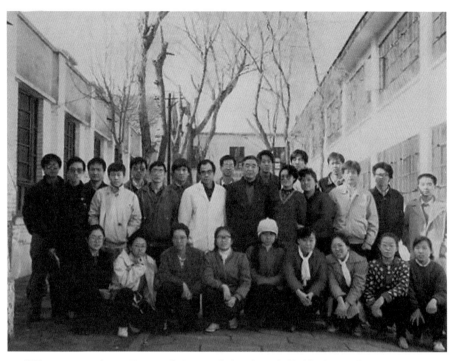

附图 22　1991 年 11 月 19 日在山西医学院三部六病学社与学员和内三科医师合影

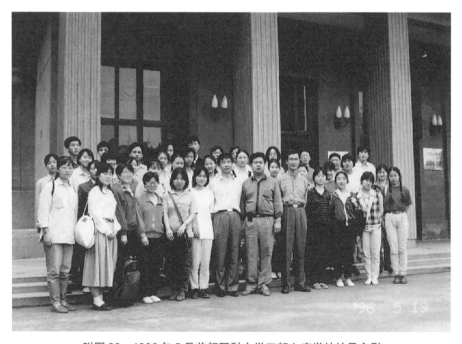

附图 23　1996 年 5 月首都医科大学三部六病学社社员合影

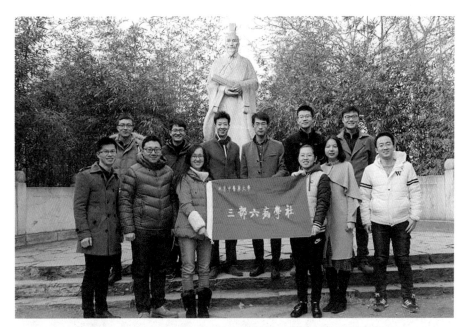

附图24　2016年12月北京中医药大学三部六病学社学员合影

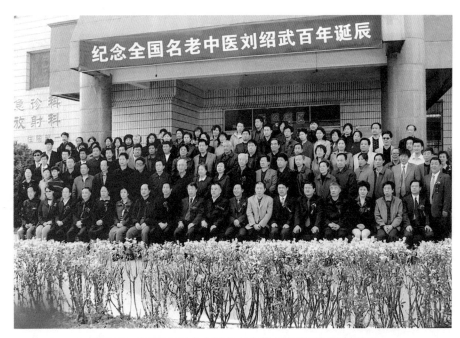

附图25　2007年纪念全国名老中医刘绍武百年诞辰活动

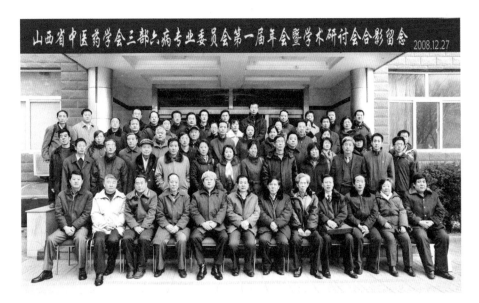

附图26　2008山西省中医药学会三部六病专业委员会第一届年会合影

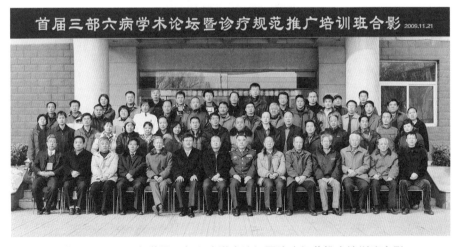

附图27　2009年首届三部六病学术论坛暨诊疗规范推广培训班合影

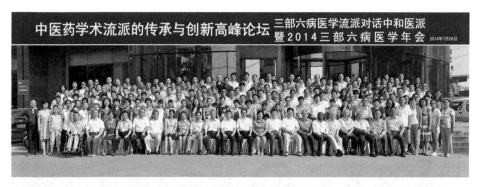

附图28 2014年三部六病医学流派对话中和医派暨2014三部六病医学年会合影

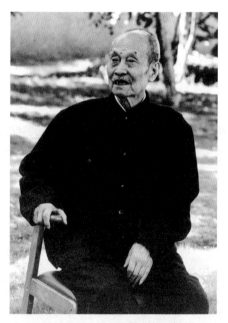

附图29 晚年(摄于海口)